Bruce Frantzis

Die CHI REVOLUTION

Bauen Sie auf die Heilkraft Ihrer eigenen Lebensenergie

Chi für Gesundheit und Entspannung

WINDPFERD

Wichtiger Hinweis: Die in diesem Buch beschriebenen Methoden sollen ärztlichen Rat und medizinische Behandlung nicht ersetzen. – Die in diesem Buch vorgestellten Informationen und Übungen sind sorgfältig recherchiert und wurden nach bestem Wissen und Gewissen vorgestellt. Dennoch übernehmen Autor und Verlag keinerlei Haftung für Schäden irgend welcher Art, die direkt oder indirekt aus der Anwendung oder Verwendung der Angaben in diesem Buch entstehen. Die Informationen in diesem Buch sind für Interessierte zur Weiterbildung gedacht.

Titel der amerikanischen Originalausgabe *The Chi Revolution*
– Harness the Healing Power of Your Life Force
Erschienen bei *Energy Arts and Blue Snake Books, Berkeley, California*

Aus dem amerikanischen Englisch übertragen von *Stephan Schuhmacher*

1. überarbeitete Auflage 2009

Umschlaggestaltung: Kuhn Communication Design, CH-Amden
Autorenfoto auf der Umschlagrückseite: Guy Kowarsh
Layout: Marx Grafik & ArtWork
Illustrationen und „Wave Design“: Michael McKee
Lektorat: Georg Patzer mit Jörg Paetzold
Gesetzt aus der Adobe Garamond
Gesamtherstellung: Schneelöwe Verlagsberatung & Verlag, Oberstdorf
Druck: Himmer AG, Augsburg
Gedruckt auf säurefreiem, chlorfrei gebleichtem Papier
Printed in Germany · ISBN 978-3-89385-577-3

Inhalt

Widmung

Dieses Buch ist das Resultat eines während mehr als vierzig Jahren als Kampfkünstler, Chi-Meister, daoistischer Priester und energetischer Heiler gesammelten Wissens über das Chi.

Ich danke all den Lehrern, die ich während dieser Jahre gehabt habe, besonders meinem letzten und wichtigsten Lehrer, dem verstorbenen daoistischen Linienhalter Meister Liu Hung Chieh aus Beijing in China, der einen westlichen Schüler angenommen und ihn die über Jahrtausende streng gehüteten Geheimnisse des Chi gelehrt hat.

In tiefer Dankbarkeit gebe ich diese Informationen nun an Sie weiter, um meinen Teil dazu beizutragen, diese Welt zu einer besseren Welt zu machen.

Danksagung

Ich möchte meiner tiefen Dankbarkeit gegenüber Jiang Jia Hua, der mich das medizinische Drachen- und Tiger-Chi-Gung gelehrt hat, sowie gegenüber Liu Hung Chieh, der mich den größten Teil jenes Wissens gelehrt hat, das ich heute weitergebe, Ausdruck geben.

Auch wenn viele verschiedene Menschen zur Entstehung dieses Buches beigetragen haben, möchte ich doch drei von ihnen besonders danken: Heather Hale, der Direktorin von Energy Arts, für ihren persönlichen Beistand und die Hilfe bei der Entwicklung, Redaktion und Produktion; Diane Rapaport, der Entwicklungslektorin, für ihre unschätzbar wertvolle Hilfe bei der Darstellung komplexer daoistischer Ideen auf eine klare und dem modernen Leser zugängliche Weise; und Richard Taubinger, der mir geholfen hat, den Plan für dieses Buch zu entwickeln.

Mein Dank gilt außerdem Bill Ryan, dem Senior-Lehrer von Energy Arts, der zu den drei Bewegungsübungen im Chi Rev Workout™ beigetragen hat. Bill hat ein Programm zum Unterrichten des Drachen- und Tiger-Chi-Gung entwickelt, das die Moving Tiger Energy Exercise Method™ genannt wird (siehe dazu www.MovingTiger.com).

Schließlich danke ich auch meiner Frau Caroline für die Korrektur des Textes und ihre unerschöpfliche Inspiration und Unterstützung.

* **Vorbemerkung zur deutschen Übersetzung**
Um die Einheitlichkeit der Terminologie in den verschiedenen Büchern von Bruce Frantzis zu bewahren, wurde in der deutschen Übersetzung die vom Autor verwendete Schreibweise der chinesischen Begriffe beibehalten und nicht der Versuch unternommen, die Terminologie nach einem der gängigen Systeme der Umschrift des Chinesischen anzupassen. Eine Ausnahme ist der Begriff „Dao, daoistisch" (bei Frantzis „Tao, taoistisch"), bei dem sich die Schreibung nach dem Pinyin-Umschriftsystem inzwischen eingebürgert hat. Diese Ausnahme wurde gemacht, da die Aussprache (sprich etwa „dau" wie in „Daumen") dieses zentralen Begriffs mit einem weichen „d" eher der korrekten Aussprache des chinesischen Wortes entspricht als die Aussprache „Ta-o" mit einem harten „t".

Vorwort

Für mich, der ich seit mehr als dreißig Jahren im Bereich der Akupunktur und der Chinesischen Medizin gearbeitet hat, war die Zeit als Schülerin von Bruce Frantzis eine ungemein wertvolle und erstaunliche Erfahrung. Entgegen einer weit verbreiteten Meinung geht das Wissen um die Akupunkturpunkte nicht auf einen Menschen zurück, der sich aus Versehen einen Dorn in den Zeh getreten hatte und dann feststellte, dass dies wunderbarerweise seine Gallenblase heilte. Tatsächlich waren die Chi-Adepten* des alten China in der Lage, alle Akupunkturpunkte, Meridiane, inneren Organe sowie andere Strukturen in ihrem Körper bewusst zu spüren und damit zu arbeiten. Bruce nennt dies „den Körper bewusst machen" (siehe das 3. Kapitel). Er vermag das nicht nur selber zu tun, sondern ist auch in der Lage – was noch wichtiger ist – es seinen fortgeschrittenen Schüler beizubringen. Dies sind allerdings Fertigkeiten, die den meisten Menschen im Westen eher wie etwas aus einem Science-Fiction-Roman vorkommen – etwas, das im „normalen Leben" zu erreichen ihnen absolut unmöglich vorkommt.

Chi Gung und Akupunktur

Ich begann mich in meinen frühen Zwanzigern, als ich Akupunktur und chinesische Medizin studierte, für die Arbeit mit dem Chi zu interessieren. Später studierte ich dann auch Kräuterheilkunde. Ich sah bald, welche Vorteile die chinesische Medizin hat, und ich bin bis heute immer wieder erstaunt über ihre heilende Kraft.

Mit der Zeit wurde mir klar, dass Übungen, das Chi zu entwickeln, mir helfen würden, meine eigene Energie bei der Behandlung anderer zu bewahren und zu stärken und dass sie eine Verausgabung verhindern konnten. Ich erkannte auch, dass sie für meine Patienten ein wichtiges Hilfsmittel zur Erhaltung ihrer Gesundheit sein konnten.

Im Jahre 1993 gründete ich zusammen mit meinem Ehemann in Reading (England) das College of Integrated Chinese Medicine. Es ist heute eine der größten Schulen für Akupunktur in England, und man kann hier einen Bachelor of Science-Abschluss in dieser Disziplin machen. Uns lag von Anfang an daran, dass die Studenten als integralen Bestandteil ihrer Ausbildung auch Chi Gung oder „Energiearbeit" erlernten. Schließlich ist Akupunktur ja „energetische Medizin", und ein Akupunkteur behandelt, indem er die Energie des Patienten wieder ins Gleichgewicht bringt. Uns war klar, dass ein Akupunkteur eine gewisse Erfahrung seines eigenen Chi braucht, bevor er andere behandelt.

Inzwischen haben wir Chi Gung in die Ausbildung integriert, und wir lehren das Bruces System. Diese Art des Chi Gung ist sanft und versucht nie, etwas zu erzwingen; daher passt sie sehr gut zu der Art von Akupunktur, die wir an unserer Schule lehren.

Viele der Übungen, die als Chi Rev Workout™ in diesem Buch gelehrt werden, sind Grundübungen, die unsere Studenten regelmäßig praktizieren. Einer unserer Absolventen sagte mir kürzlich: „Ich finde, das Chi Gung hilft mir, mich zu zentrieren und mich auf die Arbeit mit meinen Patienten vorzubereiten, und ich möchte meinen Tag nicht mehr ohne diese Übung beginnen."

Die Begegnung mit Bruce Frantzis

Ich lernte Bruce Frantzis 1998 bei einem Seminar kennen, das er in London gab. Ich hatte bereits eines seiner Bücher gelesen und bei zweien der von ihm ausgebildeten Lehrer studiert. Bruce war ganz und gar nicht das, was ich erwartet hatte. Er war nicht so, wie ich mir einen daoistischen Meister vorgestellt hatte – kein „mystischer Weiser", sondern ein stattlicher Bär von einem Mann mit einem New Yorker Akzent, der eine sehr lockere Art hatte.

Während der Ausbildung verwandelte er sich dann jedoch in einen äußerst dynamischen und kraftvollen Menschen, der Bewegungen mit einer Leichtigkeit und Schnelligkeit ausführte, die mich verblüfften. Wenn er demonstrierte, wie man das Chi in verschiedene Richtungen lenkt, war er so schnell, dass ich mich nur noch fragte: „Wie hat er das gemacht?" Doch ich fand heraus, dass er immer bereit war, zu erklären. Er liebte es, uns bei der Entdeckung unseres eigenen Chi sowie bei der Arbeit damit zu helfen, indem er die Techniken in praktische Übungen aufteilte, die man Schritt für Schritt lernen konnte.

Ein einzigartiger Lehrer

Bruce Frantzis hat ein enzyklopädisches Wissen über alle Aspekte der Chi-Künste und vermag sie auf sehr handfeste und pragmatische Weise zu lehren. Seine Beherrschung der chinesischen Sprache und der meditativen Heil- und Kampfkünste des Ostens machen ihn zu einem der wenigen Menschen, die wirklich eine Brücke zwischen der östlichen und der westlichen Kultur bauen können. Die Popkultur und ihre Filme verherrlichen Helden, die lernen, sich einer Art magischer Lebenskraftenergie zu bedienen und dadurch außerordentliche Kontrolle über ihren Körper und Geist erlangen. Bruce hat diesen Traum tatsächlich gelebt. Er besaß die Vision und die Entschlossenheit, mehr als ein Jahrzehnt in China und fünf Jahre in Japan und Indien zu verbringen, wo er auf der Suche nach den Energiegeheimnissen des Orients war und diese schließlich meisterte.

Als Bruce erst achtzehn Jahre alt war, besaß er bereits schwarze Gürtel in Karate, Judo, Jiu-Jitsu und Aikido. Er ging dann von New York nach Japan, wo er bei Morihei Ueshiba, dem Begründer des Aikido, studierte. Bruce war auch ein Mitglied des Universitäts-Karateteams, das die gesamtjapanischen Meisterschaften gewann.

Doch erst als Bruce nach China ging, begegnete er dem 3000 Jahre alten Energiesystem, das daoistisches Nei Gung genannt wird. Nach mehr als dreißig Jahren der Übung von Kampfkünsten, Meditation und Heilkünsten und fünf Jahren der Arbeit in einer chinesischen Klinik war er in der Lage, den Pfad des daoistischen Kriegers/Heilers/Priesters vollständig zu meistern.

Der Höhepunkt seiner Ausbildung war seine Schulung durch Liu Hung Chieh aus Beijing, der ein berühmter Linienhalter der daoistischen Überlieferung war. Liu übertrug seine Linie an Bruce, der damit wahrscheinlich der erste Mensch aus dem Westen war, dem eine solche Ehre zuteil wurde. Der Titel eines daoistischen Linienhalters ist einer der höchsten Titel, die China zu vergeben hat – ein Schritt, der erst vollzogen wird, nachdem man als authentischer Chi-Meister anerkannt wurde. Liu bevollmächtigte Bruce, Ba Gua, Tai Chi, Chi Gung und andere Energiekünste des Daoismus zu lehren, darunter Laotses Wassermethode der DAO-Meditation, eine Praxis, die Menschen des Westens bisher unzugänglich war.

Bis heute hat Bruce über 15.000 Schüler trainiert und hunderte Lehrer in seiner Tradition bestätigt. Er besitzt eine einzigartige Fähigkeit, diese früher geheimen uralten Traditionen anderen auf eine Weise zu vermitteln, die für unser Leben in der Moderne von außerordentlicher Relevanz ist.

Für wen ist das Üben von Chi Gung gut?

Sie mögen sich fragen, ob die Chi-Arbeit etwas für Sie ist. Zu den Seminaren, an denen ich in den USA und in Europa teilgenommen habe, kamen Menschen aus allen Bereichen der Gesellschaft und den unterschiedlichsten Berufen. In einer Klausur, an der ich kürzlich teilnahm, traf ich zum Beispiel einen Arzt, einen Rechtsanwalt, einen Lehrer, einen Lastwagenfahrer, einen Schreiner und einen christlichen Priester. Weitere Teilnehmer waren Kampfkünstler, Chi-Gung-Praktiker, Meditierende, Körpertherapeuten, Tänzer, Sportler und viele Ausübende komplementärer Heilmethoden aus aller Welt. Sie alle wussten, dass sie von Bruces System der Energiekultivierung viel lernen konnten. Viele andere Teilnehmer waren Geschäftsleute, die fanden, dass die Chi-Arbeit ihnen half, Stress abzubauen. Das Alter der Teilnehmer reichte vom Teenager bis zu Menschen in ihren Siebzigern. Bruces Energiearbeit kennt keine Grenzen.

Einige Auswirkungen der Übung

Das Chi Gung erwies sich für mich auch als ein machtvolles Werkzeug der Selbstheilung, sowohl der körperlichen als auch der psychischen. So waren zum Beispiel meine Beine sehr schwach, bevor ich begann, regelmäßig zu üben. Ich saß lieber statt zu stehen und war keine Freundin des Laufens und anderer Körperertüchtigungen. Die Schwäche meiner Beine führte auch dazu, dass mir das Chi unter Stress gewöhnlich in den Kopf stieg, wodurch ich leicht angespannt, gestresst und nervös wurde.

Durch regelmäßige Übung habe ich gelernt, mein Chi in die Füße abzusenken. Das hat es mir ermöglicht, weitaus größere Kraft und Stabilität in meinen Beinen zu entwickeln. Jetzt stehe ich in stressgeladenen Situationen viel besser „mit beiden Füßen auf dem Boden“, und als zusätzlichen Gewinn macht mir die Übung der Chi-Bewegungen wirklich Spaß. So habe ich eine wirksame Methode gefunden, den Stress abzubauen, den der Alltag als Leiterin einer gut besuchten Schule mit sich bringt,. Die Chi-Übungen haben mich auch gelehrt, meinen Körper im Stehen besser auszurichten, sodass ich eine bessere Haltung und größere Bewegungsfreiheit besitze.

Als ich das Buch *Die Energietore des Körpers öffnen* von Bruce Frantzis las, hatte ich zuerst meine Zweifel, als ich las, dass „der Unterschied im Körpergewahrsein einer gelähmten Person und eines normalen Menschen etwa so groß“ sei, wie „die Entfernung zwischen Ihrem gegenwärtigen Bewusstseinszustand und ihrem künftigen Bewusstseinszustand, wenn sie die Chi-Übungen erst einmal beherrschen“. Inzwischen habe ich gelernt, dass das keine Übertreibung ist!

Die Übungen des Chi Rev Workout waren für mich sehr wirksam, und sie können jedem Menschen helfen, ganz gleich, wie sein

Gesundheitszustand ist, zu welcher Altersgruppe er gehört und wie es um seine Konstitution und seine Fitness bestellt ist. Ich bin 55 Jahre alt und kann ehrlich behaupten, dass ich mich heute jünger fühle als vor zehn Jahren.

Die drohende Gesundheitskrise

Eine der Hauptsorgen von Bruce ist seit vielen Jahren, dass uns eine Gesundheitskrise droht. Schon damals, als ich Bruce das erste Mal traf, schien mir das glaubwürdig – aber zu der Zeit fing die Krise erst an. Heute ist die Situation deutlicher, und was er vorhergesagt hat, tritt tatsächlich ein. Heute ist deutlich, dass der Westen, sowohl in Europa als auch in den USA, vor einem „Tsunami" im Gesundheitswesen steht, wie er sagt. Die Bevölkerung wird heute zunehmend älter. Diese Zunahme ist eine große Belastung für Ärzte und andere Berufe im Gesundheitswesen geworden. Die medizinische Versorgung in den USA und in England ist heute kaum noch zu gewährleisten. Die Statistiken sind besorgniserregend. Es gibt eine dramatische Zunahme bei chronischen Erkrankungen und Angstzuständen, sogar schon im Kindesalter. Es gibt einen Mangel an Krankenschwestern und Ärzten, zu wenig Lehrer an medizinischen Fakultäten und Krankenpflegeschulen, drohende Seuchen, und in den USA sind die Kosten für Krankenversicherung, ärztliche Betreuung und Medikamente rasend schnell gestiegen. Viele Menschen können sich heute die Versorgung, die sie bräuchten, nicht mehr leisten und fühlen sich machtlos und verängstigt.

Bruces Mission

Seit 1985 hat Bruce es zu seiner persönlichen Mission gemacht, die Menschen beizubringen, die Verantwortung für ihre Gesundheit selbst zu übernehmen, und dazu beizutragen, das Leid und die Schmerzen zu lindern, die heute schon weit verbreitet sind. In diesem Buch lehrt er uns, wie wir die Kontrolle über unseren Körper zurückgewinnen können, und weist uns Wege, wie wir zu unserer Selbstheilung beitragen können. Es liegt an uns, Gesundheit und Heilung zu unserer eigenen Sache zu machen und sie nicht dem „Big Business", der Gesundheitsindustrie, zu überlassen. Obwohl heute immer mehr Diagnoseverfahren und Medikamente zur Verfügung stehen, sind die Menschen kränker denn je.

Wenn wir uns nicht selber um unsere Gesundheitsfürsorge kümmern, wird das Wohlbefinden der Menschen im Westen weiterhin abnehmen. Werden wir einfach zusehen, wie dieses Problem eskaliert, bis es uns schließlich über den Kopf wächst oder werden wir rechtzeitig reagieren und etwas unternehmen?

Die Chi-Revolution

Es ist an der Zeit für eine Revolution. Jeder von uns kann begreifen, dass wir uns um unsere Gesundheit selber kümmern müssen und das nicht anderen überlassen können. Das Revolutionäre daran ist, dass wir wirklich selber etwas tun, von innen heraus.

Die Chinesische Medizin weiß schon seit langem, dass Gesundheit das größte Geschenk ist, das wir uns machen können. In der chinesischen Kultur gelten Langlebigkeit und Vitalität als viel wertvoller als Geld, Erfolg oder Macht. Gesundheit bringt uns Zufriedenheit und Glück. Unsere körperliche, mentale und emotionale Gesundheit beruht auf einem kräftigen und ausgeglichenen Chi. Die Chi-Übungen, die Bruce in diesem Buch beschreibt, sind wirklich der Schlüssel zu Gesundheit, Heilung und Langlebigkeit.

Schließen Sie sich mir und Millionen anderer Menschen an, die heute wieder die Kontrolle über ihren Körper und Geist übernehmen. Es ist an der Zeit, dass die Chi-Praktiken auch bei uns zu allgemeinen Gesundheitsübungen werden – wie das in China der Fall ist. Wir tragen dazu bei, dass dies geschieht, wenn wir uns das in diesem Buch angebotene Wissen aneignen und die Chi-Übungen täglich praktizieren. Dieser kleine Schritt kann zu größeren Schritten führen und andere Menschen dazu inspirieren, unserem Beispiel zu folgen und einen globalen Wandel zum Besseren herbeizuführen.

Angela Hicks,
Mitbegründerin des College of Integrated Chinese Medicine,
Reading, England

ERSTER TEIL:

Die lebensverändernde Macht des Chi

1

Die Energie der eigenen Lebenskraft wecken

Ein junger Mann in seinen Dreißigern ist auf einer kurvigen winterlichen Straße unterwegs. Plötzlich verliert er die Kontrolle über seinen Wagen, als dieser an einer schattigen Stelle der Straße auf blankem Eis zu rutschen beginnt. Der Wagen prallt gegen einen zackigen Felsblock, wird fünf Meter hoch geschleudert und stürzt dann einen Steilhang hinab. Der junge Mann zählt sechs Überschläge, während er in dem krachenden und splitternden Auto herumgeschleudert wird.

Der Fahrer erlitt schwere Verletzungen an seiner Wirbelsäule, zwei gebrochene Wirbel, Haarrisse und mehrere Bänderrisse an der Wirbelsäule. Jeder einzelne seiner Wirbel wurde aus der normalen Position gerissen. Drei Wochen nach dem Unfall wachte er im Krankenhaus auf und konnte seinen Unterkörper nicht mehr spüren. Der Unfall machte den einst starken und vitalen Mann bewegungsunfähig. Welche mentalen, emotionalen und physischen Qualen er während seiner Rekonvaleszenz erlitt, ist nur schwer vorstellbar – wenn man so etwas nicht selber erlebt hat.

Nun, ich habe es erlebt. Ich bin der Mann, der 1982 den schrecklichen Unfall überlebt hat. Es war eine Erfahrung, die mein Leben verändert hat.

Zuvor hatte sich in meinem Leben alles darum gedreht, meinen Körper für die Praxis der Kampfkünste zu trainieren, und ich war damals in den inneren Kampfkünsten Ba Gua, Tai Chi und Hsing-I bewandert, ebenso im Karate, Judo, Jiu-Jitsu und Aikido. Zur Zeit des Unfalls war ich der Leiter einer Kampfkunstschule, die ich gegründet hatte, nachdem ich mehr als zwanzig Jahre bei einigen der bekanntesten Chi-Meistern in China, Japan und Indien studiert hatte.[1]

Die Kraft des Chi zur Heilung nutzen

Ich hatte vorher schon einmal eine lebensbedrohliche Situation in meinem Leben bewältigt. Als ich in meinen frühen Zwanzigern in Indien studierte, erkrankte ich an einer besonders bösartigen Form von Hepatitis. Die Ärzte im Krankenhaus sagten mir, dass ich wahrscheinlich sterben würde, wie alle ihre anderen Patienten, die sich infiziert hatten. Ich heilte mich damals mit Tai Chi und Energiearbeit.

Wirbelsäulenverletzungen sind jedoch kein Spaß. Die Ärzte drängten mich mehrfach, eine Spinalfusion vornehmen zu lassen, was ich jedoch stets kategorisch ablehnte. Angesichts meines körperlichen Zustands fürchtete ich, dass das Chi meines Körpers nie wieder voll werden würde, wenn man mir die Wirbelsäule aufschnitt, sodass ich nie wieder Kampfkunst ausüben und nicht einmal würde gehen können.

Es geschahen keine Wunder.

Stattdessen machte ich jeden Tag acht bis zehn Stunden Energiearbeit, während ich in meinem Krankenhausbett flach auf dem Rücken lag. Nach einigen Wochen ging die Lähmung zurück, und ich konnte mich aufrichten und einige Schritte machen. Dennoch ging der Heilungsprozess unerträglich langsam vonstatten. Mein Rücken wurde immer wieder instabil, und das Trauma neutralisierte alle psychologischen Kontrollmechanismen, die ich kannte. Mein emotionaler Zustand, der durch die ständigen Nervenschmerzen noch verschlechtert wurde, machte das Leben für mich und alle um mich herum unerträglich. Der plötzliche Verlust meiner körperlichen Fähigkeiten und der vernichtete Stolz eines Athleten stürzten mich

[1] Mehr zu der Ausbildung des Autors in den Kampfkünsten können Sie seinem Buch *Die Kraft der inneren Kampfkünste und des Chi,* Windpferd 2008, entnehmen.

in tiefe Depression. Ich hatte das Gefühl, dass ich meinen Schülern und der Welt nichts mehr zu bieten hatte.

Die Überwindung der emotionalen Herausforderungen

Während ich dem Pfad des Kriegers gefolgt war, hatten die totale Beherrschung des Körpers und Selbstdisziplin zu meiner Schulung gehört. Was ich noch nicht gänzlich zu meistern gelernt hatte, waren mein Geist und meine Gefühle. Dies waren die schwierigeren Herausforderungen, die ich zu meistern hatte, wenn ich mich wieder ganz erholen wollte. Ich wusste sehr wohl, welche demoralisierende Wirkung langfristig negative medizinische Prognosen haben und wie tief der Sumpf der Hilflosigkeit sein kann, denn als Chi-Gung-Heiler hatte ich viele Patienten durch eben diese Emotionen geführt. Ich wusste, wieviel Geduld und Anstrengungen ich aufbringen musste, um durch den Zorn und die Angst hindurchgehen zu können.

Mit der Zeit fruchteten meine Chi-Gung- und Meditationsübungen, und ich gewann langsam wieder etwas Beweglichkeit zurück. Ich fügte auch andere Formen der Therapie hinzu – Chiropraktik, Bindegewebsmassage, Rolfing, Akupunktur und Massage. Doch selbst mit diesen Therapien waren meine körperlichen Fähigkeiten noch stark reduziert, und die Schmerzen kehrten immer wieder zurück.

Mir wurde klar, dass ich nur noch eine Möglichkeit hatte: das zu tun, was ich immer tat, wenn ich das, was ich brauchte, nicht finden konnte – ich ging zurück nach China. Mein wichtigster Lehrer, Liu Hung Chieh, verschrieb mir eine bestimmte Form des Tai Chi und daoistische Meditations- und Atemübungen. Mehr als drei Jahre lang übte ich täglich acht Stunden. Viel von dem, was ich damals tat, gehört noch heute zu meiner täglichen Praxis. Mein Rücken heilte. Doch wie jeder verstehen wird, der es schon einmal mit großen physischen Herausforderungen zu tun hatte, waren die Haupthindernisse für eine vollständige Heilung mentaler und emotionaler Natur. Erst als alle meine Vorstellungen von dem, wer und was ich war, sich veränderten, verschwanden die emotionalen Traumata wie Rauch im Wind. Meine ganze Einstellung zum Leben wurde neu geboren. Meine Fertigkeiten im Bereich der Kampfkünste kamen zurück, und ich kehrte 1987 in die USA zurück und begann wieder zu unterrichten.

Heute scheint mein Körper kaum noch etwas mit dem des jungen Mannes zu tun haben, der es bis an die Spitze des Kampfkunstspiels brachte. Doch auch wenn mein Gang eher ein Watscheln ist und ich aussehe wie ein unbeweglicher dicker Buddha, kann ich fast alles tun, was normale Menschen tun können. Wenn ich in meinen Seminaren eine kurze Demonstration der Kampfkünste gebe, sind viele meiner Schüler immer wieder verblüfft über die Geschwindigkeit, Kraft und Leichtigkeit, mit der ich einen Hieb ausführen kann, während ich dabei ganz entspannt bleibe.

Wie ist das möglich? Nur durch das Chi. Wenn man die Chi-Künste für äußere Belange anwendet, stellt sich nie die Frage, ob das leicht oder schwer ist. Die Frage ist vielmehr, ob die Herausforderung bei ausreichender Bemühung zu bewältigen ist oder nicht. Je stärker und je umfassender Sie Ihr Chi ausbilden, desto stärker aktivieren Sie Ihre Selbstheilungskräfte. Heute geht es bei fast allem, was ich lehre, darum, anderen zu helfen, mit dem Chi in ihrem Körper zu arbeiten, um sich selbst zu heilen und die Heilung anderer zu fördern – und zwar durch Meditation und andere Methoden zur Überwindung körperlicher, emotionaler, mentaler und spiritueller Hindernisse.

Chi ist Lebenskraft-Energie

Einfach ausgedrückt, ist Chi die Lebenskraft, die uns alle am Leben erhält und die uns miteinander und mit allen anderen Lebewesen verbindet. Chi ist die Lebenskraft im Universum, die alle Dinge zu einer Ganzheit verbindet. Das Chi zirkuliert in allen Lebewesen, aber auch in der Sonne, den Planeten und im Sonnensystem. Verschiedene Kulturen haben dieser Energie unterschiedliche Namen gegeben. Die Japaner nennen sie *Ki,* die Inder *Prana,* auf Hebräisch und Aramäisch heißt sie *Ruach.* In der Bibel heißt es „Gott formte den Menschen aus Staub und blies ihm den Lebensatem durch seine Nasenlöcher ein, und der Mensch wurde zu einer lebenden Seele." Die Daoisten nennen die Lebenskraft oder den Lebensatem Chi. In vielen alten Kulturen war die Stärkung der menschlichen Lebenskraft die zentrale Form der medizinischen und heilerischen Praktiken. Im alten China haben die Daoisten tiefgehend erforscht, wie das Chi den Menschen hilft, gut in dieser Welt zu leben. Sie schufen medizinische Systeme, medizinische Übungen, Divinationsmethoden und detaillierte Wege der Meditation.

Daoistische Studien über die Natur des Chi

Der Daoismus ist eine der ältesten spirituellen Traditionen der Menschheit, und er ist heute noch voller Vitalität. Das Wort „Dao" bezieht sich auf den Lebensweg, auf dem eine Person zur Erleuchtung geht. Viele Menschen kennen den Daoismus durch seine uralten literarischen Werke, die ein praktisches Fundament für alle Chi-Praktiken liefern. Diese Werke legen auch die metaphysischen Grundlagen dafür, wie das Chi durch das Leben und das Universum fließt.

Das *I Ching*[2] gilt als die Bibel des Daoismus; es ist eine Landkarte, die zeigt, wie die Energie des Universum funktioniert. Im 13. Kapitel werden wir das *I Ching* im Detail betrachten; darin findet sich die daoistische Sicht der Natur und der Funktion des Wandels; es ist eine Sichtweise, die angesichts der zunehmenden Geschwindigkeit des Wandels in der modernen Welt für unser Leben besonders wichtig ist. Das *Tao Te Ching (Daodejing)* des Lao Tse (Laozi) ist nach der Bibel das meistübersetzte Buch in der Welt. Es ist ein elegantes, philosophisches Werk über den Daoismus, geschrieben aus der Per-

[2] Aufgrund der von Richard Wilhelm in der ersten deutschen Übersetzung verwendeten Schreibweise, wurde dieses Werk im deutschen Sprachraum als das *I Ging* bekannt. Die moderne Standardschreibweise ist *Yijing.* Der chinesische Titel bedeutet „Das (klassische) Buch der Wandlung(en)".

spektive eines alten Mannes, der auf die Lektionen zurückblickt, die er im Laufe eines langen Lebens gelernt hat. Das dritte grundlegende Buch des Daoismus ist das nach seinem Autor *Chuang Tse (Zhuangzi)* benannte Werk. Dieses überaus lebensnahe Buch voller Sinnsprüche und Geschichten macht sich oft respektlos über Urteile und Überzeugungen lustig – über stillschweigende und ausgesprochene, weltliche und religiöse. Man könnte Chuang Tse den erleuchteten Hippie seiner Tage nennen.[3] Sowohl Lao Tse als auch Chuang Tse betonen Geschmeidigkeit, die Überwindung von Herausforderungen auf sanfte und geduldige Weise – wie Wasser, das mit der Zeit den Stein abschleift. Diese Prinzipien, zusammen mit dem Ideal, eine Kontinuität zwischen der eigenen spirituellen Praxis und dem praktischen Alltagsleben herzustellen, bilden den Kern der daoistischen Lehren. Sie sind aber auch für die praktische Anwendung der Aktivierung und Lenkung des Chi-Flusses in Heilkunst, Kampfkünsten und Meditation wesentlich.

Die Begegnung von Ost und West

Viele Schüler fragen mich: „Wenn man das Chi schon seit Tausenden von Jahren studiert hat und es so viele wunderbare Vorteile hat, warum wissen dann im Westen nicht mehr Menschen davon?" Die Antwort hat drei Teile. Zum einen haben die Chinesen, die den Menschen des Westens nicht trauten und sie verachteten, diese Praktiken vor ihnen geheim gehalten, und zwar über Jahrtausende. Außerdem trauten die Menschen des Westens den Asiaten nicht und machten deshalb Informationen, die sie nicht verstanden, verächtlich. Und drittens war die chinesische Sprache eine Barriere, die nur wenige Ausländer überwanden. Was die Verbindung des Westens zum Osten noch verschlechterte, war die kommunistische Revolution. Während

[3] Die erste vollständige deutsche Übersetzung dieses Klassikers ist: Zhuangzi, *Das Buch der Spontaneität. Über den Nutzen der Nutzlosigkeit und die Kultur der Langsamkeit,* herausgeben von Victor Mair, ins Deutsche übersetzt von Stephan Schuhmacher, Windpferd 2008.

dieser Zeit flohen viele Chi-Praktiker, darunter Ärzte und Kampfkünstler, aus dem Land. Andere gingen in den Untergrund und hielten ihr Wissen aus Angst vor Verfolgung noch strenger geheim. Zum Glück wanderten viele nach Europa, Kanada und in die USA aus, wo sie begannen, ihr Wissen weiterzugeben. Inzwischen werden einige Praktiken, wie zum Beispiel die Akupunktur, im Westen langsam als Ergänzung zur westlichen Schulmedizin anerkannt. Doch auch als diese Praktiken in den Westen kamen, waren die westlichen Sprachen für die Chinesen, die sie mitbrachten, wiederum eine große Hürde, und deshalb überlebten manche Ideen den Prozess der Übersetzung nicht.

Ich verstand die Natur des Energieflusses umfassend, weil ich mehr als ein Jahrzehnt in China gelebt habe. Dass ich gelernt habe, fließend Chinesisch zu sprechen, war eine wesentliche Voraussetzung dafür, dass ich bei berühmten chinesischen Kampfkünstlern, Heilern und Priestern studieren konnte. Ich habe zudem zehn Jahre lang als Lehrling und Chi-Gung-Heiler in chinesischen Kliniken gearbeitet. Während meiner gesamten persönlichen Odyssee wurde ich immer wieder auf die Probe gestellt und herausgefordert; dazu gehörte auch die Herausforderung, das Chi dazu zu benutzen, mich selbst zu heilen.

Das Chi wecken

Das eigene Chi zu wecken ist ein allmählicher Prozess, der damit beginnt, dass man das Chi im eigenen Körper spürt und schrittweise versteht, wie es mit unserem Geist, unseren Gefühlen und – wenn man sich entscheidet, einem spirituellen Weg zu folgen – mit unserer Seele verbunden ist. Durch die Chi-Praktiken werden alle unsere Teile –Körper, Geist und Seele – allmählich immer mehr zu einem integrierten Ganzen vereint.

Eines der größten Geheimnisse der Chi-Praktiken ist, dass man sich darin immer weiter verbessern kann, ganz gleich in welchem Alter und welchem Gesundheitszustand man damit beginnt. Man kann nicht nur den Alterungsprozess verlangsamen, sondern sogar seine Auswirkungen umkehren, da diese Techniken die Vitalität und Langlebigkeit fördern. Hat man durch Praktiken wie Tai Chi, Chi Gung, DAO-Yoga, Kampfkünste und Meditation erst einmal gelernt, wie das Chi fließt und funktioniert, kann man die Chi-Prinzipien in seine normalen Übungen integrieren –Yoga, Laufen, Sport oder eine darstellende Kunst. Wenn man das Chi in sich selbst aktiviert und kanalisiert, verbessert man seine Lebensqualität ganz erheblich und wird zu einem Pionier, der dem Rest der Welt hilft, das Gleiche zu tun.

Die Chi-Revolution ist eine innere Revolution

Heute hat das Interesse an der Wissenschaft des Chi und das Wissen darum eine kritische Masse erreicht, einen Wendepunkt. Eine tiefgreifende Revolution ist in Gang gekommen, die unsere Vorstellungen von der Gesundheit, dem Alterungsprozess und unseren Beziehungen zueinander und zur Umwelt verändern wird.

Dies ist eine innere Revolution, denn sie muss sich im Inneren eines jeden von uns vollziehen. Sie können das volle Potenzial des Chi in sich selbst nur durch Übung und direkte Erfahrung entwickeln. Nur darüber nachzudenken, genügt nicht. Beim Denken bleiben die Konzepte bloße abstrakte Gedankenformen. Sie mögen wissen, dass Wasser existiert und dass es Durst löschen kann, aber das ist nicht dasselbe, wie selber zu trinken.

Wir alle haben die Möglichkeit, unsere Seele, unser Herz und unseren Geist zu öffnen. Wir alle können uns aufmachen zu einer inneren Erkundung, um den Chi-Fluss in uns und durch uns hindurch nutzbar zu machen. Willkommen bei der Chi-Revolution!

2

Eine Revolution im eigenen Inneren erschaffen

Heutzutage werde viele Menschen von ihren Gefühlen, Gedanken, Wahrnehmungen und Vorstellungen beherrscht. Viele andere leiden unter Schmerzen, chronischen Erkrankungen und anderen Krankheiten, oder sie führen ein Leben, in dem sie sich überfordert und ängstlich fühlen. Ihnen wäre nichts lieber, als dem Unbehagen entfliehen zu können und sich an einen sicheren, friedlichen Ort zu begeben.

Doch was genau bedeutet das? Meditativen Traditionen wie dem Buddhismus oder dem Daoismus geht es nicht um ein Freisein vom Wetter oder von Krieg. Sie benutzen Begriffe wie „Leere“ oder „Stille“. Sie meinen damit ein Loslassen von Gedanken, Gefühlen und Obsessionen, die uns binden. Sie sprechen von innerer Freiheit. Es gibt kein einziges Menschenwesen, das nicht innere Freiheit braucht. Man muss nicht in eine lebensbedrohliche Situation geraten – wie ich damals bei meinem Autounfall –, um sich zu sagen: das wars, ich werde mich ab jetzt bewusst um eine Veränderung hin zu Freude und Klarheit bemühen. Man muss allerdings wissen, wie man dieses Streben in sich kultivieren kann.

In Richtung auf das Leben oder auf den Tod

Nach der alten daoistischen Weisheit gibt es nur zwei Richtungen, in die unser Leben gehen kann: zum Leben oder zum Tod. Das Leben ist niemals statisch, es bewegt sich immer in die eine oder andere Richtung: in Richtung auf Ordnung oder Unordnung, Gleichgewicht oder Ungleichgewicht, Zusammenhalt oder Zerstreuung, Liebe oder Hass. Die Fragen, die sich stellen, sind folgende: Haben Sie ein Gespür für die Lebensenergie in sich selbst? Können Sie die universelle Liebe, die tatsächlich alles und jeden durchströmt, finden? Wir müssen wissen, dass es von wesentlicher Bedeutung für unseren Lebensweg ist, eine Antwort auf diese beiden Fragen zu finden, statt nur abstrakten Ideen in unserem Kopf nachzulaufen.

Wenn Sie diese innere Energie erst einmal entdeckt haben, werden Sie mehr Leben in Ihre Beziehungen, Ihre Arbeit und Ihre alltäglichen Aktivitäten bringen. Das Teilen der Lebensenergie ist das, was die Menschen in einer Gemeinschaft zusammenführt; mit ihr auf fließen Liebe und Mitgefühl ganz natürlich. Aus diesem Grund wird das Chi im Allgemeinen die „Lebenskraft" genannt. Wenn Sie lebendiger sind, fühlen Sie sich vital. Ihre Lebenskraft ermöglicht es Ihnen, sich auf die natürlichen, spontanen Rhythmen des Lebens einzustimmen.

Der große Umbruch

Wenn Sie frei sein und sich voller Energie auf das Leben zubewegen möchten, muss ein großer innerer Umbruch stattfinden. Die Chi-Revolution verlangt von Ihnen, dass Sie aus Ihrem Kopf in Ihren Körper gehen. Die Fähigkeit, im Leben von einer Außenorientierung zu einer inneren umzuschwenken, ist bei vielen Menschen blockiert. Doch andere Menschen im Westen erwachen zu der Tatsache, dass auch noch so starke Bestätigung von außen – materieller Besitz, Status und Anerkennung durch andere – noch nie mehr als für flüchtige Momente zu innerem Frieden geführt hat.

Wenn Sie sich der inneren Welt zuwenden, bringt Ihnen das nicht unbedingt die augenblickliche Befriedigung, die die äußere Welt ständig verspricht. Es geht um einen Prozess, in dem Sie ganz werden, statt nur ein Durcheinander unverbundener Teile zu sein – ohne Rhythmus und Harmonie in Bezug auf uns selbst und die Menschen um uns herum. Die Reise beginnt mit dem Bemühen, das Chi, das der Schlüssel zur Verbindung von Körper, Geist und Seele ist, stark zu fühlen und zu aktivieren.

Würde man tausend Menschen fragen, was ihnen im Leben besonders wichtig ist, wären die Antworten bemerkenswert ähnlich: Sie würden von ihren Lieben, ihren Tieren und der Natur sprechen – vorzugsweise von Lebewesen, die eine Lebenskraft besitzen. Dennoch liegt der Schwerpunkt dabei in der äußeren Welt und nicht so sehr in der Innenwelt. Den meisten Menschen ist nicht bewusst, welcher Zusammenhang zwischen innerem Wohlbefinden und einem glücklicheren Leben mit ihren Lieben besteht. Wenn Sie das Leben durch Ihren Körper erfahren, spüren Sie all die positiven Gefühle im Inneren und können sie zum Ausdruck bringen. Das Ausmaß, in dem Sie sich voll und ganz auf das Leben einlassen können, hängt also davon ab, ob Sie das Innere Ihres Körpers ganz spüren und seine Energietore öffnen können. Gelingt es Ihnen, Ihren Chi-Fluss zu stärken, ergibt sich daraus ganz spontan die Fähigkeit, echte Freude und echtes Glück zu erfahren.

Der Höhlenmensch

Als ich in Indien war, beschloss ich, zehn Monate lang in einer Höhle zu leben. Ich lernte damals Meditation und wollte zum Üben völlig allein sein. Das war bei mir damals gerade dran; also stellte ich einen liebenswürdigen Menschen ein, mir zweimal am Tag etwas zu Essen zu bringen. Abgesehen von seinen Besuchen war ich vierundzwanzig Stunden am Tag allein mit wenig mehr als dem natürlichen Rhythmus von Helligkeit und Dunkelheit – Woche für Woche, Monat für Monat. Die Lektionen, die ich in der Höhle lernte, waren von unschätzbarem Wert. Ich war mit mir selbst und mit der Stille konfrontiert.

Wie kommt es, dass Menschen sich in eine Höhle zurückziehen und dort viele Jahre leben können und sich doch unglaublich lebendig dabei fühlen, obwohl sonst niemand da ist und sie keinerlei äußere Bestätigung für das erhalten, was man das Leben nennt? Man könnte sagen, der Grund ist, dass ihr Leben einfach ist. Doch wie jeder weiß , der einmal in einer Höhle gelebt hat, hat so ein Leben viele Härten. An einem bestimmten Punkt fand ich jedoch heraus, dass ich etwas in mir hatte, das mich unglaublich lebendig und vital machte, ganz gleich, wie meine äußeren Umstände waren, ganz gleich, wie gut oder schrecklich oder langweilig sie waren. Ich fand das Gefühl des Lebens in mir. Meine Sichtweise verschob sich: Hatte ich zuvor geglaubt, dass äußere Dinge mein Glück und meine Liebe ausmachten, so wusste, spürte und fühlte ich sie nun ständig in meinem Körper. Zum Glück müssen Sie nicht in einer Höhle leben, um zu der gleichen Erfahrung zu kommen. Sie können die Chi-Übungen dazu benutzen, in Ihren Körper zu gehen und zu fühlen, was wirklich und was nicht wirklich ist – um die Kräfte zu spüren, die Sie in Richtung Leben oder Tod treiben.

Das Chi spüren

Viele Menschen behaupten, das Chi gebe es nicht wirklich, wie in einem Roman. Für sie ist es wie ein Drache in einem alten chinesischen Film, der Flammen aus seinen Nasenlöchern ausstößt. Doch da liegen sie völlig falsch.

Jeder Mensch, der ein wenig Zeit aufwendet, um zu üben, kann lernen, das Chi zu spüren. Es gibt eine ganz einfache Methode, den Menschen zu helfen, die Wirklichkeit des Chi zu spüren: Ich fordere sie auf, ganz sanft die Hand des Menschen neben ihnen zu ergreifen. Dann frage ich sie, was sie spüren. Gewöhnlich lautet die Antwort:

„Nichts." Dann fordere ich sie auf, sich an eine Zeit zu erinnern, da sie sich sehr stark zu einem anderen Menschen hingezogen fühlten, und frage sie: „Was haben Sie gefühlt, wenn Sie an diesen Menschen gedacht haben, wenn Ihre Blicke sich begegnet sind oder es zu einer zufälligen Berührung kam? Fuhr Ihnen da nicht ein Schauer durch den Körper, manchmal das ganze Rückgrat hinab und bis in Ihre Sexualorgane? Das war Ihr Chi."

„Jetzt denken Sie an jemanden, den Sie wirklich gefürchtet haben oder der Sie verrückt gemacht hat. Wenn Sie sie angesehen haben, oder wenn Sie an sie gedacht haben, hat sich nicht etwas in Ihnen zusammengezogen? Vielleicht haben Sie Adrenalin ausgestoßen. Selbst wenn Sie diese Erfahrung nicht gerade jetzt haben, gab es nicht einen körperlicher Effekt, der direkt aus Ihrer Angst oder Wut kam?" Auch das ist Ihr Chi.

Die Macht Ihrer Gedanken und Gefühle, eine spürbare körperliche Wirkung in Ihrem Körper und in anderen hervorzurufen, ist ebenfalls Ihr Chi.

Die Pfade des Chi

Das Chi fließt durch präzise definierte Bahnen durch Ihren Körper und wird in dem Energiefeld reflektiert, das Sie umgibt und das gewöhnlich die Aura genant wird. Die daoistischen Weisen haben diese Chi-Pfade und ihre wichtigsten Kreuzungspunkte, in denen sich die Pfade verbinden, schon vor 3000 Jahren kartografiert. Die Pfade sind erfassbar und zugänglich, wie andere Kreislaufsysteme in Ihrem Körper. Auch Menschen im Westen wissen inzwischen etwas über die Wirklichkeit dieser Pfade, weil Akupunkteure einige von ihnen benutzen, um Krankheiten zu heilen und Schmerzen zu lindern. Einige dieser Pfade, wie etwa die Akupunkturmeridiane, verlaufen nahe der Hautoberfläche, andere sehr viel tiefer im Körper. Ein kräftiges Chi in allen Energiepfaden zu entwickeln, ermöglicht allen Systemen in Ihrem Körper, Ihrem Geist und Ihrer Seele, optimal zu funktionieren. Mit einiger Übung werden die Chi-Praktiken es Ihnen ermöglichen,

Zugang zu dem Chi in Ihrem Inneren zu gewinnen, es zu stärken und zu kontrollieren. Sie können diese Fertigkeiten dann benutzen, um Ihre persönliche Gesundheit und Entspannung zu fördern und um anderen zu helfen, gesund zu werden.

Das Chi überwindet Zeit und Raum

Vielleicht kennen Sie jemanden, der schon einmal eine übersinnliche Erfahrung gehabt hat. Vielleicht hatte dieser Mensch eine Vorahnung eines Unfalls oder einer lebensverändernden Erfahrung eines Menschen, der ihm nahestand. Vielleicht haben Sie in einem Buch darüber gelesen oder selber erfahren, dass positive Gedanken das Wachstum einer Pflanze fördern und negative Gedanken es beeinträchtigen können, wie sich in Labortests gezeigt hat. Studien haben sogar gezeigt, dass Worte die Art und Weise, wie sich Kristalle bilden, beeinflussen können, was wahrscheinlich mit den Schwingungen der Worte zu tun hat.[4] Vielleicht haben einige von Ihnen bereits an einem Gebets- oder Meditationskreis teilgenommen, der einem kranken Menschen heilende Energie gesandt hat. Und vielleicht haben Sie später gehört, dass es diesem Menschen ohne ersichtlichen Grund besser ging.

In all diesen Fällen hat sich ihr inneres Chi mit dem Chi, das in einer anderen Person zirkuliert, verbunden und damit Zeit und Raum überwunden. Das Chi ist Teil der vierten Dimension, von der die Quantenphysik spricht. Nach der modernen Physik verbindet Energie in der unsichtbaren subatomaren Welt alle Materie zu einem holistischen Ganzen. Damit stimmen Daoisten und Physiker in Hinsicht auf die Natur der Energie völlig überein.[5]

---

[4] Siehe dazu *Wasserkristalle: Was das Wasser zu sagen hat* von Masaru Emoto und andere Bücher desselben Autors.

[5] Ein sehr fundierter Bericht über die Bestätigung von übersinnlichen Phänomenen und von Chi-Phänomenen durch die Quantenphysik findet sich in Lynn McTaggart, *Das Nullpunkt-Feld: Auf der Suche nach der kosmischen Ur-Energie,* Goldmann 2007.

Das Fließen des Chi im Inneren

Das Chi fließt durch Sie wie ein Fluss, indem es dem Weg des geringsten Widerstands folgt. Ist der Fluss des Chi frei, offen und uneingeschränkt, fließt das Chi in Richtung auf positive, das Leben fördernde Kräfte. Eine starke Lebenskraft führt dazu, dass Sie sich lebendig, wach und „präsent" fühlen. Sie fühlen sich empfänglich für andere und für sich selbst, so wie ein frei fließender Fluss alles Leben im Fluss und die Pflanzen und Tiere an seinen Ufern ernährt. Das Chi ist die Kraft, die das Bindeglied im Kreislauf des Lebens darstellt.

Ihre Lebenskraft kann jedoch blockiert sein. Wird Energie blockiert oder eingesperrt, reagiert sie wie ein Fluss, in dem sich das Wasser staut und zu fließen aufhört, wodurch sich Schlamm und Moder ansammelt. Wenn die tiefsten Energien in Ihnen nicht auf gesunde, reibungslose und positive Weise fließen können, fließen sie auf ungesunde, blockierte und destruktive Weise. Wo das Chi sich staut und stagniert, wird auch der Kreislauf anderer Körperflüssigkeiten beeinträchtigt. Wird das blockierte Chi nicht freigesetzt, sodass es wieder frei fließen kann, staut es sich auf und sammelt ebenfalls Schlamm und Moder an. Dort, wo das im Körper geschieht, wird man anfällig für Stress, Unwohlsein und Krankheit – körperlich und auch psychisch. Hochleistungssportler werden darauf trainiert, die negativen Gefühle rasch wieder loszulassen, die während eines Wettkampfes aufsteigen, wenn sie Chancen verpassen, damit die Frustration nicht dem weiteren Erfolg im Wege steht. Sie praktizieren damit die Kunst des schnellen Loslassens und Freisetzens von gestautem und angesammeltem Chi – ein Prinzip, das die Daoisten schon seit Tausenden von Jahren gelehrt haben. Ist der Sportler nicht in der Lage, dieses Prinzip anzuwenden, führt das oft dazu, dass er weitere Fehler macht.

Die Chi-Praktiken lehren Sie, das stagnierende Chi, das innerlich durch negative Gefühle, physische Traumata und Grübeln über vergangene Ereignisse oder Angst vor künftige Entscheidungen aufgestaut und angesammelt wird, freizusetzen. Sie machen es Ihnen möglich, Ihre Lebenskraft zu stärken, um solchem Unwohlsein entgegenwirken zu können. Sie halten Sie fit und vital, damit Sie die Herausforderungen des Alltags bestehen können. Das grundlegende Prinzip der Akupunktur und aller heilenden Chi-Praktiken ist, Ihr Chi durch die Lösung von Blockaden auszugleichen und zu stärken.

Die Chi-Revolution in Gang bringen

Jede Revolution fordert die Menschen heraus, auf einem hohen Niveau ihres Potenzials zu agieren und sich weiterzuentwickeln. Die Evolution verlangt und inspiriert ihrer Definition nach Wandel, der dem Überleben in unserem Inneren und außerhalb unserer selbst dient. Allen lebenden Dingen – Menschen, Pflanzen und Tieren – wohnt ein Bewusstsein inne, das zu immer neuen Zyklen der Anpassung führt. Die Motivation dazu kommt tief aus dem Inneren.

Auch wenn Revolutionen transformierend sind, beinhalten sie doch auch Aufruhr. Sie werden diesen Übergang nicht ohne Kampf und ein gewisses Maß an Leiden vollziehen können. Sie werden die Orientierung für Ihr Leben dabei systematisch von einer Außengelenktheit in eine umwandeln müssen, die bewusst aus dem Inneren kommt. Dabei werden Sie all Ihr Engagement, Ihre gesamte Aufmerksamkeit, Ihren Mut und Ihre Entschlossenheit brauchen. Sokrates sagte, ein unhinterfragtes Leben sei nicht wert, gelebt zu werden. In der modernen Gesellschaft haben viele Menschen aufgehört, ihre Innenwelt zu erforschen. Doch wenn Sie Ihr inneres Leben kultivieren, bringt Sie das auf den Weg zu einem Leben, das wirklich lebenswert ist. Dieser Weg ist nicht weit, weit weg. Tatsächlich ist er bereits in Ihnen angelegt. Wenn Ihr Chi von Ihrem Kopf absteigt und sich im Körper – im Herzen – niederlässt, dann machen Sie den ersten definitiven Schritt zu innerem Frieden und wahrer Freiheit und schlagen damit die Richtung auf das Leben ein.

Der einzige, der den Entschluss fassen kann, diesen Schritt zu tun, sind Sie selbst. Indem Sie diesen kleinen Schritt machen, bringen

Sie Ihre eigene innere Revolution in Gang. Sie sind dann auf dem Weg dazu, ein voll bewusstes Menschenwesen zu werden, und sind Teil der Chi-Revolution.

3

Den Körper bewusst machen

Liebe und Mitgefühl sind die stärksten vereinenden Kräfte im Universum. Sie sind dann im Überfluss in Ihnen vorhanden, wenn Ihre Lebenskraft ganz lebendig ist, Körper, Geist und Seele ausgeglichen sind und Ihr Chi frei und kräftig fließt wie ein mächtiger Fluss. Damit Liebe und Mitgefühl für Sie nicht nur eine Idee, eine Hoffnung, ein Gedanke oder eine Affirmation bleiben, sondern spontan in Ihnen entstehen können, muss Ihr Körper wach und bewusst sein. Die Natur der Liebe ist universale Akzeptanz. Liebe wird dadurch kultiviert, dass Sie Gleichgewicht und Stabilität in sich finden und sich in Ihrer Haut wohl fühlen. Das bedeutet, dass Ihre körperlichen, mentalen, emotionalen und spirituellen Strebungen Erfüllung finden und miteinander harmonieren. Das beinhaltet eine nahtlose Einheit von Innen und Außen, ein in sich vollständiges Gleichgewicht.

Die Menschen lieben einander nicht, weil das eine tolle Idee ist. Sie tun es, weil etwas ganz Reales – ein Funke – in ihnen entzündet wird. Ist die Erfahrung authentisch, manifestiert sich ein geradezu greifbares Bauchgefühl direkt im Körper, das über jede Bedeutung, die der Kopf ihm zuschreiben mag, hinausgeht. Das Chi dehnt sich aus und verbindet die Menschen miteinander, wenn die Fülle ihrer Lebenskraft mit nicht zu bremsender Vitalität zum Ausdruck gebracht wird. Aus einem biologischen Trieb geboren, verbinden sich alle Wesen in dieser Vereinigung und fördern das Leben ganz wesentlich. Andere dagegen finden es schwer, Liebe oder Mitgefühl zu empfinden, weil es sie auf einer tiefen Ebene nicht kümmert, was mit ihnen geschieht. Das führt dazu, dass sie sich vom Gefühl für das Leben abgeschnitten finden. Sie fühlen sich innerlich taub oder tot, oder sie sind deprimiert oder ängstlich. Die Kontraktion schließt den Körper, und diesen Menschen ist es nicht mehr möglich, sich über bloße mentale Vorstellungen hinaus um das zu sorgen, was anderen Menschen geschieht.

Unsere Sozialisation mag es sehr gut fertig bringen, unser Verhalten äußerlich angenehm aussehen zu lassen, aber was unter dieser Oberfläche geschieht, kann etwas ganz anderes sein. Innerlich sind viele Menschen von einem Wust negativer Gedanken und Gefühle beherrscht, die es ihnen unmöglich machen, über ihren Tellerrand hinaus zu schauen. Diese Kontraktionen verringern die Fähigkeit, die inneren Zustände von Liebe und Mitgefühl zu fühlen und zu entwickeln, die nicht von äußeren Umständen oder vom Nachdenken über sie genährt werden. Wenn Sie in sich gehen und sich Ihren Körper bewusst machen, entwickelt das Ihre Fähigkeit, sich von diesen Kontraktionen zu befreien.

Das Innere des Körpers fühlen

Ich weiß noch, wie verblüfft ich war, als einer meiner ersten Kampfkunstlehrer in China mich fragte, ob ich meine Leber fühlen könne. Ich sagte ihm, ich könne es nicht. „Was ist los", fragte er daraufhin, „hat sie dir jemand gestohlen?" Er glaubte, jeder könne das Innere seines Körpers fühlen. Ich wusste noch nicht einmal, dass es wichtig sei, und hielt es noch weniger für möglich.

Ein zentrales Ziel aller Chi-Praktiken ist, Sie zu trainieren, direkt zu fühlen, was tatsächlich in Ihrem Körper geschieht, statt nur geistige Bilder davon zu erzeugen. Wir sind mit der natürlichen Fähigkeit geboren, unseren Körper und die inneren Empfindungen mithilfe unseres Geistes und unserer Gefühle direkt zu erfahren. Doch die meisten von uns verlieren diese Fähigkeit bereits vor der Pubertät. Wir leben allmählich fast ausschließlich nur noch in unserem Kopf und entfremden uns unserem Körper immer mehr. In einem von Maschinen beherrschten Zeitalter versuchen wir unsere Probleme zunehmend nur mit unserem Intellekt zu lösen. Wir verbringen viel

Zeit mit dem ausschließlichen Gebrauch unseres Kopfes, während unsere Freunde, Psychiater oder Ärzte herauszufinden versuchen, warum wir Probleme haben. Stellen Sie sich nur einmal vor, was möglich wäre, wenn wir dieselbe Energie darauf verwenden würden, uns selbst zu heilen, statt nur über Gesundheit zu reden und darüber nachzudenken!

Für den heutigen Menschen besteht die Herausforderung nicht darin, intelligenter zu werden. Sie besteht darin, unsere Intelligenz dazu zu benutzen, uns nach Innen zu wenden und eine Integration von Körper, Geist und Seele herbeizuführen. Die Weisen des alten China nannten diese Verbindung den Herz-Geist, das Erwachen von wahrer Liebe, Ausgeglichenheit und Mitgefühl oder Weisheit.

Vom Kopf in den Körper gelangen

Lassen Sie uns jetzt gleich für dreißig Sekunden etwas tun, um Ihre Muster bewusst zu verlagern. Nehmen Sie drei tiefe Atemzüge und füllen Sie Ihren Bauch mit Luft. Wenn Sie das tun, folgen Sie Ihrer Aufmerksamkeit bei jedem Einatmen in Ihren Bauch. Ihre dreißig Sekunden beginnen jetzt ...

Wenn Sie diese Übung ausgeführt haben, werden die Empfindungen in Ihrem Bauch stärker geworden sein, weil Sie Ihre Aufmerksamkeit bewusst in Ihren Körper gelenkt haben. Sie haben den Atem dazu benutzt, sich mit Ihrem Körper zu verbinden. Das ist gemeint mit „den Geist in den Bauch lenken". Doch wenn Sie jetzt weiterlesen, werden Sie feststellen, dass Sie wieder ins Denken hinübergleiten.

Jetzt versuchen Sie es noch einmal. Bevor Sie jedoch Atem holen, denken Sie an irgendein Trauma, eine Angst, Frustration oder Sorge, die Sie zurzeit in sich tragen.

Jetzt nehmen Sie drei Atemzüge und folgen Sie Ihrer Aufmerksamkeit in Ihren Magen. Können Sie aufgrund der negativen Gedanken in Ihrem Kopf eine deutlicher spürbare leichte Verkrampfung oder Anspannung in Ihrem Körper fühlen?

Wenn Sie diese beiden Übungen häufiger ausführen, werden sie Ihnen helfen, eine Verbindung zwischen dem, was in Ihrem Kopf geschieht, und den Vorgängen in Ihrem Körper (und umgekehrt) herzustellen.

Bewusst werden

Biofeedback-Studien haben gezeigt, dass es für jeden Gedanken eine entsprechende Reaktion im Körper gibt, wie geringfügig sie auch sein mag. Bei den meisten von uns ist der Körper gefühllos, unbewusst und vom Kopf abgetrennt; er ist wie ein lebloses Gebilde, das wir mit uns herumtragen. Der Körper scheint nichts mit unseren Gefühlen und Gedanken zu tun zu haben. Auch wenn die Forschung schon oft eine Beziehung zwischen Stress und Krankheit bewiesen hat, begreifen die meisten Menschen nicht, wie innig die Verbindung von Geist und Körper ist. Und natürlich ist da auch noch die Integration der Seele. Die westliche Kultur erkennt nicht an, dass die Art und Weise, wie das Chi in uns fließt, sehr viel mit den chronischen Erkrankungen und Krankheiten zu tun hat, die sich in unserem Körper manifestieren.

Schon vor Tausenden von Jahren erkannten die alten Daoisten, dass wir die Neigung besitze, uns allein auf den Intellekt zu verlassen, eine Neigung, die eine fatale Trennung von Körper und Geist hervorrufen kann. Also kreierten sie Chi-Praktiken, um die Menschen systematisch zu heilen und zu lehren, wie man das innere Funktionieren des Körpers erspüren kann. Für sie war es wichtig zu erkennen, wo das Chi fließt und wo es blockiert ist, und das freizusetzen, was sie fesselte, was sie krank machte oder belastete. Diesen Prozess nennt man „den Körper bewusst machen".

Das innere Gewahrsein schulen

Die alten Daoisten hatten einen ganz pragmatischen Ansatz beim Erwecken des Körpers. Zu Anfang konzentrierten sie sich auf die groben Empfindungen in ihrem Körper und gingen dann zu den subtileren über. Sie gaben uns den Rat, zuerst das Leichte zu tun und das Schwierige später anzugehen.

Die meisten von uns haben irgendwann in ihrem Leben das unangenehme Gefühl eines pochenden Kopfschmerzes kennengelernt. Zu spüren, wie die Kopfschmerzen dazu führen, dass sich die Muskeln in der Stirn verspannen und die Stirn gerunzelt wird, ist schon subtiler. Noch subtiler ist es, zu merken, dass die Kopfschmerzen bittere und negative Gefühle auslösen. Und noch subtiler ist es zu spüren, wie der Kopfschmerz dazu führt, dass andere Bereiche des Körpers, wie der Nacken und die Schultern, sich verspannen. Wiederum subtiler als das ist es zu fühlen, wie der Kopfschmerz den Kreislauf von Flüssigkeiten im Körper stört. Und besonders subtil ist es, das blockierte Chi der körperlichen, mentalen und emotionalen Empfindungen, die vom Kopfschmerz ausgelöst werden, zu spüren und eine der Chi-Praktiken zu benutzen, um sie zu besänftigen.

Die acht Energiekörper

Heute bringen viele Menschen, auch die, die das Chi direkt fühlen können, das Chi nur mit ihrem physischen Körper in Verbindung. Ihr Körper hat jedoch nicht nur *ein* Energiefeld. Nach Tausenden Jahren der Forschung fanden die Daoisten heraus, dass wir acht verschiedene Energiekörper besitzen, die mit den Energien des Universums verbunden sind. Man kann sie mit den ringförmigen Wellen vergleichen, die sich konzentrisch ausbreiten, wenn man einen Stein ins Wasser wirft. Das Chi durchströmt jeden der acht Energiekörper, die in Ihrem Inneren mit zunehmend höherer Frequenz schwingen. Diese Energiekörper verbinden Sie mit den entsprechenden Energiekörpern aller anderen Organismen und überall im Universum.

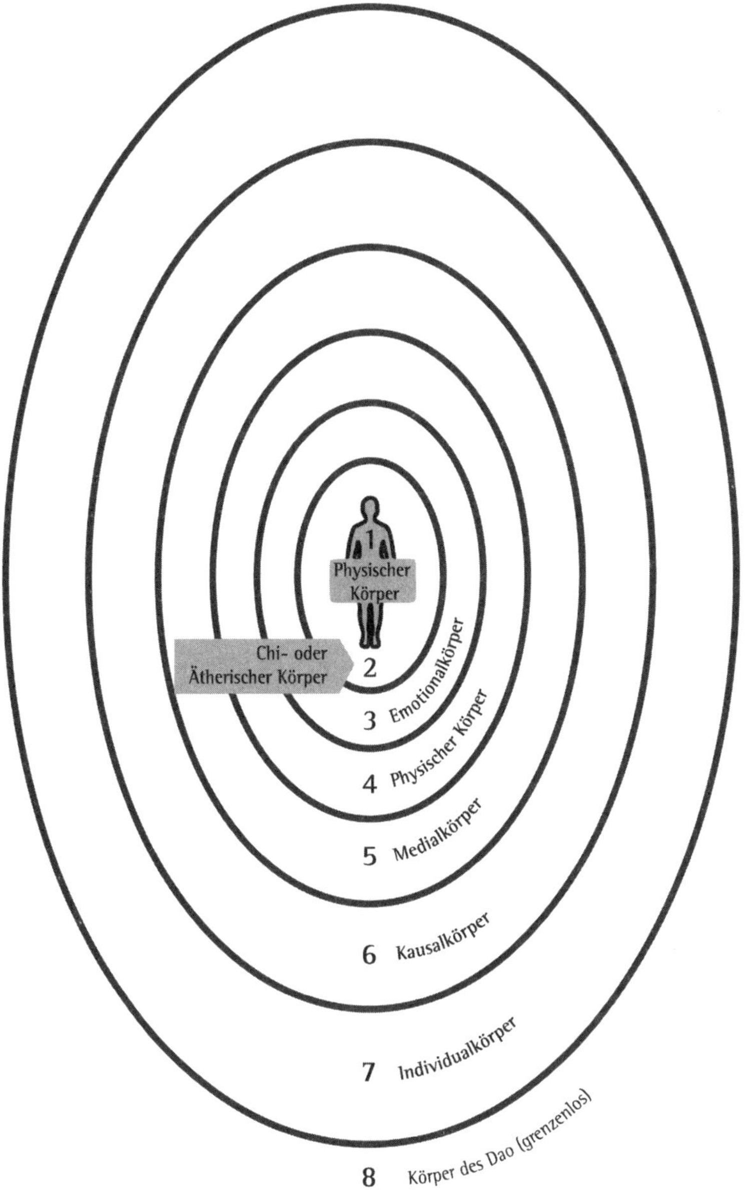

Die acht Energiekörper

Die acht Energiekörper

1. Das Fleisch des physischen Körpers
2. Der Chi-Körper, der den physischen Körper antreibt.
3. Der Emotionalkörper, der Ihre Gefühle hervorbringt, die positiven und die negativen.
4. Der psychische Körper, der das Denken funktionieren lässt, entweder mit Klarheit oder mit Verwirrung.
5. Der Medialkörper, der uns ermöglicht, unsere verborgenen inneren Fähigkeiten zu finden, und der dazu beiträgt, dass unsere Intuitionen und übersinnlichen Wahrnehmungen konkret werden.
6. Der Kausalkörper, der den Fluss des Karmas verursacht.
7. Der Individualkörper, der die tatsächliche Geburt des vollen spirituellen Wesens ermöglicht, das wir gewöhnlich unsere Essenz nennen.
8. Die Verwirklichung des DAO oder des gesamten Universums, die nur von wenigen Menschen jemals erreicht wird.

Diese Energiefelder umfassen alles, was ein Mensch jemals erfahren kann, zu welcher Zeit, an welchem Ort und unter welchen Umständen auch immer. Sie sind im Grunde Landkarten, die es uns ermöglichen, uns systematisch die Schichten des Bewusstseins und der in ihnen enthaltenen Blockaden bewusst zu machen. Schließlich wird dann auch wichtig, wie sich Ihre eigenen Energiefelder mit denen anderer Menschen und mit dem Universum verbinden.

Im größten Teil dieses Buches geht es um die ersten sechs Energiekörper, denn sie haben sehr viel mit der Beherrschung des Chi zur Bewahrung und Wiederherstellung der Gesundheit zu tun.

Chi-Blockaden

Wenn die Chi-Blockaden in ihrem physischen Körper sowie im Chi-Körper, dem Emotionalkörper, dem psychischen Körper, dem Medialkörper und dem karmischen Körper beseitigt sind, verbinden sich diese Körper zu einer einheitlichen Kraft. Sie werden zu einer einzigen Verkörperung und sind nicht mehr ein Durcheinander von Teilen, das von einem oder mehreren der Energiekörper bei Unterdrückung der anderen beherrscht wird. Dem Prinzip folgend, dass man das Leichte zuerst tun soll, bringen die Chi-Praktiken Ihnen zuerst bei, die Blockaden in Ihrem physischen Körper zu erkennen. Später können Sie sie dann auflösen und danach zu subtileren Ebenen der Energie fortschreiten. Haben Sie erst einmal die Fähigkeit entwickelt, Ihren physischen Körper zu spüren, können Sie die erworbene Fähigkeit allmählich auf immer feinere Energiekörper anwenden.

Die Chi-Praktiken sind darauf ausgerichtet, die steckengebliebenen Energien in Ihrem Inneren auf eine Weise zu aktivieren, die mit normalen körperlichen Übungen nicht zu erreichen ist. Energetische Übungen wie Tai Chi und Chi Gung helfen Ihnen, zu fühlen und zu identifizieren, was der Entfaltung Ihres vollen Potenzials im Weg steht, und zu beseitigen. Das am Schluss dieses Buches vorgestellte Chi Rev Workout™ wird Sie einige einfache Atemübungen und Stehübungen lehren sowie Techniken des inneren Abtastens (Scannen) und einige leichte Bewegungsübungen, mit denen Sie beginnen können, Ihre Sammlung, Ihre Achtsamkeit und Ihre Intention nach Innen zu richten. Diese einfachen Übungen – Atmen, Stehen und Bewegung – sind der Kern der Chi-Praktiken. Wenn Sie darin Fortschritte machen, wächst vielleicht das Interesse in Ihnen, noch weitere energetische Methoden zu üben, die immer komplexer und ausgeklügelter werden. Doch für den Moment sollte Ihnen erst einmal bewusst sein, dass Sie, wenn Sie Lesen lernen wollen, zuerst einmal das Alphabet beherrschen müssen. Und Sie werden sich vor allem dann Gutes tun, wenn Sie erst einmal eine Fertigkeit meistern, bevor Sie zur nächsten übergehen.

Vor allem geht es erst einmal darum zu lernen, wie eine schlechte Haltung das Chi in Ihrem physischen Körper blockieren und festsetzen kann. Vielleicht hat man Ihnen schon öfters gesagt, Sie sollten „gerade stehen“, aber vielleicht hatten Sie nie die physische Empfindung in Ihrem Körper, die Ihnen gesagt hat, welche Haltungsänderungen Sie vornehmen sollten. Schlechte Haltungsgewohnheiten können davon verursacht werden, dass Sie zusammengesackt sitzen, wodurch Ihr Kern zusammengedrückt wird. Andere Probleme werden von geknickten Fußgelenken und steifen Gelenken verursacht, besonders in Ihren Schultern und Knien. Der erste Lektion besteht also darin, sich wieder eine gute Haltung anzueignen, eine Haltung, die Sie jederzeit und überall annehmen können und die den Kreislauf von Flüssigkeiten wie dem Blut in Ihrem Körper fördern wird.

Als Nächstes werden Sie üben, Ihre Aufmerksamkeit jeweils nur auf eine Sache zu konzentrieren, sodass Sie die Eigenschaften der Blockaden in Ihrem Körper erkennen und sie dann später lösen können. Sie lernen, Muskeln zu entspannen, in denen sich gewöhnlich Spannungen festsetzen, etwa die Schultern, die Kiefermuskeln und der Magen. Wenn das blockierte Chi sich zu lösen beginnt, werden Sie sich besser fühlen und mehr Ausdauer besitzen.

Viele der Chi-Praktiken, darunter der Langlebensatem, Tai Chi, Chi Gung und DAO-Yoga (sie alle werden in den folgenden Kapiteln besprochen) setzen das Chi frei, das in den ersten beiden Energiekörpern festsitzt. Einfach ausgedrückt, bringen sie Ihr Chi in Gang. Selbst wenn Sie nicht viel weiter gehen, als einige dieser Blockaden zu erkennen und zu lösen, wird sich Ihre Gesundheit bereits dramatisch verbessern, Sie werden Stress abbauen und die Leistungsfähigkeit Ihres Körpers verbessern. In den darauffolgenden Schritten fangen Sie an zu erkennen, wie Ihre Gefühle und Gedanken den Fluss des Chi in Ihrem dritten und vierten Energiekörper beinträchtigen. Sie beginnen zu merken, wie sich Ihr Körper anfühlt, wenn Sie negative Gefühle haben, und wie Sie sich dabei irgendwo in Ihrem Körper verspannen, vielleicht im Magen oder den Kiefermuskeln. Die Orte, an denen wir Blockaden ansammeln, sind so verschieden wie die Orte, an denen Menschen in ihrem Haus überflüssiges Zeug ansammeln. Sie müssen zuerst einmal herausfinden, wo genau sich Ihr Müll angesammelt hat, bevor Sie ihn beseitigen können. Wenn Sie sich immer mehr von diesen Chi-Parasiten befreien, werden Sie zunehmend in der Lage sein, sich von zwanghaften Gedanken zu befreien. Sie beginnen zu sehen, wie destruktiv sich das ewige Herumturnen Ihres Affengeistes auswirkt, der durch sein Hin und Her Ihre Klarheit und Fähigkeit, präsent zu sein, reduziert. Sie werden innerlich ruhiger und können den unablässigen Sturzbach von Bedauern, falschen Hoffnungen und Sorgen besänftigen. Das Denken ist nicht mehr so verschwommen und wird klarer. Viele Menschen merken auch, dass eine Kreativität, die sie bereits für immer verloren glaubten, mit einer Klarheit zurückkehrt, die sie schon seit Jahren oder Jahrzehnten nicht mehr erlebt haben. Sie beginnen, sich wacher zu fühlen und haben im Lauf des Tages länger mehr Vitalität, weil ihr Chi gleichmäßiger und stärker fließt. Die Chi-Praktiken der höheren Ebenen lehren Sie Energieblockaden im fünften, sechsten und sogar im siebten Energiekörper – also im Bereich von Intuition, Karma und Spiritualität – zu lösen und Ihr Chi auf diesen Ebenen zu aktivieren. Eine etwas eingehendere Diskussion des Karmas findet sich im 14. Kapitel.

Der Kern der Gesundheit und der Heilung

Die Reise nach Innen kann Sie bis in die verborgensten Winkel Ihres Körpers führen. Sie erfahren eine deutliche Veränderung Ihres Bewusstseins und werden in der Lage sein, die Lebenskräfte in Ihnen bewusster zu kultivieren. Wird die natürliche Verschränkung von Körper, Geist und Seele wieder hergestellt, werden Sie in die Lage versetzt, dem Fluss des Chi praktisch in jeden Bereich Ihres Körpers zu lenken und in sich ein Gefühl der Integrität und Ganzheit zu erzeugen. Die Kultivierung des Chi ist der Kern der uralten Geheimnisse der Heilung und Gesundheitsfürsorge. Jede Art von körperlicher Betätigung, Ernährung, psychologischer oder spiritueller

Praxis hat eine positive oder negative Auswirkung auf Ihr Chi. Keine Mode und kein Programm wird für sich genommen ausreichen, Sie zu einem Bewusstsein Ihrer Essenz zu führen. Unter dem Strich wird es davon abhängen, wie gut Sie sich selbst kennen, ob ein bestimmtes Verhalten Ihnen etwas nützt oder nicht, unabhängig von äußeren Einflüssen.

Es wird ganz allein an Ihnen liegen, ob Sie in der Lage sind, Ihren Körper bewusst zu machen, damit Sie ganz präsent und lebendig werden können – in Harmonie mit Ihrer Essenz. Ist Ihnen das erst einmal gelungen, wird der Prozess des Strebens nach einer immer umfassenderen Fähigkeit zu Liebe und Mitgefühl mit sich selbst und anderen ganz von selbst in Fluss geraten.

4

Selbstheilung mit Chi

Einer meiner ersten Akupunktur-Lehrer in China, ein Chirurg, erzählte mir, in China habe es nach der kommunistischen Revolution nur noch halb so viel medizinisches Personal gegeben wie zuvor – in der westlichen wie der chinesischen Medizin. In derselben Zeit hatte die Bevölkerung drastisch zugenommen, von 662 Millionen im Jahre 1960 auf 830 Millionen im Jahre 1970. Es gab viele Kranke; der Chirurg fand Tag für Tag 400 Menschen in seinem Wartezimmer. Er konnte nur die Schwerkranken empfangen und diejenigen, die in Todesgefahr schwebten. Er verschrieb allen seinen Patienten Tai Chi, die am besten bekannte aller Chi-Praktiken. Er sagte ihnen, er werde nur diejenigen empfangen, die beweisen könnten, sie hätten wenigstens drei Monate lang geübt. Von der Verwaltung erhielten sie eine Karte, die täglich von einem approbierten Tai-Chi-Lehrer abgestempelt werden musste. Viele andere Ärzte taten dasselbe. Schließlich verschwanden viele der gesundheitlichen Probleme ganz einfach. Das Chi Gung, das in Teilen im Tai Chi enthalten ist, wurde während der Kulturrevolution verboten. Die Praktiker „versteckten" es daher im Tai Chi und in anderen Kampfkünsten, sodass man es politisch „sicher" praktizieren konnte.

Heute steht uns im Westen ein ähnlicher Gesundheits-Tsunami bevor, wie ihn China in den 1970er Jahren erlebte. Chronische und andere Krankheiten nehmen zu, und die Gesundheitssysteme werden von Hilfesuchenden überschwemmt, während zugleich die Kosten steigen. Die Schulungszentren sind nicht mehr in der Lage, den wachsenden Bedarf an Ärzten und Pflegepersonal zu befriedigen. Die Situation wird noch dadurch verschlimmert, dass die Bevölkerung zunehmend altert und diese Alten hauptsächlich aufgrund eines ungesunden Lebensstils bald noch mehr medizinische Versorgung brauchen werden. Stress ist so allgegenwärtig, dass die meisten Menschen so lange nicht merken, wie viel davon sie bereits angesammelt haben, bis die Symptome so weit fortgeschritten sind, dass sie ärztliche Hilfe brauchen. Damit wir mit diesem Gesundheits-Tsunami werden umgehen können, brauchen wir auf nationaler Ebene geförderte Selbstheilungspraktiken.

Der Stress bringt uns um

Wir leben in einer Zeit, in der die Belastung unseres Körpers, unserer Gefühle und unseres Geistes sehr viel höher ist, als wir evolutionsbedingt verkraften können, einfach weil sich der Lebensstil in dieser von der Technologie beherrschten modernen Gesellschaft ständig so ungemein beschleunigt. Der Mensch ist nicht dazu geschaffen, jeden Tag den ganzen Tag lang zu sitzen und auf einen Bildschirm zu starren. Wir sind eher für ein gewisses Maß körperlicher Aktivität ausgestattet als für den sitzenden Lebensstil. Nach Angaben des amerikanischen Center for Disease Prevention ist Stress für zwei Drittel der ärztlichen Hausbesuche und die Hälfte der Todesfälle von Menschen unter 65 verantwortlich. Die Statistiken der American Medical Association sind noch erschreckender: Danach haben 75 Prozent aller Erkrankungen und Beschwerden mit Stress zu tun.

Ungedämpfter chronischer Stress führt zu einer Überlastung des Körpers; er wird geschwächt und anfälliger für Krankheiten. Diese Verbindung ist inzwischen nicht nur im Bereich der alternativen Heilkunde, sondern auch in der Schulmedizin bekannt. Stress ist heutzutage die vorherrschende Krankheitsursache, wofür die alarmierende Zunahme von Herzerkrankungen, Asthma, Krebs, Chronischem Erschöpfungssyndrom, Karpaltunnelsyndrom, Fettleibigkeit, Aufmerksamkeits-Defizit-Syndrom und noch einer Menge anderer Störungen spricht. Stress ist der Preis, den heute viele für ihre Produktivität zahlen, dafür, dass sie schwierige Aufgaben bewältigen und mit den Herausforderungen des Alltags fertig werden, um ihren Lebensunterhalt zu verdienen. Die Folge ist, dass unsere überbeanspruchten Nerven den „Kampf-oder-Flucht"-Reflex auslösen, was zur Freisetzung machtvoller Substanzen wie Adrenalin und Cortisol in unserem Körper führt. Wird dieser Prozess durch wiederholte Aktivierung chronisch, wird unsere Immunabwehr geschwächt. Die Energie, die eigentlich in die Aufrechterhaltung und Wiederherstellung unseres Körpers fließen sollte, wird verbraucht, um im wirtschaftlichen Überlebenskampf ständig in Alarmbereitschaft zu bleiben.

Unser Gehirn ist ein sensibler Wahrnehmungsapparat, dessen Hauptfunktion darin besteht, für unsere Sicherheit und unser Überleben zu sorgen, indem es unablässig unsere Umgebung analysiert. Wird ein äußerer Faktor als Bedrohung registriert, werden innerhalb von Millisekunden Neurotransmitter, die Botenstoffe des Gehirns, abgesondert, die dem Körper signalisieren, das er auf eine Gefahr reagieren muss. Das ist besonders hilfreich, wenn man vor dem Säbelzahntiger auf der Hut sein muss. Doch unser Körper reagiert genauso, wenn wir auf die Palme gehen, weil uns jemand den Parkplatz vor der Nase wegschnappt oder uns im Berufsverkehr schneidet – also bei alltäglichen Ärgernissen, die kaum von Bedeutung dafür sind, ob wir diesen Tag überleben werden oder nicht. Noch alarmierender ist, dass diese Stressreaktion auch ausgelöst werden kann, wenn wir in der Behaglichkeit unseres Wohnzimmers Filme voller Gewalt im Fernsehen sehen, auch wenn das keine akute Bedrohung für uns darstellt. Werden die Stressmechanismen häufig genug aktiviert, wird dadurch schließlich unser Immunsystem geschwächt, und wir sind nicht mehr so widerstandsfähig gegen Krankheiten. Ein gesundes und vitales Immunsystem ist wichtig, damit wir nicht anfällig werden für die Verkümmerung von gesundem Gewebe, für erhöhten Blutdruck, Infektionskrankheiten, Muskelschwäche, Magen- und Darmgeschwüre und zahllose andere Komplikationen.

Nach der Chinesischen Medizin schwächt und erschöpft Stress unser Chi. Anspannung hindert das Chi daran, in all Ihren Energiekörpern ausgeglichen und reibungslos zu fließen. Stressgeladene

Erfahrungen haben einen kumulativen Effekt, was zu einer noch weitergehenden Blockierung des Chi führen kann, wenn die Blockaden nicht aufgelöst werden. Wird Ihr Chi abgewürgt, sind Sie weniger in der Lage, die natürlichen Selbstheilungskräfte des Körpers zu aktivieren. Das Ergebnis ist, dass Sie sich körperlich und geistig träge fühlen; Sie leiden an Schlafstörungen; Sie können sich nicht entspannen, wenn Sie es möchten; Sie merken, dass Sie oft den Atem anhalten; Sie werden launisch; Sie regen sich auch über Kleinigkeiten heftig auf, und Sie werden ganz allgemein schneller krank.

Vielleicht sind Ihnen ja einige oder alle dieser Symptome bekannt, was ein Hinweis darauf ist, dass Ihr Chi-Fluss behindert ist.

Chi aktiviert die Selbstheilungskräfte

Jeder Mensch wird mit der natürlichen Fähigkeit geboren, es mit Stress und Krankheit aufzunehmen und sich selbst zu heilen, wenn ein Ungleichgewicht oder Unwohlsein auftaucht. Wenn Ihr Chi-Fluss, aus welchem Grund auch immer, schwach ist, ermüden Ihre inneren Systeme schneller und Ihre natürliche Selbstheilungskraft wird beeinträchtigt. Sie erholen sich nicht nur langsamer von einer Krankheit, sondern sind auch anfälliger für neue Attacken. Das Ganze ist eine negative Rückkoppelungsschleife.

Sie können die natürlichen Selbstheilungskräfte Ihres Körpers verbessern, indem Sie eine Chi-Praktik wie Tai Chi, Chi Gung oder DAO-Yoga lernen. Sie können sich entscheiden, die Verantwortung für Ihre Gesundheit und Ihr Wohlergehen selber zu übernehmen, ganz gleich, in welchem Alter Sie sind, sodass Sie nicht mehr von Medikamenten und äußeren Behandlungsmethoden abhängig sind. Vorsorge ist in der Tat die beste Medizin. Das am Ende dieses Buches beschriebene einfache Chi Rev Workout™ zu praktizieren, ist eine Methode, Ihr Chi zu stärken, um die Selbstheilungskräfte zu aktivieren. Die Methode ist relativ leicht zu lernen, kostet Sie nicht viel Geld und bringt schneller Energie in Ihr Leben als Sie „dreifache Bypass-Operation“ sagen können.

Es ist noch niemand an einer Entspannungsattacke gestorben

Je mehr Sie sich entspannen, desto freier wird Ihr Chi fließen; das ist der Schlüssel zur Sicherung Ihres allgemeinen Gesundheitszustandes und Ihres Wohlbefindens. Für viele Menschen ist dies eine revolutionäre Vorstellung, weil die Idee der „Entspannung“ für sie etwas mit einer Flucht zu tun hast, mit dem Herumhängen vor dem Fernseher oder ähnlichen Unterhaltungen, oder mit dem „Abschalten“ mit Hilfe von Alkohol oder einer anderen Droge. Wenn die Leute mehr Energie haben wollen, glauben sie oft, sie müssten ihr System mit Krafttraining aufputschen. Sie glauben, sie müssten mehr Gewicht heben, lange laufen, sich antreiben und über ihre Grenzen hinausgehen. Es steht außer Frage, dass körperliche Aktivität gut für Ihren Körper ist – *wenn* sie auf entspannte Weise ausgeführt wird. Wenn Sie sich jedoch überanstrengen, dann aktivieren Sie den „Kampf-oder-Flucht“-Reflex bis auf die zelluläre Ebene. Ihr Gehirn erhält unterschwellig die Botschaft, dass Sie sich in einer lebensbedrohlichen Situation befinden, und so wird eine Kettenreaktion neuronaler Aktivitäten ausgelöst, die mit unserem grundlegendsten Trieb, dem Überleben, verbunden ist. Für die meisten Menschen ist Anspannung etwas dermaßen Normales, dass sie gar nicht auf die Idee kommen, man könnte dieselben Aktivitäten auch entspannt ausführen.

Es gibt jedoch eine Alternative. Wir können unsere Konditionierung überwinden, indem wir unsere Aufmerksamkeit darauf richten, unsere täglichen Aufgaben entspannt zu tun statt uns aufzuputschen. Dann wird Entspannung zu einer gelebten Wirklichkeit und ist nicht nur eine Hoffnung oder eine bloße Vorstellung.

Chi-Praktiken sind dafür bekannt, dass sie Menschen trainieren, loszulassen und sich zu beruhigen – körperlich, mental und emotional. Indem Sie üben, bringen Sie Ihrem Körper bei, was es heißt, sich zu lockern und systematisch die Energie in allen Energiekörpern freizusetzen. Mit der Zeit werden Sie eine tiefe Entspannung sowie Stille, Bewusstheit und inneres Gleichgewicht erfahren. Da Ihr Nervensystem jetzt weniger Spitzenwerte und hohe Pegel erfährt, verbessert sich Ihre Gesundheit und das allgemeine Stressniveau nimmt ab.

Wie viele Menschen kennen Sie, die wegen einer Entspannungsattacke den Arzt aufsuchen mussten? Es ist noch niemand an einer Entspannungsattacke gestorben – und Sie werden es auch nicht.

Die Siebzig-Prozent-Regel

In einer stressgeladenen und von Eile getriebenen Welt ist die Kunst der Mäßigung eine der größten Herausforderungen für uns. Das zentrale Prinzip aller daoistischen Energiekünste ist die Übung der Mäßigung; ich nenne das die „Siebzig-Prozent-Regel". Ich bin zwar im Allgemeinen kein Freund von Regeln, aber in dieser einen Hinsicht müssen die meisten von uns ihr Nervensystem auf Entspannung und Sanftheit neu konditionieren.

Die Siebzig-Prozent-Regel besagt, dass Sie jede Chi-Praktik nur bis zu siebzig Prozent Ihres derzeitigen Vermögens ausführen sollten. Wenn Sie hundert Prozent oder mehr anstreben, produzieren Sie Stress und bringen Ihr Nervensystem dazu, auf Hochtouren zu laufen. Zunächst erreichen Sie damit vielleicht wirklich Höchstleistungen, aber mit der Zeit wird der mentale, emotionale oder energetische Aufwand, der nötig ist, um auf einem solchen Niveau zu funktionieren, Ihr System erschöpfen. Wenn Ihr Motor stets auf Hochtouren läuft, wird er schließlich kaputtgehen. So ist es auch mit dem Körper: er braucht auch langsame Gangarten, um sich erholen zu können. Sie müssen lernen, Ihrem Körper Pausen zu gönnen, damit Ihr Nervensystem sich entspannen kann.

Wenn Sie also Ihre alltäglichen Aufgaben erledigen und vor allem, wenn Sie Chi-Praktiken lernen, treiben Sie sich nicht dazu an, bis an Ihre Grenzen zu gehen. Damit würden Sie Ihren Organismus in einen Dauerzustand der Erregung versetzen, sodass Sie schließlich immer mehr Energie brauchen, um dasselbe Niveau der Produktivität aufrechtzuerhalten. Die meisten Sportler wissen, dass Erschöpfung und Überbelastung zu Fehlern und Verletzungen führen. Die meisten Menschen wissen auch, dass eine extreme Dehydrierung zu allen möglichen Gesundheitsstörungen führen kann, weil sie die Nährstoffe erschöpft, die der Körper braucht. Doch wenn sie nicht gerade krank sind, erkennen die meisten Menschen nicht, dass Stress und Müdigkeit das Chi erschöpft, wodurch ihre Leistungsfähigkeit abnimmt und es immer schwieriger wird, optimale Leistungen zu erbringen.

Dieser Teufelskreis kann durchbrochen werden, wenn man sich an die Siebzig-Prozent-Regel der Mäßigung hält. Diese Regel erlaubt es Ihnen, Ihre Heilfähigkeiten Schritt für Schritt zu entwickeln, ohne Überlastung, ohne Erschöpfung und ohne Schaden an Ihrem Nervensystem. Mäßigung gewährt Ihrem Körper die Ruhe, die er braucht, um Chi aufzubauen und zu speichern und gibt Ihnen Reserveenergie, wenn Sie sie am meisten brauchen.

Wenn Sie die Siebzig-Prozent-Regel auch in Ihren Chi-Praktiken anwenden, bilden sich, was ebenso wichtig ist, wohltuende Gewohnheiten der Entspannung. Sie können die Mäßigung auch in Ihre alltäglichen Aktivitäten integrieren. Durch diese guten Angewohnheiten erziehen Sie sich dazu, entspannt auf stressgeladene Ereignisse zu reagieren und nicht mit der Standardeinstellung des Gehirns, dem „Kampf-oder-Flucht"-Reflex. Während Sie sich zunehmend in die Lage versetzen, das Leben gelassener anzugehen, wächst Ihre Fähigkeit, sich mental, physisch und energetisch zu betätigen. Ihr System hat die Ruhepausen, die es braucht, um die Prozesse der höheren Ebenen zu vollziehen und seine Immunkräfte aufzubauen: beschädigtes Gewebe wird erneuert, die Zellen erhalten Sauerstoff, das Blut wird gereinigt und so weiter. So entsteht eine positive Rückkoppelungsschleife.

Chi ist der Schlüssel zur Kultivierung positiver Gefühle

Positive Gefühle, Gedanken und Verhaltensweisen zu kultivieren, ist für einen gestressten oder kranken Menschen eine wesentlich größere Herausforderung als für einen Gesunden. In der Tat werden unsere Gefühle und Gedanke umso negativer, je verspannter der Körper ist. Man kann Stress und negative Gedanken nicht einfach wegwünschen, wie viele Anhänger der New-Age-Bewegung das glauben. Sich einfach Geistesfrieden zu wünschen, ist langfristig keine geeignete Strategie zur Überwindung von Stress, weil der Körper den Sinn unserer Gedanken nicht versteht. Der Körper funktioniert einfach im Bereich von schwachen bis starke Reizen, oder er ruht geichzeitig mit einer anderen Aufgabe, oder auch nicht. Wenn Sie unter Stress stehen, setzt das Gehirn Neurotransmitter frei, die Ihrem Gewebe und Ihren Muskeln signalisieren, dass sie sich anspannen oder entspannen sollen.

Wenn Sie sich an die guten Dinge erinnern, die Ihnen in Ihrem Leben widerfahren sind oder die gerade geschehen, wird das höchstwahrscheinlich nur für kurze Momente Erleichterung bringen. Damit die Chi-Blockaden tatsächlich aus Ihrem System entfernt werden, müssen Sie das tatsächlich loslassen, was Sie belastet. Solange die Blockaden nicht aufgelöst werden, wird Ihr Körper weiterhin Stress erfahren, ganz gleich, wie viele gute Gedanken Sie haben. Und je verbissener Sie versuchen, Ihre negativen Gedanken und Gefühle zu kontrollieren, desto mehr werden Sie davon beherrscht. Das ist ein entmutigender Teufelskreis.

Die Chi-Praktiken machen es Ihnen möglich, Ihre körperlichen, mentalen und energetischen Spannungen systematisch zu lösen, während Ihr Körper *gleichzeitig* darauf konditioniert wird, sich in Ihren Aktivitäten zu entspannen. In dem Teil dieses Buches, der dem Chi Rev Workout™ gewidmet ist, werden Sie eine kurze Übung lernen, die Ihnen hilft, ihre Kraft und Vitalität sowie Fertigkeiten zur Herstellung positiverer Rhythmen in Ihrem Leben zu entwickeln. Wenn

Sie ruhig bleiben, können Sie das natürliche Auf und Ab negativer Gefühle leichter bewältigen, da Sie Geistesgegenwart besitzen und die Situationen so sehen, wie sie sind, und nicht, wie Sie es gern hätten. Wenn Sie sich gegen Ihre negativen Gefühle sträuben oder sie unterdrücken, indem Sie sich sagen: „Ich sollte nicht so fühlen", verstärken Sie Ihre Negativität nur noch. Sie fühlen sich danach noch schlechter, und Ihre Anspannung hat zugenommen. Ist Ihnen schon einmal aufgefallen, dass es oft die gegenteilige Wirkung hat, wenn Sie zu jemandem sagen: „Nun weine doch nicht!"

Vielleicht wissen Sie bereits, dass es nicht funktioniert, sich einfach zu sagen: „Ich möchte glücklich sein." Wahres Glück stellt sich spontan ein, wenn Sie innerlich wahrhaft frei sind. Der Kern aller positiven Gefühle wie Freude, Liebe und Mitgefühl – universale Akzeptanz – liegt in Ihnen selbst. Damit Sie jedoch ein und für allemal frei sein können, müssen Sie sich zuerst den dunkleren Aspekten Ihrer selbst stellen. In den unsterblichen Worten der klassischen Comic-Strip-Figur Pogo: „Wir haben den Feind gefunden – und er ist wir."

5

Die eigenen Engel und Dämonen überwinden

Liu Hung Chieh, einer der größten Chi-Meister Chinas und mein wichtigster Lehrer, sagte einmal zu mir: „Du wirst zu dem, was du praktizierst. Praktiziere Leiden, und du wirst Leiden erhalten. Praktiziere, gesund zu werden, und du wirst gesund werden. Praktiziere Liebe und Mitgefühl, und du wirst liebevoller und mitfühlender werden." Um überleben und aufblühen zu können, müssen Sie sich immer wieder neu erfinden. Wenn Sie die Dinge immer auf dieselbe alte Weise tun, werden Sie nur dieselben alten Resultate erzielen. Darum müssen auch alle Revolutionen jemanden oder etwas überwinden. Alte Überzeugungen und alte Denkweisen werden in Frage gestellt. Was nicht funktioniert, wird abgelöst von einem neuen Verständnis und der Bereitschaft, sich Möglichkeiten zu öffnen, die man zuvor nicht bedacht hat oder die zuvor nicht offen standen.

Was bedeutet es also, Gesundwerden sowie Liebe und Mitgefühl zu praktizieren? Sie wissen bereits, dass Wunschdenken meist nur falsche Hoffnungen weckt. Sie wissen auch, dass der erste Schritt darin besteht, Ihre Aufmerksamkeit nach innen zu lenken. Wenn Sie sich auf Ihr Inneres konzentrieren, wird Ihnen das helfen, erkennen zu lernen, wo Ihr Chi blockiert ist, sodass Sie die Blockade schließlich auflösen können, damit Ihr Chi wieder kräftig und reichlich fließen kann. Bei den meisten Menschen haben negative Gefühle und der innere Dialog ihre Lebenskraft angezapft sowie Körper, Geist und Seele in Beschlag genommen. Es gibt Orte, an denen ein Teil Ihres blockierten Chi lebt. Dies sind die dunkleren Kräfte, die Sie davon abhalten, in Ihrem eigenen besten Interesse zu handeln. Sie sorgen dafür, dass Sie sich davor fürchten, nach innen zu gehen, um die Kontrolle über Ihr Innenleben zu erlangen.

Bei den Chi-Praktiken geht es darum, eine Beziehung zu Ihrem inneren Selbst herzustellen. Die alten Daoisten nannten dies „sich in das eigene Sein entspannen".

Präsent werden

Die Fähigkeit, in Ihrem Leben präsent zu sein, ist nicht davon abhängig, wo Sie sind oder wo Sie sein werden. Es geht einfach darum, in jedem Moment für Ihre Erfahrung wach zu sein, ohne sich zu wünschen, sie möge besser oder anders sein. Viele Menschen verbringen einen großen Teil ihrer Zeit damit, gegen ihre Lebensumstände anzukämpfen: Sie wollen, dass ihre Beziehungen anders sind, dass ihr Leben besser ist, sie möchten einen Aspekt ihres Lebens umbiegen zu etwas, das er nicht ist.

Wenn Sie für Ihre Erfahrungen völlig präsent sein können, dann sehen Sie das Leben, wie es ist, ohne Filter. Sie finden keine Entschuldigungen oder machen andere für die Umstände verantwortlich, in denen Sie sich finden. Es mag sein, dass Sie den gegenwärtigen Lauf der Dinge gerade nicht mögen, sei es im körperlichen, emotionalen, geistigen oder spirituellen Bereich. Wenn Sie eine Situation jedoch genau so sehen können, wie sie wirklich ist, und Ihre Aufmerksamkeit von den negativen Gefühlen abziehen können, gewinnen Sie die Fähigkeit, etwas zu ändern. Vielleicht wird es Ihnen nicht möglich sein, die Umstände zu ändern, aber sie *können* die Art und Weise verändern, damit umzugehen. Solange Sie den Zustand, in dem Sie sich befinden, ablehnen, verlieren Sie die Möglichkeit, ihn zu verändern. Akzeptanz wird verhindern, dass Sie zu einem Gefangenen werden, der innerlich von seinen Gedanken und Emotionen in Fesseln gelegt ist.

Das Gegenmittel gegen diese Gefangenschaft ist das Gegenwärtigsein. Die meisten Erwachsenen im Westen haben die Fähigkeit, präsent zu sein, fast vollständig verloren. Wenn Sie präsent sind, können

Sie die Spontaneität wiedergewinnen, die Sie als Kind besaßen. In den meisten unserer Beziehungen, selbst in den nur oberflächlichen, sind wir einigermaßen befangen. Unser Handeln, unsere Gedanken und Gefühle werden von der Sorge beherrscht, was andere von uns denken mögen oder wie wir andere dazu bringen können, das zu denken, zu fühlen oder zu kaufen, was wir erwarten. Präsent bleiben zu können, ist hauptsächlich davon abhängig, wie gut unser Chi fließt. Solange wir von körperlichen Schmerzen, Krankheit oder negativen Gedanken und Gefühlen beherrscht werden, ist es sehr schwer, mit dem Augenblick zu fließen, spontan zu sein oder den Wunsch und die Kraft zu haben, sich zu ändern. Sie verlieren Ihre innere Kraft, weil Ihr Körper, Ihr Geist und Ihre Seele innerlich verwirrt sind.

Sich auf blockiertes Chi einstimmen

Wenn Sie lernen, sich innerlich zu sammeln, dann stimmen Sie sich darauf ein, die indirekten Zeichen von blockiertem Chi in Ihrem Inneren zu erkennen. In den fortgeschrittenen Praktiken lernen Sie, das Chi der eigentlichen Blockaden direkt zu erkennen. Die meisten Anfänger brauchen sich darum erst einmal nicht zu kümmern.

In diesem Kapitel finden Sie einige Beispiele verbreiteter Anzeichen von blockiertem Chi; die meisten davon beobachte ich immer wieder bei meinen Schülern. Auch wenn es noch viele andere Anzeichen gibt, werden diese Beispiele Ihnen helfen, die Zeichen von blockiertem, schwachem und stagnierendem Chi zu erkennen und zu lokalisieren. Fragen Sie sich, welche der Beschreibungen auf Sie zutreffen.

Schmerzen und Unwohlsein

Heutzutage sind nur wenige Menschen völlig frei von Schmerzen und Unwohlsein. Sie erschöpfen Ihre Lebensenergie und machen es sich schwer, Widrigkeiten zu überwinden. Der Anstoß, etwas zu verändern, kommt allerdings oft erst, wenn Schmerz, Stress und

Unwohlsein unerträglich geworden sind oder wenn wir den Weckruf einer lebensbedrohlichen Situation erhalten. Das Gute an Schmerzen ist also, dass sie Sie dazu motivieren, etwas zu unternehmen. Auf das Stadium des Schmerzes folgt das der Taubheit – und das ist ein sicheres Zeichen des Todes. Noch besser wäre es allerdings, wenn die Menschen dazu übergehen könnten, Vorsorge zu treffen. Sie haben die Macht, den größten Teil allen Leidens und allen Schmerzes zu vermeiden, wenn Sie einfach nicht die Warnsignale missachten. Sie müssen von diesem Moment an die Verantwortung für Ihr Wohlergehen und Ihre Gesundheit übernehmen. Die Chi-Praktiken sind nicht nur nützlich, um akute Krankheiten, akuten Schmerz und akutes Unwohlsein zu heilen. Sie wehren auch künftige Attacken ab, indem sie den Fluss, die Qualität und die Fülle Ihres Chi verbessern.

Stress

Eine meiner Freundinnen verbrachte vier Tage damit, auf Dutzenden von Seiten alle Dinge aufzulisten, die sie als Stress empfand; allein die Liste zu machen, war schon Stress. Stress ist ein modisches Wort für Anspannung. Anspannung begleitet die meisten Menschen wie ein Schatten. Auch wenn es unzählige Gründe gibt, hat der Stress doch vor allem zwei Ursachen: Sorgen über die Zukunft und Grübeln über die Vergangenheit. Je stärker Sie an der Vergangenheit hängen, desto mehr beginnen Sie, die Zukunft zu fürchten. Was war, das ist jetzt Geschichte, und was sein wird, das ist jetzt höchstens eine Vermutung.

Warum also verbringen wir so viel Zeit damit, uns über alles Mögliche Sorgen zu machen, wo doch weder das Grübeln noch die Sorgen irgendetwas an dem ändert, was ist? Es liegt hauptsächlich daran, dass wir diese Form von feststeckendem Chi nicht loslassen können. Wenn wir also die Veränderungen vornehmen wollen, die nötig sind, um Stress abzubauen, besteht die größte Herausforderung vielleicht darin, unsere Unbeweglichkeit und Trägheit zu überwinden. Wir hätten viel mehr Energie zum Abbau von Stress zur Verfügung, wenn wir uns nicht so viel Sorgen machen und nicht so viel grübeln würden. Wenn Sie den Stress loswerden, wird Ihnen das helfen, Ihre Aufmerksamkeit wieder sanft auf den gegenwärtigen Augenblick zu lenken. Wenn Sie entspannt und ruhig werden, wird sich in Ihrem Leben ein roter Faden durch ein Labyrinth von Veränderungen und Unsicherheiten ziehen.

Das Versprechen der Chi-Revolution ist, dass die Chi-Praktiken Sie auf den Weg zum Abbau von Stress und Angst führen werden, ganz gleich, von welcher Basis Sie ausgehen. Dann sind Sie auf dem Pfad, der zum Leben führt.

Äußere Ablenkungen

Äußere Ablenkungen entfernen Sie von Ihrer Innenwelt, ganz gleich, wie angenehm sie sein mögen. Es ist wichtig, in dieser Welt voll funktionsfähig sein zu können. Doch wenn wir ständig mehre Dinge gleichzeitig tun, indem wir uns mit iPods, Computern, DVDs, Chats, Handys und Videospielen beschäftigen, folgen wir einem weitverbreiteten Weg, die Auseinandersetzung mit unserem Inneren zu vermeiden. Die immer raffinierter werdenden Ablenkungen sind Überlebenstaktiken des Gehirns, das uns betäubt, um dem Leiden zu entfliehen. Das Leben enthält nun einmal ein gewisses Maß an Leiden. Die Herausforderung besteht darin, uns davon nicht überwältigen zu lassen.

Die Chi-Praktiken verbinden uns wieder mit uns selbst, wenn auch vielleicht nur jeweils für einige Minuten, sodass wir dem Instinkt, uns in äußere Ablenkungen zu stürzen, entgegenwirken können. Die Empfindung einer direkten Verbindung mit der Wirklichkeit ist etwas anderes als eine Überflutung unseres Geistes mit Bruchstücken von Information und Bildern. Ein ständiger Strom von zusammenhangslosen Gedanken wird nicht dazu führen, dass Sie sich innerlich befriedigt und vollkommen lebendig fühlen.

Die Tyrannei der Erwartungen

Viele Menschen werden von Erwartungen beherrscht – was sie tun oder nicht tun sollten, was sie haben oder nicht haben sollten, wie sie aussehen oder nicht aussehen sollten, wie sie sich fühlen oder nicht fühlen sollten und so weiter. Jeder Mensch, der einmal verletzt worden ist, sei es körperlich oder psychisch, hat eine Menge von Erwartungen, wie das Leben sein oder nicht sein sollte. Werden diese Erwartungen nicht erfüllt, entwickelt dieser Mensch unglaubliche Negativität und Verbitterung. Wenn Menschen anderen Vorwürfe machen, dann deshalb, weil ihre Erwartungen nicht erfüllt wurden.

Mit Erwartungen ist das so eine Sache: Wenn man sich einerseits die großartigen wissenschaftlichen und organisatorischen Fortschritte, die uns heute zur Verfügung stehen, zunutze machen will, braucht man Erwartungen. Die Züge sollen pünktlich ankommen, der Fernseher soll mit Strom versorgt werden, das Auto soll anspringen, wenn man den Zündschlüssel dreht, und so weiter. Andererseits bringen uns in unserer Innenwelt die meisten Erwartungen in Konflikt mit uns und fesseln uns an unsere Vergangenheit.

Die Chi-Praktiken stärken Ihr Chi, sodass Sie Blockaden durchbrechen und sich schließlich von den Erwartungen, die Ihre Innenwelt beherrschen, befreien können. Wenn Sie sich von Erwartungen frei machen, wird es leichter, ein Gleichgewicht zwischen Ihren inneren und Ihren äußeren Bedürfnissen zu finden. Willkommen im gegenwärtigen Augenblick.

Selbstverachtung

Viele Menschen mögen das, was sie vorfinden, wenn sie nach innen schauen, nicht besonders. Heute sprechen so viele Menschen im Westen darüber, wie wichtig es sei, zu lernen, sich selbst zu lieben, dass es fast schon ein Klischee geworden ist. Doch die traurige Wahrheit ist, dass viele Menschen sich selbst gar nicht mögen. Sie glauben, mit ihnen sei etwas grundlegend nicht in Ordnung und sie seien wertlos. Dazu gehören auch die, die sich besonders selbstbewusst geben – einfach weil sie ihre geringe Selbstachtung kaschieren wollen. Sie tun das, indem sie Gutes tun oder sich in ihrer Arbeit vergraben. Sie benutzen äußere Annehmlichkeiten und sogar destruktive Mittel wie Alkohol, Schmerzmittel und andere Drogen, um sich gefühllos gegen die Macht ihrer Selbstverachtung zu machen. So tappen sie in einem dichten Nebel herum, der sie daran hindert, die Realität ihrer Mängel zu sehen.

Die Daoisten sagen im Scherz: „Du brauchst dir keine Sorgen zu machen. Wenn du es *wirklich* nicht mehr wert bist, wird das Universum dir nicht erlauben, auch nur eine Sekunde weiter physisch zu existieren." Die bloße Tatsache, dass Sie am Leben sind, sagt bereits, dass Sie es wert sind dazusein. Die Chi-Praktiken befreien Sie von Selbstverachtung und helfen Ihnen, klar zu sehen, sodass Sie mit dem, was sie belastet, umgehen können. Dann gestatten Sie es der Selbstliebe, dem echtem Selbstvertrauen und Optimismus, wieder aus der Tiefe Ihres Seins aufzusteigen.

Schwierige äußere Umstände

Falls Sie noch Zweifel daran haben, dass das Leben schwierig ist, empfehle ich Ihnen, einfach nur die Abendnachrichten anzusehen. Weltuntergangsszenarien machen uns zu Geiseln unserer Vorstellungskraft: Angst vor Gewalt, Terrorismus, Epidemien, der Klimaerwärmung, Naturkatastrophen wie Erdbeben, Wirbelstürme und Überschwemmungen. Das Ganze wird noch verstärkt von schwierigen persönlichen Umständen, wie etwa dem Verlust des Arbeitsplatzes. Traurigerweise sieht der Mechanismus, mit dem viele Menschen versuchen, solche Situationen zu bewältigen, so aus, dass sie bei einem Einkaufsbummel nutzlosen Kram kaufen, zur Flasche greifen oder vor dem Fernseher herumhängen. Auf diese Weise werden wir unbeweglich und abgestumpft, sodass wir nicht mehr in der Lage sind, uns vorzustellen, wie wir einen Beitrag zur Verbesserung der Dinge in unserer engsten Umgebung oder auf globaler Ebene leisten können. Wenn wir ständig außerhalb von uns selbst nach Antworten suchen, verlieren wir die Fähigkeit, selber für uns zu denken, wodurch es uns noch schwerer fällt, mit schwierigen äußeren Umständen umzugehen. Letztlich beschädigt diese Ausrichtung auf das Äußere unser Innenleben. Unser Chi wird nervös und unverbunden.

Auch wenn Sie nicht immer in der Lage sein mögen, Ihre gegenwärtige Situation zu verändern, können Sie sich doch bewusst entscheiden, Ihr inneres Empfinden zu verändern. Wenn Sie Ihre Aufmerksamkeit wenigsten fünfzehn Minuten am Tag Ihrem Innenleben zuwenden, wird Ihnen das helfen, Ihre Bürde für kurze Zeit abzulegen, sodass Sie sich die Werkzeuge aneignen können, die für eine Veränderung notwendig sind.

Obsessionen

Ich sah einmal einen Autoaufkleber, auf dem stand nur ein einziges Wort: „Gier." Das erinnerte mich daran, wie sehr manche Menschen davon besessen sind, Besitz und Macht zu erlangen. So sind zum Beispiel viele Menschen süchtig nach Glücksspielen, weil sie hoffen, dabei Geld und Macht zu erlangen. Und die Korruption, die heute im Geschäftsleben, in der Politik und in der Unterhaltungsindustrie allgegenwärtig ist, ergibt sich direkt aus einem von Obsessionen eingenommenen Geist. Das Chi ist dabei im psychischen Körper blockiert.

Es ist ebenso eine Obsession, wenn man die schrecklichen Erfahrungen des eigenen Lebens ständig wiederkäut. Unangenehme Erfahrungen sind Teil des Lebens. Doch was sie wirklich schrecklich macht, ist, wenn man sie im Dschungel des eigenen Geistes immer und immer wieder durchlebt.

Die Chi-Praktiken werden Sie systematisch schulen, Obsessionen loszulassen und sich ihrer zu entledigen. Sie lernen, das zu identifizieren, was aus dem Gleichgewicht geraten ist, bevor es so weit außer Kontrolle gerät, dass es Sie überwältigt und lahm legt.

Konzentrationsschwäche

Da die äußere Welt uns ständig mit Botschaften, Nachrichten, Lärm, Ablenkungen und Unterhaltung bombardiert, ist es kein Wunder, wenn unsere Innenwelt in Aufruhr und Verwirrung gerät. Nur wenige von uns besitzen die Fähigkeit, mit voller Aufmerksamkeit bei einer Sache zu bleiben. Die Überlastung der Sinne führt dazu, dass unser Nervensystem zerrüttet wird und wir unfähig sind, uns zu konzentrieren. Da das Chi durch die Nervenbahnen läuft, wird es ebenso zersplittert, gehemmt und verdreht. Damit Sie Ihr Chi lenken und für sich arbeiten lassen können, müssen Sie es im Inneren sammeln, sodass ein einheitlicher Fluss entsteht.

Menschen, die die Fähigkeit verloren haben, sich zu konzentrieren, müssen *sanft* wieder an sie herangeführt werden. Das Achtsamkeitstraining ist eine fundamentale Technik der meisten Chi-Praktiken. Sie richten die Aufmerksamkeit direkt ins Innere Ihres Körpers, oft nur jeweils auf einen Aspekt. So konzentrieren Sie Ihre Aufmerksamkeit bei den Atemübungen des Chi Rev Workout™ nur auf das Ein- und Ausströmen des Atems. Das hört sich einfach an, aber die meisten Menschen können nicht länger als für einige Sekunden konzentriert bleiben, ohne dass ihre Aufmerksamkeit abzuschweifen beginnt.

Nach äußerer Bestätigung suchen

Seit frühester Kindheit haben uns Eltern, Freunde, Mentoren und Lehrer positive oder negative Rückmeldungen gegeben. Sie haben uns entweder bestätigt, indem sie uns Liebe, Akzeptanz und Zustimmung geschenkt haben, oder sie haben uns ihre Ablehnung mit irgendeiner Form von Zurückweisung oder Misshandlung gezeigt. In den meisten Fällen haben sie uns eingeimpft, dass äußere Bestätigung für unseren Status und unsere Existenz in der Gesellschaft von überragender Bedeutung ist. Viele Kinder sind darauf konditioniert, sich durch äußerliche Leistungen zu beweisen, durch Produktivität, Leistungen im Sport oder schulische Leistungen; sie werden auf das Erreichen von Zielen und auf Wettbewerb hin konditioniert.

Es ist nicht Falsches daran, zu lernen, sich Ziele zu setzen und diese zu erreichen – vorausgesetzt, wir lernen auch, dass unser eigener Wert nicht unmittelbar davon abhängt. Wir sind nicht unsere Errungenschaften. Allzu oft wissen Kinder diese Unterscheidung nicht zu machen, weil mit fast allem, was sie tun, entweder Belohnung oder Strafe verbunden sind. Darum werden aus vielen Kindern Erwachsene, die nie gelernt haben, innere Akzeptanz und Selbstbestätigung zu kultivieren. Sie sind dermaßen von ihrer Innenwelt abgetrennt, dass sie sich weiterhin auf äußere Bestätigung und sozialen Status stützen.

Ihre Chi-Praktiken werden Ihnen helfen, die Fähigkeit zu entwickeln, Zugang zu Ihren inneren Stärken und Schwächen zu gewinnen und Ihre Abhängigkeit von äußerer Bestätigung zu verringern. Je klarer sie sich selbst darüber werden, wo Sie stehen und was Sie innerlich fühlen, desto größer ist Ihre Chance, dass Sie das, was Sie sind, akzeptieren und sich hinein entspannen können.

Die Unfähigkeit, mit sich selbst allein zu sein

Als wir noch Kinder waren, machten wir uns keine Gedanken über das Alleinsein. Wir freuten uns an fast allem, was wir taten. Es machte uns Spaß, neue Fertigkeiten zu lernen, und wir konnten sie mit großer Freude immer und immer wieder wiederholen. Und wir hatten auch kein Problem damit, einfach nichts zu tun und nur in die Wolken zu schauen oder die wechselnden Farben einer Wiese zu beobachten, wenn der Wind darüber strich. Doch als wir älter wurden, haben viele von uns die Fähigkeit verloren, sich mit dem Für-sich-Sein und dem Nichtstun wohl zu fühlen. Die Stille um uns herum begann uns unangenehm zu sein. Viele von uns fühlen sich schuldig, wenn sie nicht produktiv sind, und die Stille konfrontiert sie mit einer Innenwelt, die sie ungern anschauen.

Eines der Wunder der Chi-Praktiken besteht darin, dass sie Ihnen ein umfassendes System, eine Methode, vermitteln, womit Sie sich auf das einstimmen können, was Sie blockiert, und sich davon befreien können. Die Stille und das Nichtstun werden wieder magische und faszinierende Erfahrungen.

Die Eigenschaften des blockierten Chi

Die dunklere Seite unserer Natur besitzt die Macht, zu erhellen, wie das Chi in unseren Gefühle und Gedanken blockiert sein kann. Wir lernen zuerst, die indirekten Zeichen von blockiertem Chi zu erkennen; später bringen wir diese Zeichen direkt mit spürbaren Empfindungen in unserem Körper in Verbindung. Wir werden zum Beispiel in die Lage versetzt, die Energie zu identifizieren, die hinter unserer Selbstverachtung oder hinter dem Bedürfnis nach äußerer Anerkennung steht.

Ich werde oft von Schülern gefragt, wie sich blockierte Energie in ihrem Körper anfühlt. Es steht außer Frage, wo genau das Chi in Ihrem Körper feststeckt, wenn eine Masseurin einen schmerzenden Punkt in Muskeln, Gewebe oder Bändern in Ihrem Körper findet. Sie krümmen sich unwillkürlich in die Fötalposition, und vielleicht tauchen alle möglichen alten Erinnerungen auf. Vielleicht fühlen sie sich aufgebracht, oder Sie beginnen zu weinen, zu schreien oder zu schimpfen. Es gibt allerdings auch subtilere Blockaden.

In meinen Seminaren fordere ich meine Schüler oft auf, fünf Minuten lang eine Faust zu ballen, um ihnen ein konkretes Beispiel dafür zu geben, wie sich blockiertes Chi anfühlt und was für eine Kettenreaktion von Wirkungen es in Körper und Geist hat. Die Schüler erfahren eine oder mehrere von vier typischen Eigenschaften von blockiertem Chi. Sie merken, dass es zu starkem körperlichen Unwohlsein und zu Spannungen führt. Sie berichten, dass die Spannung sehr unangenehm ist und dass es viel Energie braucht, um sie aufrecht zu halten. Faust und Fingerknöchel werden weiß. Die Körperflüssigkeiten und das Chi sind aus der Hand hinaus geflossen, und die Hand wird steif und verhärtet. Die Muskeln und das Bindegewebe in der Hand sind zusammengezogen und verkürzen sich vorübergehend.

Das Gefühl der Spannung und des Unwohlseins beginnt hinaufzuwandern in den Arm, den Nacken, die Schultern, den Kiefer und führt zu weiterer Anspannung im Körper. Bei den meisten von ihnen stellt sich dann auch ein negatives Gefühl ein wie: „Warum lässt mein Lehrer mich etwas tun, das sich dermaßen unangenehm anfühlt?" So lernt man, dass Spannungen im Körper zu Anspannung der Nerven führen. Bei einigen kann die Spannung, die von der Faust durch den Körper wandert, auf andere Blockaden treffen und vielleicht sogar die Gefühle auslösen, die zur Bildung dieser Blockaden geführt haben. Wenn Sie die Faust schließlich lockern, braucht es fast die doppelte Zeit, bis das Chi und Körperflüssigkeiten zurück in die Hand geflossen sind und sie sich wieder normal anfühlt.

Aus indirekt wird direkt

Die Sammlung fortgeschrittener Chi-Praktiken erlaubt es Ihnen, über die Erfahrung indirekter Zeichen von blockiertem Chi hinauszugehen. Ausgehend vom ersten Energiekörper lernen Sie, direkt zu spüren, wo das Chi in den einzelnen Energiekörpern blockiert ist. Blockiertes Chi hat eine oder mehre der folgenden vier Eigenschaften.

- *Spannung* – körperliche, emotionale oder mentale Spannung; zwei Gegensätze, die Sie in verschiedene Richtungen ziehen.
- *Kontraktion* – Einengung, wie etwa die physische Kontraktion Ihrer Muskeln oder ein emotionales Unwohlsein wie das Festhalten oder Unterdrücken von Zorn oder Traurigkeit.
- *Stärke*– das Gefühl des Drängens oder Festhaltens.
- *Das Gefühl, dass irgendetwas nicht stimmt, besonders wenn Sie nicht wissen, was es ist* – Gewöhnlich ein unspezifisches, nicht lokalisiertes Gefühl des Unwohlseins, des Unbehagens, diffuse Schmerzen oder einfach tote Punkte, an denen überhaupt kein Gefühl vorhanden ist.

Wenn Ihr Chi nicht blockiert ist, werden dieselben Bereiche in Ihrem Körper nicht auf sich aufmerksam machen; sie werde auch keine negativen Gefühle oder verwirrte Gedanken hervorrufen. Sie werden sich dann einfach lebendig und entspannt fühlen.

Ganz und gar lebendig werden

Es ist vielleicht nicht gerade verlockend, mehr über Ihr Elend herauszufinden. Vielleicht wollen Sie ja gar nicht wissen, wie blockiert Ihr Körper ist, wie sehr Sie von negativen Bildern und Gedanken und Ängsten umgetrieben werden oder wie viel Stress sie haben. Vielleicht fühlen Sie sich unbehaglich mit Stille und mit dem Für-sich-Sein, weil Sie immer unzählig viele andere Dinge zu tun haben oder sich ständig um andere kümmern müssen.

Wenn Sie sich jedoch für das Leben öffnen wollen, werden Sie auch die dunkleren Seiten der menschlichen Natur kennen lernen müssen. Die Daoisten sprechen von inneren Dämonen und inneren Engeln. Ihre Dämonen sind diejenigen Dinge an Ihnen, die Sie an sich nicht mögen und die Sie ändern möchten. Ihre Engel sind Ihre Stärken, die in Ihrem Inneren aber überentwickelt sein und dann zu einem Ungleichgewicht führen können.

Ein altes daoistisches Prinzip besagt, dass Sie Ihre Schwächen – die körperlichen, mentalen, emotionalen und spirituellen – noch gravierender machen, wenn Sie allein auf Ihre Stärken achten. Es steht außer Zweifel, dass es hilfreich ist, wenn Sie Ihr natürliches Talent zum Geschäftemachen entwickeln, doch Ihre Gesundheit ist kein Geschäftsabschluss. Viele von uns haben gelernt, ihre Stärken zu benutzen, um die dunklere Seite ihrer Natur zu verbergen, und die Bestätigung, dass sie es wert sind, da zu sein, von außen zu erhalten. Auf diese Weise können Ihre Engel zu einer verzerrten Selbstwahrnehmung führen, die das genaue Gegenteil der Klarheit und Ausgeglichenheit ist, die Sie suchen, wenn Sie glücklich sein wollen. Die Chi-Praktiken lehren uns, uns auch auf unsere Schwächen zu fokussieren und damit umzugehen, sodass wir auf allen Ebenen gesund sein können.

Das Chi ist umsonst zu haben. Es ist bereits in Ihrem Inneren vorhanden, ob Sie es nun spüren oder nicht. Doch Sie müssen Ihre Aufmerksamkeit sammeln und Ihre Intention ausrichten, und Sie müssen üben.

Was auch Ihre persönlichen Herausforderungen sein mögen, Ihre wichtigste Herausforderung bei der Praxis der Chi-Revolution wird sein, sich direkt mit Ihren eigenen Dämonen und Engeln zu konfrontieren. Wenn Sie sich Ihren Engeln und Dämonen auf losgelöste Weise stellen können, werden Sie sich aus Ihren inneren Fallgruben befreien und der Liebe in Ihnen gestatten, frei zu fließen.

6

Zwölf Märchen über Gesundheit und Fitness

Der Lauf-Champion Jim Fixx ist vor allem als das Genie im Gedächtnis geblieben, das in den 1970er Jahren mit seinem Bestseller *Das komplette Buch vom Laufen* die Fitness-Revolution in Gang gebracht hat. Traurigerweise starb Fixx im Alter von 52 Jahren an einem Herzanfall. Seine Arterien waren von zu viel Cholesterin verstopft. Auch wenn Fixx laut die gesundheitlichen Vorteile von Laufen und Jogging verkündete, führten seine Hochleistungsübungen, die das Cholesterin nicht berücksichtigten, gerade zu einigen der Probleme, die er zu verhindern glaubte.

Die Märchen von den Tatsachen trennen

Die Geschichte von Jim Fixx illustriert eine der Herausforderungen, wenn wir Entscheidungen in Hinsicht auf Gesundheit, Fitness und Stressreduktion treffen wollen. Die Flut von oft widersprüchlichen Informationen aus Unterhaltungs-, Gesundheits- und Ernährungszeitschriften und nicht zuletzt aus der Werbung trägt uns oft in eine Richtung, die für uns vielleicht gar nicht nützlich ist. Wir probieren die verschiedensten Übungen aus, versuchen es mit Diäten, Pillen und Maschinen und essen uns durch ein Buffet von Moden und Reparaturanleitungen hindurch, die auf die Dauer nur wenig Positives bewirken. Um zu diesem Schaden auch noch den Hohn hinzuzufügen, werden dann auch noch in praktisch allen Medien falsche Informationen und Märchen über Gesundheit und Fitness verbreitet. Kein Wunder, dass wir von einer Versprechung zur nächsten springen und dabei bewusst oder unbewusst den Glauben an Programme annehmen, die auf Dauer wenig bringen. Bei der Chi-Revolution geht es um eine Transformation des Lebens. Um diese Transformation zu erreichen, müssen Sie ihre Prioritäten verlagern, vom Außen zu Ihrem inneren Leben. Wir wollen uns einige der am weitesten verbreiteten und absurdesten Paradigmen unserer modernen Zeit ansehen und sehen, ob Sie unter deren Einfluss stehen.

Märchen Nr. 1:
Wenn mein Körper gut aussieht, muss ich gesund sein

Tatsache: Gesundheit hat wenig mit einem schönen Körper zu tun

Wie ein neues Auto können Sie gut aussehen und doch Teile in sich tragen, die schwach sind oder nicht richtig funktionieren. Sie können schön und fit aussehen und doch nicht gesund sein. Sie können bereits an Magengeschwüren, Allergien, Asthma oder Diabetes leiden. Sie mögen sich immer wieder erkälten und sich immer langsamer davon erholen. Sie mögen in der Lage sein, zehn Kilometer zu laufen und einhundert Liegestütze zu machen und sich trotzdem die meiste Zeit verängstigt gestresst und genervt fühlen. Vielleicht tun Ihnen die Gelenke weh und Sie haben Schmerzen im unteren Rücken, die auch der Chiropraktiker nicht wegbekommt.

Indem sie an ihre Eitelkeit und Angst vor dem Altern appelliert, bringt die Werbung die Menschen des Westens dazu, jedes Jahr Milliarden Euro für Kosmetika, Geräte für die Straffung des Hinterns und die Entwicklung der Bauchmuskulatur, Schlankheitspillen und Potenzmittel, Brustvergrößerung und modische Kleidung auszugeben. Doch wirklich gesund zu sein – also energetische Fitness – hat weniger damit zu tun, wie Sie aussehen, sondern damit, wie Sie sich fühlen. Es geht darum, dass Körper, Geist und Seele als ein Team zusammenarbeiten.

Märchen Nr. 2:
Für die Jungen und Schlanken ist das Leben besser
Tatsache: Das Leben ist besser, wenn Sie sich gut fühlen

Wenn Sie an dieses Märchen glauben, sind Sie zum leichtgläubigen Opfer einer Milliarden-Euro-Industrie geworden, die den Kult von Jugend und Schlankheit pflegt. So jugendlich und schlank eine Person auch aussehen mag, sie wird doch zunehmend die Bürde von niederer Selbstachtung, chronischen Krankheiten, Stress, Aufmerksamkeitsdefizit und Depression verspüren – genau wie alle anderen Menschen.

Leider ist dieses Märchen sehr machtvoll. In unserer heutigen Kultur verklären wir die Jugendlichkeit und machen eine jugendliche Erscheinung zu unserem höchsten Gut, zu unserer Religion und unserem Mysterienkult. Menschen, die auf die Vierzig zugehen (oder sogar schon auf die Dreißig) geraten in Panik darüber, dass sie älter werden. Die Generation der „Mittelalten" wendet Milliarden von Euro auf, um ihr Erscheinungsbild neu zu gestalten, und die Jugend behandelt ältere Leute wie Parias, mit denen man besser nicht in Berührung kommt, weil sie das repräsentieren, was man selber vermeiden will.

Wenn Sie sich nicht gut fühlen, ist das Leben ein Schlauch. Und wenn Sie sich nicht gut fühlen, erscheinen die wirklich guten Dinge im Leben – Gesundheit, Liebe, Glück, Entspannung, Spontaneität, Lachen, Sex, Freude – so weit entfernt und so legendär zu sein wie Timbuktu. Doch wie kommen Sie dazu, sich innerlich gut zu fühlen? Versuchen Sie es mit Tai Chi, Chi Gung oder irgendeiner anderen Chi-Praktik. Ich gebe Ihnen all diese Geschenke für den Preis von einem.

Märchen Nr. 3:
Altern bedeutet Verfall und Unfähigkeit, „einen hochzukriegen"
Tatsache: Sie können Gesundheit, Vitalität und Potenz bis ins hohe Alter erreichen

Ich erinnere mich noch, wann sich meine Vorstellungen vom Altern geändert haben. Ich war nach Taiwan gegangen, um Wang Shu Jin aufzusuchen, einen bekannten Meister der daoistischen Kampfkünste Ba Gua und Tai Chi, der damals in seinen späten Sechzigern war. Ich war damals ein neunzehnjähriger Heißsporn mit einem schwarzen Gürtel in Karate und anderen japanischen Kampfkünsten und einem ziemlich großspurigen Auftreten. Mein erster Eindruck von Wang war der eines rundlichen ältlichen und übergewichtigen Mannes, der mit zwei Vogelkäfigen in der Hand durch einen Park schlenderte. Ich hatte mich kaum vorgestellt, als er mir schon sagte, Karate sei gut, um gegen alte Leute und Kinder zu kämpfen. Er sagte: „Ich kann mehr essen als du. Ich kann mehr Sex haben als du, und ich kann besser kämpfen als du. Und doch hältst du dich für gesund. Nun, junger Mann, gesund sein bedeutet einiges mehr als nur jung zu sein; schließlich läuft alles darauf hinaus, wie viel Chi du hast." Anschließend stellte Wang unter Beweis, was er gesagt hatte, indem er nicht nur mein Ego dadurch zur Minna machte, dass er mir mühelos eine Abreibung verpasste, wie es ihm beliebte. Ich kam einfach nicht an ihn heran und vermochte mich schon gar nicht zu verteidigen. Damals verstand ich zum ersten Mal, dass Jugend nicht immer gleichbedeutend mit Kraft und Vitalität ist und dass Altern nicht unbedingt Verfall bedeuten muss.

Bereits seit Tausenden von Jahren haben Chi-Praktiken wie Tai Chi, Chi Gung und das daoistische Yoga dazu gedient, Menschen in Körper und Geist jung zu halten. Sie werden oft auch Langlebenspraktiken genannt, weil sie sehr wirksam die Flexibilität, sexuelle Vitalität und die Ausdauer der Jugend wiederherstellen.

Märchen Nr. 4:
Eine Waschbrettbauchmuskulatur ist gut für Sie
Tatsache: Straffe Bauchmuskulatur
kann Ihre inneren Organe beeinträchtigen

Die Milliarden-Dollar-Industrie, die Ihnen weismachen will, dass Sie einen Waschbrettbauch brauchen, ist Teil des „jung-und-schlank"-Kults. Was bei diesem ach so perfekten flachen Bauch mit den Waschbrettmuskeln unter der Haut liegt, kann in der Tat zu großen Problemen führen. Eine eingezogene Bauchmuskulatur kann die Bänder verkürzen, die Leber, Nieren und Milz zusammenhalten. Diese können sich schließlich berühren, besonders wenn Sie sich bewegen und sich verdrehen, und dann die Blutzufuhr abklemmen, wenn sie sich gegenseitig ins Gehege kommen. Diese Bereiche werden dann wie der Seitenarm eines Flusses mit stehendem Wasser, in dem es keine Strömung mehr gibt, sodass das Wasser etwas faulig und anfällig für Krankheiten wird. Wenn dann auch noch Stress und Angst mit ins Spiel kommen, dann zwängen diese Bauchmuskeln ihre empfindlichen inneren Organe noch stärker zusammen. Und raten Sie mal, wo Krankheiten üblicherweise zuschlagen – natürlich in den inneren Organen.

Bei den Chi-Praktiken geht es um Ihre innere Gesundheit. Sie sind bekannt dafür, dass sie die Gesundheit der inneren Organe verbessern.

Märchen Nr. 5:
Dicke Menschen haben eine schlechte Gesundheit
Tatsache: Dicke Menschen können völlig gesund sein

Gesundheit hat damit zu tun, was in Ihrem Körper vor sich geht, und nicht damit, wie viel Sie wiegen. In der westlichen Industriegesellschaft wird Fettleibigkeit immer mehr zur Norm. Nach neuesten Statistiken sind in den USA 80 Prozent aller Menschen über 25 und 20 Prozent aller Menschen unter 19 Jahren übergewichtig. Die Zunahme der Fettleibigkeit entspricht der Zunahme von Krankheiten wie Typ-2-Diabetes und Herzerkrankungen.

Die gute Nachricht ist, dass Übergewichtigkeit an sich noch nicht zu einer schlechten Gesundheit führen muss. Man kann fett und rundlich aussehen und trotzdem gesunde innere Organe haben, frei von Schmerzen und Krankheit sein, sich eines aktiven Sexuallebens erfreuen und in der Lage sein, entspannt mit massenhaft Stress umzugehen. Wir können dann auch gesunde Kinder haben. In der Tat nehmen die Gesundheitsrisiken bei Übergewichtigkeit zu; allerdings ist das gravierendere Problem, dass 78 Prozent der amerikanischen Bevölkerung einfach zu wenig Bewegung bekommt. Diese Statistik ist viel schockierender als die der Übergewichtigen. Das Gewicht ist kein Problem, doch der Mangel an Bewegung, die einen Menschen fit, gesund und entspannt hält, ist ein Problem.

Wenig anstrengende Chi-Praktiken sind bekannt dafür, dass sie dicken Menschen helfen, innerlich gesund zu bleiben.

Märchen Nr. 6:
Wenn es nicht wehtut, bringt es nichts

Tatsache: Je mehr man sich antreibt und anstrengt, desto größer der Stress

„Wenn es nicht wehtut, bringt es nichts" ist das Mantra der Bodybuilder, Verkäufer, Athleten und Workaholics. Glauben Sie wirklich, dass Errungenschaften nur durch Härte und Anstrengung erreicht werden? Dieses Märchen ist uns seit unserer Jugend eingeimpft worden. So sind wir zielorientiert geworden und messen unter dem Druck von Eltern und Lehrern, die uns antreiben, uns mehr anzustrengen, die Resultate unseres Tuns an akademischen Graden, Wettbewerb und Status.

Wenn Sie sich bis zur Erschöpfung antreiben, werden Ihre Chi-Reserven aufgebraucht, wodurch sich der Stress noch erhöht und Ihr Körper immer mehr geschwächt wird. Indem Sie sich zum Erfolg vorantreiben, belasten Sie Ihr Nervensystem immer mehr und werden immer abhängiger von Adrenalin, um in Schwung zu bleiben. Das ist nicht nur äußerst belastend, sondern hat auch die Natur einer Sucht. Sie treiben sich voran zum nächsten Fix, dem nächsten High, dem größten Adrenalinkick, der neuesten Anschaffung, dem nächsten Wasweißich, das sich hinter dem Kick verbirgt. Die Anstrengung bringt sie buchstäblich um.

Energetische Fitness basiert auf Mäßigung, wodurch Ihre Chi-Reserven größer werden und Sie mehr Ausdauer und Vitalität in allem haben, was Sie tun. Indem Sie sich weiter mit Chi aufladen, können Sie große Leistungen vollbringen, ohne dass Überanstrengung dazu nötig ist. Heute lernen viele Führungskräfte Chi-Praktiken, weil sie ihnen helfen, ihren Stress abzubauen, während sie gleichzeitig die Fähigkeit erhalten, hohe Leistungen zu bringen. Auch viele Athleten, die oft unter großem Stress und Verletzungen leiden, lernen heute, dass Chi-Praktiken ihnen helfen, länger in der „Zone" zu bleiben und ihre Kräfte zu steigern. Wenn man Energie gewinnen will, muss man sich entspannen und nicht etwa antreiben und bis an die Grenze der eigenen Kräfte gehen.

Märchen Nr. 7:
Das Beste für den Blutkreislauf sind aerobe Übungen

Tatsache: Chi-Übungen, die langsam und entspannt ausgeführt werden, sind eine ebenso effektive Methode zur Verbesserung des Kreislaufs

Westliche medizinische Studien haben gezeigt, dass der Kreislauf bei Menschen, die für zwanzig Minuten Chi-Übungen durchführen, ebenso effektiv angekurbelt wird wie bei Menschen, die zwanzig Minuten Aerobic üben.[6]

Auch wenn aerobe Übungen die Herzschlagrate erhöhen, wodurch das Blut in verengte Körperbereiche gepresst und die Blut-

[6] Siehe D. R. Young, L. J. Appel, S. Jee, S. und E. R. Miller, „The Effects of Aerobic Exercise and T'ai Chi on Blood Pressure in Older People: Results of a Randomized Trial", in *Journal of the American Geriatric Society*, 47(3), S. 277-284.

gefäße durchflutet werden, ist das nicht genug. Das ist etwa so, als würde man den Wasserdruck in einem Röhrensystem mit verstopften und abgeknickten Röhren erhöhen. Und wenn Sie zu all dem auch noch Stress hinzugeben, platzen die Röhren wie bei dem armen Jim Fixx!

Chi-Übungen wirken ganz anders. Sie erhöhen den Druck innerhalb der Blutgefäße, wodurch ihre Elastizität erhöht wird und die Kapillarbetten durchflutet werden. Es wird dabei kein Druck auf das Herz ausgeübt, damit es härter arbeitet, um den Kreislauf anzukurbeln. Die Chi-Übungen haben zudem noch einige positive Auswirkungen auf das kardiovaskulare System, die aerobe Übungen im Allgemeinen *nicht haben.* Chi-Übungen senken nicht nur den Blutdruck, sondern entspannen auch das Nervensystem, was dazu beiträgt, dass alle Flüssigkeiten in Ihrem Körper leichter fließen können. Sie trainieren damit Ihren gesamten Körper, sodass alles in Ihrem Inneren gleichermaßen gestärkt wird.

Märchen Nr. 8:
Entspannung heißt rumhängen und der Welt entfliehen
Tatsache: Entspannung heißt, sich auf den Körper einstimmen und loslassen

Im Westen haben nur wenige Menschen jemals eine tiefe Entspannung erfahren. Da die meisten Menschen sich hier die meiste Zeit gestresst fühlen, sind sie psychologisch nicht eingestellt auf die Tatsache, dass Entspannung im Leben zur Norm werden kann und nicht etwas Abnormes sein muss. Und es fällt vielen Menschen noch schwerer, einzusehen, dass sie umso mehr Energie, Ausdauer, Wachheit, Klarheit und Kraft besitzen, je entspannter sie sind.

Energetische Fitness macht die fortschreitende Lösung von Spannungen und Angst möglich, sodass Entspannung zu einer lebendigen Realität wird. Dazu muss man sich auf den eigenen Körper einstimmen und alle physischen, emotionalen, mentalen, karmischen, medialen und spirituellen Spannungen lösen. Letztlich läuft dies auf eine Entspannung des Nervensystems hinaus, sodass das Chi frei fließen kann. Entspannung erlaubt unserer Liebe, unserem Glück und unserem Mitgefühl, zu blühen.

Märchen Nr. 9:
Übungen ohne Bewegung machen dich nicht fit
Tatsache: Atmen, Stehen und Meditation sind einige der wirksamsten Übungen für Gesundheit und Fitness

Als ich noch Karate, Judo und Jiu Jitsu trainierte, verbrachte ich fast zehn Jahre damit, kräftig Schlagen, Treten und Werfen zu lernen. Ich weiß noch sehr gut, wie überrascht ich war, als ich während der ersten Phase meines Kampfkunsttrainings in China von mehreren Meister hörte, die wirksamste Übung zum Erlangen von Kraft, Schnelligkeit und Ausdauer sei das Stehen. Sie alle stimmten darin überein, dass die Stehübung es mir erlaube würde, mit dem in meinem Körper, was nicht entspannt sei, in Kontakt zu kommen, sodass ich es dann entspannten könnte. Die Grundlagen zum Lernen der Stehübung werden im letzten Teil dieses Buches im Kontext des Chi Rev Workout gegeben.

Während meiner Ausbildung zum Chi-Gung-Heiler in China lernte ich, dass die im 16. Kapitel besprochenen Atemübungen eines der wirksamsten Mittel zur Verbesserung der Gesundheit sind. In späteren Stadien meiner Ausbildung in China lernte ich, dass ich, wenn ich ein überlegener Kampfkünstler sein wollte, die daoistische Meditation üben musste, um die schrecklichsten meiner tiefsitzenden Ängste, Aggressionen, meinen Zorn und meine Traurigkeit auflösen zu können. Diese Methoden ließen mich nicht nur entspannt und kräftig werden, sondern sie machten es auch möglich, dass ich mich von einer tückischen Form der Hepatitis und dem Autounfall mit den Wirbelsäulenverletzungen erholen konnte. Mit der Zeit wurde ich unglaublich gesund. Dieselben Chi-Praktiken haben Millionen von Menschen geholfen, fit, gesund und entspannt zu werden und das Gefühl von Freude und Spontaneität wiederzugewinnen, das sie in der Kindheit verspürt hatten. Für Sie können diese Übungen dasselbe leisten.

Märchen Nr. 10:
Ich weiß schon, wie man atmet, schließlich bin ich nicht tot

Tatsache: Die meisten Menschen atmen nicht richtig

Viele Einrichtungen aus der Medizin und dem Gesundheitswesens berichten, dass 90 Prozent der Menschen nur flach atmen und 40 Prozent weniger als das volle Potenzial ihrer Lungen benutzen. Wenn Menschen, die flach atmen, älter werden, werden ihre Lungen schwächer, und es kann bei ihnen zu Kurzatmigkeit kommen, die ein Vorläufer von Krankheit, Schwäche und Depression ist. Zwar merken die meisten Menschen, wenn sie schlecht schlafen oder essen, aber relativ wenig Menschen achten auf ihre Atmung. Sie sind sich nicht bewusst, dass sie den Atem anhalten, wenn sie zornig werden oder auf ihre Arbeit konzentriert sind. Wird Ihr Gehirn mangelhaft mit Sauerstoff versorgt, führt das zu einer Erregung des Nervensystems, die Sie angespannt und gestresst werden lässt. Wenn Sie die einfachen Atemübungen lernen, die Teil des Chi Rev Workout sind, wird Ihnen das helfen, Ihre Atemmuster zu erkennen und zu verbessern. Wenn Sie aus diesem Buch nur eine einzige Lektion lernen, sollte es die sein, dass Atemachtsamkeit von entscheidender Bedeutung für Ihre Gesundheit und Langlebigkeit ist.

Märchen Nr. 11:
Beim Atmen geht es hauptsächlich um Sauerstoffzufuhr für den Körper

Tatsache: Beim Atmen geht es hauptsächlich um eine Entspannung des Nervensystems und eine sanfte Massage der inneren Organe

Das Atmen hilft uns, die abtötenden Auswirkungen von Anspannung und Angst aufzulösen. Immer wenn wir uns anspannen, unter Hochspannung stehen und einen Adrenalinschub erfahren, steht unser Nervensystem unter Stress, der mit der Zeit chronisch wird. Wo dies geschieht, kommt es in Geweben, Muskeln, Sehnen und Bändern zu Verkrampfungen und Spannungen, wodurch ein Teil der Blut- und Sauerstoffzufuhr im Körper abgeklemmt wird, besonders in den inneren Organen.

Langlebensatemübungen trainieren Sie dazu, sich auf Ihre negativen Atemmuster zu konzentrieren und sie ins Positive umzukehren. Sie schulen sie dazu, sich zu beruhigen und zu entspannen. Wenn Sie voll und kräftig atmen, erhalten Ihre inneren Organe eine sanfte Massage, wodurch die Zirkulation von Flüssigkeiten in ihrer Umgebung verbessert und Ihre Gesundheit gefördert wird. Und last but not least wird auch Ihr Körper vierundzwanzig Stunden am Tag effektiv mit Sauerstoff versorgt. Aufmerksame entspannte Atmung ist für alle Meditationsübungen von grundlegender Bedeutung.

Märchen Nr. 12:
Man muss außergewöhnlich begabt sein, um das Chi spüren zu können

Tatsache: Jeder kann lernen, das Chi zu spüren

Chi ist kein geheimnisvoller Prozess, der nur wenigen Menschen zugänglich ist. In China kann man sehen, wie schon kleinen Kindern beigebracht wird, einen imaginären Ball in den Händen zu halten und damit zu spielen. Sie werden dazu trainiert, das Chi zu fühlen. Allerdings können viele Menschen in China ebenso wie die Menschen des Westens das Innere ihres Körpers nicht fühlen. Sie verstehen nicht, welche Beziehung zwischen ihrem Körper und ihrem Geist besteht und sind gewiss nicht dazu trainiert worden, ihr Chi zu spüren.

Die Chi-Praktiken können Ihnen nicht nur helfen, Ihr Chi zu spüren, sondern auch zu erkennen, wo es blockiert ist und wie sie es freisetzen, aktivieren und stärken können. Bei den Chi-Praktiken geht es nicht nur darum, das Chi mental zu visualisieren. Sie können Ihre körperliche Sensibilität dazu trainieren, zu fühlen, wie das Chi tatsächlich in Ihrem Körper fließt, sodass Sie schließlich stark werden, sich wohl fühlen und Ihre Spannungen und Ängste abbauen können.

Von der Gewohnheit zum Rhythmus

Vielleicht sind Sie frustriert, nachdem Sie viele der Gesundheits- und Fitness-Programm ausprobiert haben und stimmen deshalb mit vielen der in diesem Kapitel präsentierten Tatsachen überein. Doch die Märchen besitzen eine große Macht. Deswegen bringt uns die Werbung so erfolgreich dazu, Geld für Dinge auszugeben, die wir wahrscheinlich nicht brauchen, die vielleicht gar nicht gut für uns sind und die oft nicht halten, was uns versprochen wird.

Die Herausforderung der Chi-Revolution besteht nicht darin, Sie zu überzeugen, es einmal selber mit diesen Chi-Praktiken zu versuchen, sondern vielmehr darin, Sie dazu zu inspirieren, dabeizubleiben und die Praktiken in Ihren alltäglichen Rhythmus zu integrieren. Sonst werden sie nicht mehr sein als ein bloßes „Hineinschnuppern" in die Wundertüte der vielen Gesundheits- und Fitnessprogramme auf dem Markt. Zu wissen, dass etwas gut für Sie ist, ist noch nicht dasselbe, wie Ihre Gewohnheiten so zu verändern, das sie diesem Wissen gerecht werden. Wir sind abhängig von unseren Gewohnheiten, und viele dieser Gewohnheiten wurden durch die Märchen des Marketings konditioniert und werden ständig durch sie aufrechterhalten.

7

Energetische Fitness: Ein neues Paradigma für die Langlebigkeit

Eine meiner langjährigen Schülerinnen ist eine Frau, die in ihren späten Teenagerjahren begann, professionell zu tanzen. Leider musste sie ihre Karriere einige Jahre später aufgeben, da sie chronische und schmerzhafte Knieprobleme bekam. Als Nachwirkung einer größeren Operation im Alter von fünfzehn Jahren und nach Jahren der Essstörungen litt sie zudem an Magenproblemen. Unglücklicherweise sind solche Komplikationen bei Tänzern und anderen Athleten ziemlich häufig. Sie probierte viele Therapien aus, unter anderem Alexander-Technik, Rolfing und Chiropraktik. Obwohl diese Therapien einen gewissen positiven Effekt hatten, konnte sie ihre Karriere als Tänzerin nicht fortsetzen.

Das Aufgeben ihres Kindheitstraums, der Druck, einen anderen Lebensweg finden zu müssen, und die Schmerzen von ihren Verletzungen führten dazu, dass sie unter ständiger Spannung stand und sich Sorgen machte. Schließlich wandte sie sich Tai Chi und Chi Gung zu, hauptsächlich als Mittel der Stressreduktion. Sie suchte auch nach einer körperlichen Übung, die das Potenzial hatte, bis ins hohe Alter eine Herausforderung für sie zu bleiben.

Als sie ihre Chi-Übungen ausführte, merkte sie, wie ein Wunder geschah. Sie wurde nicht nur wesentlich entspannter, sondern spürte auch, wie sich eine dramatische Heilung in ihrem ganzen Körper ausbreitete. Zu ihrer Überraschung hatte sie eines Abends im Kurs die Offenbarung, dass sie zum ersten Mal seit zehn Jahren wieder spüren konnte, wie es sich anfühlt, hungrig zu sein – ein Gefühl, das sie als Teenager in ihrem Kampf mit den Essstörungen verloren hatte.

Während sie eine neue Körpermechanik annahm, konnte sie tatsächlich fühlen, was alte Haltungsgewohnheiten in ihrem Körper angerichtet hatten. Ihre Gelenke begannen zu heilen, weil sie sie nicht mehr überbeanspruchte. Sie konnte das Training voll mitmachen und ihr Gewicht mühelos und ohne die ständige Wolke von Schmerz und Unbehagen tragen.

Im Alter von 37 Jahren tritt sie heute wieder auf, und zwar auf einem Level der physischen Herausforderung, das sie vor ihren Verletzungen nicht erreicht hatte. Ihr Choreograph war verblüfft, weil ihr Comeback nicht nur zu einem Zeitpunkt kam, an dem viele Tänzer das Tanzen aufgeben müssen, sondern auch weil sie zu einer besseren Tänzerin wurde, als sie ein Jahrzehnt zuvor gewesen war.

Wie Ihnen jeder professionelle Athlet bestätigen wird, hat man so etwas kaum einmal gehört. Welche Quelle hatte diese Frau angezapft?

Sie hat die heilende Kraft ihrer Lebensenergie benutzt und ihr Chi voll und stark gemacht. Als ihre Chi-Blockaden nach und nach verschwanden, gesundete sie an Körper und Geist. Sie war energetisch fit geworden.

Ein neues Paradigma der Fitness

Im Westen verbinden viele Menschen Fitness mit einem Training, das den Herzschlag beschleunigt und die Muskeln stärkt. Doch die Probleme, die wir in der heutigen Welt haben, sind nicht auf schwache Muskeln oder das Unvermögen, lange Distanzen zu laufen, zurückzuführen. Sie kommen vielmehr daher, dass unsere Nerven von der zunehmenden Geschwindigkeit des Lebens zerrüttet werden.

Die Chi-Revolution fordert Sie heraus, Schritte in Richtung einer anderen Art von Fitness zu unternehmen. Sie misst Fitness an der Menge von Chi, die Sie in Ihrem Körper haben, sowie daran, ob das Chi reibungslos fließt oder ob es blockiert ist. Ich nenne das energetische Fitness, denn wenn das Chi kräftig wie ein Fluss und ohne Blockaden in Ihnen fließt, werden Sie unglaublich gesund und fit. Der Schlüssel zu energetischer Fitness ist, dass Sie Ihr Nervensystem entspannen, während Sie sich gleichzeitig mit Chi aufladen. Je entspannter Sie bei irgendeiner Aktivität sind, und das schließt auch heftiges körperliches Training ein, desto mehr fördern Sie die Zirkulation des Chi und desto kräftiger werden Sie. Fast allen von uns ist die Fähigkeit angeboren, das Chi zu spüren. Am Ende eines langen Arbeitstages oder wenn Sie krank oder gestresst sind, spüren Sie wahrscheinlich deutlich, wie Ihr Chi-Niveau gesunken ist. Wenn Sie sich gut fühlen oder sich nach einer Nacht erfrischt fühlen, in der Sie gut geschlafen haben, dann fühlen Sie sich energetisiert.

Der ruhige, ausgeglichene Fluss des Chi – Ihrer Lebenskraftenergie – ist der eine Faktor, der für Ihre Gesundheit, Ihre Vitalität und Ihr Glück am allerwichtigsten ist. Dieses Konzept, das Bestandteil der chinesischen Medizin ist, ist der Grund dafür, dass Tai Chi seit Jahrzehnten Chinas nationale Gesundheitsübung ist; es ist ein Konzept, das sich von allen anderen Sport- und Fitnessmoden unterscheidet.

Die Stärke der energetischen Fitness

Energetische Fitness hilft Ihnen, Zugang zu Ihrer inneren Ökologie zu gewinnen und das Innere Ihres Körpers zu spüren. Dies hilft Ihnen herauszufinden, wo das Chi nicht ruhig fließt und wo es vielleicht blockiert ist. Die Qualität des Chi-Flusses in Ihrem Körper bemisst sich in dreierlei Hinsicht:

- Der Grad, zu dem das Chi frei in Ihrem System fließen kann.
- Die Menge des Chi, die Sie speichern können.
- Die Schwingungsrichtung Ihres Chi – in Richtung auf das Negative oder das Positive.

Ein Akupunkteur kann durch das Fühlen Ihres Pulses feststellen, wo das Chi blockiert ist und nicht fließt. Die Chi-Praktiken geben Ihnen, bildlich gesprochen, die Möglichkeit, Ihren eigenen Chi-Puls zu fühlen. Diese Praktiken lehren Sie, das Chi, das in jedem der

Energiekörper blockiert ist, die im 3. Kapitel diskutiert wurden, zu spüren und es schrittweise freizusetzen. Wenn Sie sich auf das Innere Ihres Körpers konzentrieren, werden Sie sich ganz konkret über die Qualität der Energie, die in Ihrem Körper fließt, klar und haben nicht nur eine abstrakte und vage Vorstellung davon. Das Chi wird zu einem starken inneren Impuls, der Sie wissen lässt, was gut für Sie ist und was nicht und ob Sie in Richtung auf den Tod oder auf das Leben gehen.

Ihre energetische Fitness können Sie dann auch daran messen, ob Sie sich während des Tages längere Zeit gut fühlen und nicht nur gleich nach Ihrer Übung. Zuerst merken Sie vielleicht, dass Sie etwas besser mit Stress umgehen können und dass einige Ihrer Schmerzen verschwinden; außerdem können Sie sich anscheinend besser konzentrieren, ohne abgelenkt zu werden. Am Ende des Tages sagen Sie vielleicht: „Ich habe immer noch etwas Energie übrig." Wenn Ihr Chi allmählich stärker wird, beginnen Sie ihr „Chi-Konto" schneller aufzufüllen als Sie davon abheben. Sie beginnen, Chi zu speichern. Sie beginnen in der Tat, eine Chi-Reserve anzusammeln, auf die Sie zurückgreifen können, wenn Sie sie brauchen. Das ist so, als hätten Sie ein Sparkonto für unvorhergesehene Ausgaben. Ihre Kreativität beginnt zu erwachen, zusammen mit Ihrer Vitalität und Ihrer mentalen Ausdauer. Die Chi-Praktiken befreien und verstärken Ihr Chi ganz allmählich, so wie Wasser, das über einen Felsen rinnt, zunächst einen kleine Einbuchtung erzeugt, aber schließlich zu einem großartigen Canyon werden kann.

Das Elixier des Lebens

Sie sind nicht einen einzigen Tag krank gewesen oder dem Stress erlegen. Wenn Sie erwarten, gesund zu werden, indem Sie ein augenblicklich wirkendes Elixier der Langlebigkeit und des Glücks einnehmen, sind Sie den Verlockungen der Werbung auf den Leim gegangen. So wie sich die Giftstoffe in einem Fluss langsam ansammeln, haben sich über viele Jahre Chi-Blockaden in Ihrem Körper angesammelt. Doch mit der Zeit und fortgesetzter Übung einer Chi-Praktik lassen sich die Giftstoffe wieder entfernen. Ihre inneren Flüsse fließen dann klar und frei.

Sie können mit den einfachen Atem-, Scanning- und Bewegungsübungen anfangen, die Sie im letzten Teil dieses Buches im Rahmen des Chi Rev Workout finden. Sie können sie mit den einfachen Noten und Akkorden vergleichen, die Sie lernen, wenn Sie beginnen, Klavier- oder Gitarrestunden zu nehmen – Sie lernen die Grundlagen, auf denen Sie aufbauen können. Der Zweck dieser Übungen ist, Sie nach innen auszurichten, sodass Sie beginnen, etwas von Ihrem stagnierenden und festsitzenden Chi zu spüren. Als nächstes können Sie sich dann für eine von vielen möglichen komplexeren Praktiken entscheiden, wie etwa Tai Chi, Chi Gung, die inneren Kampfkünste oder DAO-Yoga, die in den folgenden Kapiteln ausführlicher behandelt werden. Diese geben Ihnen dann interessantere und befriedigendere Akkorde und Rhythmen, mit denen Sie arbeiten können. Sie aktivieren Ihr Chi schneller und lernen effektivere Methoden zur Lösung von Chi-Blockaden und zur Stärkung des Chi-Flusses.

Je mehr feststeckende Energie Sie freisetzen, desto entspannter fühlen Sie sich, desto mehr Vitalität haben Sie und desto gesünder werden sie. Das Ganze ist ein synergetischer und ganzheitlicher Prozess. Sie haben den Prozess, in dem Sie sich zunehmend erschöpft hatten, umgekehrt, werden nun gesünder und gehen in Richtung auf das Leben anstatt in Richtung auf den Tod.

Trennen und Kombinieren

Bei allen Chi-Praktiken geht es nicht nur um körperliche Bewegungen. Sie sind über Jahrtausende entwickelte wirksame Methoden, die Ihnen immer mehr Zugang zu Ihrer inneren Ökologie gewähren und Ihnen helfen, sie zu stärken. Letztlich ist Integration der zentrale Aspekt der energetischen Fitness. Eine Zusammenfassung dieses Prinzips, „trenne zuerst und kombiniere danach“, stammt aus den „Tai Chi Klassikern“, der für alle traditionellen Stile einschließlich

Yang, Wu und Chen maßgeblichen Quelle der Tai-Chi-Prinzipien. Diese Schrift basiert auf alten daoistischen Texten und modernen Prinzipien der chinesischen Medizin. Zuerst werden Sie sich einer Sache bewusst, die unabhängig ist von allem, was sich in Ihnen befindet – getrennt vom System. Als nächstes kombinieren Sie sie mit dem Rest von Ihnen, der Totalität von allem anderen, dessen Sie sich bewusst sind. Entlang des Wegs gibt es Millionen kleiner Minikombinationen und Minitrennungen, bevor die wahre Integration von Körper-Geist-Seele Wirklichkeit wird und sich in Ihnen zunehmend manifestiert.

Nei Gung: Die hoch entwickelte Wissenschaft der Energieströme

Die Chi-Praktiken lehren Sie, dass jede äußere Bewegung sowohl eine innere als auch eine äußere Form hat. Die äußere Form besteht darin, wie sich Ihr Rumpf, Ihr Kopf, Ihre Arme und Ihre Beine durch den Raum bewegen. Die innere Form besteht aus dem, was Sie dabei innerhalb Ihres Körpers mit Ihrem Geist, Ihren Organen, Körperflüssigkeiten, Nerven und Ihrer Energie machen. Wenn Sie in jedem einzelnen Körperteil in Ihrem Inneren, den großen wie den kleinen, Achtsamkeit entwickeln und verstehen, wie diese Teile miteinander verbunden sind, dann ist auch dies Teil der inneren Form.

Die Daoisten nennen die Wissenschaft der Entwicklung eines kräftigen inneren Energieflusses oder innerer Kraft *nei gung.*[7] Das Nei Gung hat sechzehn Komponenten:

[7] Das *Nei Gung* wird ausführlicher in anderen Büchern des Autors diskutiert: in *Die Energietore des Körpers öffnen* und *Die Kraft der inneren Kampfkünste und des Chi.* Beides Windpferd.

1. Atemmethoden, von sehr einfachen bis zu komplexen.
2. Die Energiekanäle des Körpers fühlen, bewegen, transformieren, umwandeln und verbinden.
3. Genaue Ausrichtung des Körpers, damit der Fluss des Chi nicht blockiert oder zerstreut wird.
4. Auflösung von Blockaden auf der körperlichen, emotionalen und spirituellen Ebene.
5. Die Energie durch die Akupunkturmeridiane und andere, sekundäre Kanäle des Körpers sowie die Energietore bewegen.
6. Beugen und Strecken des Körpers, sowohl von innen nach außen als auch von außen nach innen.
7. Öffnen und Schließen (Pulsieren) aller Teile der Anatomie des Körpers einschließlich der Gelenke, des weichen Gewebes, der inneren Organe, der Wirbelsäule und des Gehirns sowie der gesamten subtilen Energieanatomie des Körpers.
8. Manipulationen der Energie der äußeren Aura außerhalb des Körpers.
9. Erzeugen von Energiekreisen und -spiralen innerhalb des Körpers, Kontrolle der spiraligen Energieströme des Körpers und willentliche Bewegung des Chi innerhalb des Körpers.
10. Absorption von Energie in den Körper und Projektion von Energie von jedem Teil des Körpers aus.
11. Kontrolle aller Energien der Wirbelsäule.
12. Kontrolle des linken und rechten Energiekanals des Körpers.
13. Kontrolle des zentralen Energiekanals des Körpers.
14. Lernen, wie man die Fähigkeiten und den Gebrauch des Unteren Dantien des Körpers entwickelt.
15. Lernen, wie man die Fähigkeiten und den Gebrauch des Oberen und Mittleren Dantien des Körpers entwickelt.

16. Verbindung aller Teile des physischen Energiekörpers und aller anderen Energiekörper zu einer einzigen einheitlichen Energie.

Das Chi Rev Workout in diesem Buch macht Sie mit einigen Komponenten des Nei Gung bekannt. Mit Hilfe dieser machtvollen Übungen können Sie Ihre Atemmuster und die biomechanischen Ausrichtungen Ihres Körpers neu austarieren und die Energie Ihrer Aura aktivieren. Sie werden Sie auch lehren, wie man Blockaden erkennt und wie man Energie absorbiert und vom Körper weg projiziert. Im zweiten Teil des Buches werden mehrere Systeme der Energieübung diskutiert, die Ihnen helfen, weitere Aspekte Ihrer potenziellen inneren Kraft zu entwickeln.

Spirituelle Fitness

Wenn Sie ihre spirituelle Seite entwickeln wollen, ist nach Auffassung der Daoisten die energetische Fitness eine wesentliche Basis hierfür. Sie weisen darauf hin, dass man ein Haus auch nicht vom Dach aus nach unten baut; man beginnt am Boden und baut von dort aus in die Höhe.

Zuerst müssen Sie gesund werden und einen stabilen, kohärenten Geist und Gefühle haben. Dann sind Sie bereit, mit Hilfe der daoistischen Meditation zu den tieferen Aspekten, der spirituellen Fitness, fortzuschreiten. Bevor Sie zum Kern Ihrer Seele vordringen können, müssen Sie genügend Blockaden in Ihrem physischen, emotionalen und mentalen Körper entfernt haben. Dies ist der Schlüssel dafür, dass das Chi stark und ausgeglichen durch Ihr System fließt. Wenn Sie sich vorher auf einen spirituellen Pfad begeben, kann es sein, dass Sie in bestimmten mentalen oder emotionalen Prozessen stecken bleiben, die Ihr Energiesystem für lange Zeit durcheinander bringen können. Es kann passieren, dass Sie, bildlich gesprochen, Tausende Stunden damit verbringen, mental ein energetisches Wirrwarr aufzuarbeiten, das in Ihnen Amok läuft. Ehrlich gesagt, könnten

Sie in den meisten Fällen hundert Stunden auf die angemessenen Energieübungen verwenden und sich damit viel verlorene Zeit und unnötigen Kummer ersparen.

Der Zweck der daoistischen Meditation ist, Sie in Ihre übersinnliche, karmische und spirituelle Welt zu führen. In diesem Stadium finden Sie heraus, dass das Chi nicht nur durch Sie, sondern dass es durch das gesamte physische und nichtphysische Universum strömt und nach Verbindung, Integration und Gleichgewicht strebt. Energetische Fitness hilft Ihnen, mit den Schwierigkeiten zurechtzukommen, die Sie auf diesen Ebenen vorfinden können; sie werden im 12. Kapitel ausführlicher besprochen.

Sich in die energetische Fitness entspannen

Indem Sie das Chi in sich selbst allmählich wecken, entwickeln Sie die Fähigkeit, das Chi in Ihrem täglichen Lebe zu benutzen und Ihr menschliches Potential zu erschließen. Wenn Sie ein reichlich gefülltes Reservoir an Chi besitzen, treibt Sie dies zu höheren Leistungen auf der körperlichen, emotionalen und mentalen Ebene an. Ihre Koordination, Vitalität, mentale Ausdauer, emotionale Stabilität und Kreativität können über die der meisten Menschen hinausgehen. Sie werden fähig, Dinge zu tun, die gewöhnliche Menschen nicht tun können – ähnlich wie ein Spitzensportler.

Ich mache mir oft einen Spaß daraus, eine der kleinsten älteren Frauen in meinem Kurs zu bitten, mir bei einer Demonstration zu helfen. Ich bitte sie, sich mit angewinkelten Beinen und den Füßen in der Luft auf dem Fußboden auf den Rücken zu legen. Dann lade ich ihr bis zu acht Männer, die siebzig Kilo und mehr wiegen, auf die Füße. Der erste liegt mit dem Bauch auf ihren Füßen und einer nach dem anderen kommt hinzu. Entweder ich oder einer meiner erfahrenen Lehrer nimmt kleine Korrekturen ihrer körperlichen Ausrichtung vor, und sie stemmt mühelos die Männer, die an die 500 Kilo wiegen, auf und nieder. Auch wenn es über die anfänglich untrainierte Fähigkeit der Frau hinausgeht, wird die Praxis es ihr schließlich erlauben, die Übung auch ohne meine Hilfe oder die meiner Lehrer auszuführen. Die Leute glauben, das sei Zauberei, aber es geht dabei nur um die richtige Ausrichtung und den Fluss des Chi.

Wenn das Chi immer reichlicher wird, erzeugt das einen „Erfolg-gebiert-Erfolg"-Zyklus, der Sie mit Energie, Entspannung und Vitalität anfüllt. Die Hochebenen, die Sie erreichen, nehmen kein Ende; eines führt immer zu einem nächsten. Und das ist die eigentliche Verlockung der Übungen: Sie können sie Ihr Leben lang vorantreiben. Und sie geben Ihnen auch Ihr Leben lang Energie. Wenn Sie energetisch fit werden, werden Sie reichlich mit Chi aufgeladen sein und Ihre Nerven entspannen.

Sie mögen es vielleicht nicht glauben, dass Sie, ohne sich anzutreiben und Spannung zu erzeugen und ohne Adrenalinstoß eine anscheinend unbegrenzte Fülle an Energie ansammeln können. Probieren Sie es aus und finden Sie selber heraus, dass Sie umso mehr Energie und Ausdauer haben, je mehr Sie sich entspannen. Wenn Sie üben, brauchen Sie mir nicht mehr zu glauben.

ZWEITER TEIL:

Der Weg nach innen und darüber hinaus

8

Das Chi in Tai Chi und Chi Gung

Tai Chi und Chi Gung (das auch *qigong* oder *chi kung* geschrieben wird) sind die inspirierendsten und populärsten Chi-Praktiken aus China. Sie werden weltweit von vielen zigmillionen Menschen praktiziert. Diese machtvollen Selbstheilungsübungen stellen das höchstentwickelte Energieheilungssystem dar, das es je gegeben hat. Sie können Sie energetisch fit und gesund erhalten und Spannung und Angst bis ins hohe Alter zu reduzieren. Die Kultivierung des Chi war in alter Zeit ein wesentlicher Teil der Praxis der Adepten daoistischer Meditation, und sie ist das Fundament des Chi Gung, der Traditionellen Chinesischen Medizin, der Akupunktur, des Tai Chi und der Chi-Gung-Körperarbeit *(chi gung tui na).*

Mit dem Chi Gung beginnen

Chi Gung bedeutet wörtlich „Energiearbeit". Aus ihr wurden Hunderte von Bewegungsformen, die sogenannten Sets, abgeleitet. Manche haben ihren Ursprung im Daoismus, andere im Buddhismus und in den Kampfkünsten. Auch wenn verschiedene Chi-Gung-Formen unterschiedlichen Zwecken dienen, konzentrieren sich alle auf verschiedene Aspekte der Bewegung sowie auf die Kultivierung und den Ausgleich des Chi. Medizinische Chi-Gung-Übungen, eine besondere Sparte der chinesischen Medizin, fördern die allgemeine Gesundheit Ihres Körpers. Sie können auch gegen bestimmte Krankheiten wie Arthritis, Krebs, Karpaltunnelsyndrom, Rückenschmerzen, chronische Erschöpfung und so gut wie jede andere Fehlfunktion des Körpers eingesetzt werden.

Der größte Teil der medizinischen Chi-Gung-Übungen Chinas basiert auf einer Aktivierung des Chi in den Akupunkturleitbahnen. Drei dieser Energieübungen sind im Chi Rev Workout enthalten; sie sollen Ihnen helfen, blockiertes Chi freizusetzen und zu harmonisieren und den Chi-Fluss zu Ihrem Herzen zu öffnen. Diese drei Übungen sind Teil eines größeren Chi-Gung-Sets namens „Drache und Tiger", das ausführlicher im 15. Kapitel diskutiert wird. „Drache und Tiger" wurde vor 1500 Jahren speziell zu dem Zweck entwickelt, den Chi-Fluss mit unglaublichem Nutzeffekt für die Gesundheit machtvoll und reichlich zu machen.

Auch wenn Bewegungen viel mit der Freisetzung und Mobilisierung Ihres Chi zu tun haben, ist Ihre Intention doch ebenso machtvoll. Ein alter daoistischer Spruch lautet: „Chi folgt der Intention." Eine ähnliche Maxime des Westens besagt: „Der Geist beherrscht die Materie." Neueste wissenschaftliche Forschungen haben gezeigt, dass eine starke positive Intention tatsächlich einen machtvollen heilenden Einfluss auf einen selbst und andere haben kann. Nach Erkenntnissen des bekannten Zellbiologen Dr. Bruce Lipton haben energetische Botschaften, die von unseren positiven und negativen Gedanken ausgehen, einen deutlichen Einfluss auf den Heilungsprozess auf der DNS-Ebene in den Zellen.[8]

Tai Chi: Chinas nationale Gesundheitsübung

Der im Westen bekannteste Sprössling des Chi Gung ist Tai Chi; es gibt weltweit über 200 Millionen Praktizierende. Auch wenn viele Menschen Tai Chi mit der Kampfkunst in Verbindung bringen, be-

---

[8] Siehe Bruce Lipton, *The Biology of Belief: Unleashing the Power of Consciousness, Matter and Miracles,* Mountain of Love Productions and Elite Press, 2005.

nutzt die Mehrzahl der Menschen, die Tai Chi praktizieren, es bloß als machtvolle Gesundheits- und Langlebenskunst. Unter allen medizinischen Übungen, die in China praktiziert werden, war Chi Gung in den letzten 50 Jahren vorherrschend. Wenige Gesundheitsübungen haben sich über so lange Zeit als wirksam erwiesen wie Tai Chi.

Es gibt fünf bedeutende Stile des Tai Chi,[9] – Yang, Wu, Chen, Hao und die Kombinationsform. Jeder dieser Stile hat eine andere Herangehensweise an die Bewegungen, die gewöhnlich die „Formen“ genannt werden, von denen es wiederum viele Variationen in unterschiedlichen Schulen gibt. Die Formen enthalten eine Anzahl wiederholter Bewegungen oder Haltungen, die zusammengenommen das ausmachen, was man ein Set nennt. Einige Sets sind kurz und enthalten 14 bis 40 Bewegungen, und die meisten lassen sich in weniger als 20 Minuten ausführen. Andere sind länger und enthalten bis zu 128 Bewegungen; sie zu üben kann bis zu einer Stunde in Anspruch nehmen.

In den letzten Jahren haben sich zahlreiche nichttraditionelle und verwestlichte Formen des Tai Chi entwickelt, von denen viele extrem vereinfacht sind. In ihnen wird wenig Beachtung auf die präzise Körperausrichtung und die Energiemechanik gelegt, die für das traditionelle Tai Chi so wesentlich sind. Doch Studien haben gezeigt, dass selbst die vereinfachten Formen des Tai Chi noch positive Auswirkungen auf die Gesundheit haben. Wenn das Tai Chi jedoch die korrekte Körperausrichtung und Techniken zur Kultivierung und Bewegung des Chi enthält, ist der Nutzen der Übung um ein Vielfaches größer, und sie gehen sehr viel mehr in die Tiefe.

Da ich weltweit vielen Tausend Schülern Tai Chi beigebracht habe, ist mir deutlich geworden, dass den meisten Anfängern am besten gedient ist, wenn sie mit traditionellen Kurzformen beginnen, da diese weniger schwierig zu lernen sind und weniger Aufwand an Übungszeit verlangen. Die Kurzformen können Ihnen bereits die

[9] Siehe Bruce Frantzis, *Tai Chi: Health for Life; How and Why It Works for Health, Stress Relief and Longevity*, Blue Snake Books 2005. Hier findet sich eine umfassende Behandlung des Tai Chi, einschließlich Übungsrichtlinien für Anfänger und Besprechungen der Formen.

meisten der positiven gesundheitlichen Wirkungen bringen. Haben Sie erst einmal ein solides Fundament an Wissen und einen effektiven Übungsrhythmus entwickelt, können Sie sich später immer noch dafür entscheiden, die komplizierteren, langen Formen zu lernen, die alle potenziellen Vorteile des Tai Chi bieten.

Die Feinabstimmung des Körpers für optimale Gesundheit

Die Hauptziele von Tai Chi und Chi Gung sind, das zentrale Nervensystem zu entspannen und zu regulieren, physischen und emotionalen Stress zu lösen und mentales und emotionales Wohlbefinden zu fördern. Diese Künste aktivieren und stärken die Bewegung des Chi durch den Körper, wodurch der Körper in dreierlei Hinsicht feinabgestimmt wird:

- Das Aktivieren Ihrer Nerven macht sie stärker und weniger anfällig für Stress.
- Der Fluss aller Flüssigkeiten im Körper wird verstärkt.
- Eine wichtige Folge innerer Kompressionen und Lösungen wird hervorgerufen.

Die Bewegungen des Tai Chi und des Chi Gung stimulieren das Chi sehr gezielt und fördern einen ruhigen Chi-Kreislauf. Während Ihr Körper ins Gleichgewicht gerät, entspannen sich die Nerven, und das hat eine beruhigende Wirkung. Wenn Sie Ihre Übung fortsetzen, entwickeln Sie mit der Zeit Stärke und Belastbarkeit. Der Körper wird neu konditioniert, mit Entspannung auf Stress zu reagieren. Sie schulen sich darin, gleich zu erkennen, wann ein Bereich in Ihrem Körper sich verspannt oder gestresst wird, sodass Sie verhindern können, mit der „Flucht-oder-Kampf"-Reaktion darauf zu reagieren.

Eine Zunahme des Blutflusses führt dem ganzen System mehr Sauerstoff zu; der Blutkreislauf wird gestärkt und der Blutdruck gesenkt. Sauerstoff ist von zentraler Bedeutung für die Verjüngung jeder

Zelle in Ihrem Körper. Werden Ihre Zellen mit Sauerstoff versorgt, werden Sie körperlich kräftiger und fühlen sich weniger erschöpft. Der Chi-Fluss aktiviert außerdem die Bewegung der Flüssigkeiten in Ihren Gelenken. Das führt zu einer größeren Flexibilität, die besonders wichtig ist, wenn wir altern. Steife und blockierte Gelenke führen zu Fehlfunktionen und, in ernsteren Fällen, zur Bewegungsunfähigkeit, wodurch die Lebensqualität vieler älterer Leute stark beeinträchtigt wird. Doch im heutigen Computerzeitalter erfahren bereits Schulkinder Steifheit in Nacken, Schultern, dem Rücken und den Handgelenken. Viele der Führungskräfte, die ich unterrichte, berichten mir, dass Tai Chi und Chi Gung ihr Karpaltunnelsyndrom dramatisch verbessert oder gar geheilt haben.

Die Bewegungen des Tai Chi und Chi Gung regen auch das Fließen der Lymphe an, das für die Vitalität und das gute Funktionieren Ihres Immunsystems wichtig ist. Sie aktivieren und beruhigen zudem das Fließen von Flüssigkeiten, aufwärts und abwärts, in Ihrer Wirbelsäule und um Ihr Gehirn herum, wodurch die Belastbarkeit Ihres Nervensystems verbessert wird. Die Verteilung von Nährstoffen und die Ausscheidung von Abfallprodukten hängen ganz und gar von dem gleichmäßigen Fluss Ihrer Körpersäfte ab. Auf diese Weise wird jede biologische Funktion in Ihrem Körper verbessert. Wenn Sie sich bewegen und atmen, wird das Innere Ihres Körpers ständig zusammengepresst und gedehnt, geschlossen und geöffnet. Anders als bei normalen Trainingsmethoden geht es hier nicht darum, Ihre Muskeln anzuspannen und dann zu entspannen. Ihre Muskeln sollten während der ganzen Übung entspannt bleiben. Was Schmerzen im Nacken, den Schultern und allen Gelenken angeht, tragen sowohl die Bewegung der Flüssigkeiten in den Gelenken *als auch* der Druck der Flüssigkeiten, die in diesen Gelenken fließen, zur Lösung von Spannungen und zu größerer Flexibilität bei. Auf ähnliche Weise dient auch eine Folge von Kompressionen und Dehnungen im Inneren Ihres Körpers als eine sehr sanfte, entspannende innere Massage. Das führt zu einer optimalen Gesundheit Ihrer inneren Organe.

Ich frage meine Schüler oft, ob sie lieber einen Arm oder ihre Leber verlieren würden. Wenn die Schüler klug sind, entscheiden sie sich für den Arm. Ihre inneren Organe sind für Ihren Gesundheitszustand von viel größerer Bedeutung als äußere Muskeln oder gar ein ganzer Arm. Tai Chi oder Chi Gung zu praktizieren ist also nicht nur ein kleiner Beitrag zu Ihrem allgemeinen Gesundheitszustand, denn diese Künste sorgen dafür, dass Ihre inneren Organe optimal funktionieren. Wenn Sie nur einen Teil der Zeit, die Sie vielleicht in einem Fitnesszentrum darauf verwenden, um wegen Ihrer äußeren Erscheinung Ihre Muskeln zu trainieren, auf die Übung von Tai Chi oder Chi Gung verwenden würden, könnten Sie damit ihre Gesundheit von innen her fördern. Diese strahlende Erscheinung, die Sie manchmal an einem Menschen bewundern, hat nichts mit ihrer körperlichen Fitness zu tun. Einige körperlich besonders fitte Menschen sind sehr ungesund lebende Menschen, denn Wohlbefinden hat nicht nur mit unserem Aussehen zu tun.

Auf erste Erfolge aufbauen

Tai Chi und Chi Gung geben Ihnen die Möglichkeit, auf leichte Weise zu erfahren, wie es ist, wenn Sie Ihren Geist bewusst in Ihrem Körper ansiedeln. Sie vergrößern Ihr inneres Körperbewusstsein schrittweise und systematisch. Am Anfang stimmen Sie sich auf körperliche Bewegungen und Sequenzen von Bewegungen ein: auf grundlegende Körperausrichtungen, Mäßigung, Koordination, Ausgleich, Rudimente der Langlebensatmung und auf Weisen des Beugens und Drehens, die Ihre Gelenke schützen und schmieren. Während Sie üben, merken Sie, wie kleine Wirkungen langsam zu größeren werden. Vielleicht tun Ihre arthritischen Finger nicht mehr so oft weh; vielleicht haben Sie weniger häufig und weniger heftig Kopfschmerzen. Vielleicht nehmen Ihre Gedanken und Emotionen Sie weniger mit auf wilde Achterbahnfahrten. Ihre Praxis beginnt sich langsam in Ihnen zu verankern.

Die Übung auf der mittleren und der fortgeschrittenen Ebene hilft Ihnen mittels des Nei Gung genannten Systems, das im 7. Kapitel vorgestellt wird, den Fluss der Energie in Körper, Geist und

Seele direkt zu fühlen und zu lenken (siehe Seite 101). Nei Gung ist die daoistische Wissenschaft des Energieflusses im Menschen. Sie wurde auf sechzehn Komponenten reduziert und kodifiziert; sie sind die Wurzeln, aus denen alle größeren Chi-Gung-Systeme in China einen Teil oder die Gesamtheit ihrer ursprünglichen Inspiration und Techniken bezogen. Die Übungen des Nei Gung ermöglichen es Ihnen, sich zunehmend bewusst zu werden, wie Ihre Gedanken und Gefühle den Fluss des Chi sowohl positiv als auch negativ beeinflussen und wie Sie Chi-Blockaden lösen und den Fluss Ihrer Energie lenken können.

Nei Gung ist ein wesentlicher Teil der höheren Ebenen der daoistischen Künste Tai Chi, Chi Gung, innere Kampfkunst, Yoga, sexuelle Praktiken und Meditation. Wenn Sie Aspekte des Nei Gung lernen, werden aus Tai Chi, Chi Gung und anderen Energiepraktiken sich immer weiter entwickelnde Künste – Künste, die Sie Ihr ganzes Leben lang interessieren, faszinieren und inspirieren. Und je mehr Sie üben, desto effektiver werden sie.

Geringe Beanspruchung ist hohe Leistung

Tai Chi und Chi Gung sind im Wesentlichen Übungen, die nur eine geringe Beanspruchung mit sich bringen und die von Menschen aller Altersgruppen und Körpertypen, auch von übergewichtigen Menschen, sicher praktiziert werden können. Einige Formen des Chi Gung kann man gefahrlos praktizieren, während man sich von einer Operation oder einer schweren Krankheit erholt, denn viele der Übungen kann man auch im Sitzen oder im Liegen ausführen.

„Geringe Beanspruchung" bedeutet aber nicht, dass diese Übungen keine bedeutsame Wirkung auf den Körper haben. Damit ist einfach die Tatsache gemeint, dass sie sanft mit den Gelenken umgehen, dass sie im Gegensatz zur Aerobic langsam ausgeführt werden und dass sie die Frequenz des Herzschlags nicht hochtreiben. Geringe Beanspruchung bedeutet auch, dass man sich bewusst ist, wie wichtig der Befolgung der Siebzig-Prozent-Regel ist, was sehr dazu beiträgt, Angst zu reduzieren, und was schneller zu einer Feinabstimmung des Körpers führt als die Gewaltmethoden stark beanspruchender Körperübungen. Die Botschaft ist folgende: Geringe Beanspruchung beim Üben führt zu hochkarätigen Leistungen.

Fertigkeit entsteht aus Übung

Warum widmen sich bisher so wenige Menschen aus dem Westen der Praxis von Tai Chi und Chi Gung, wo deren Nutzen doch so groß ist? Einige der Gründe hierfür sind die Märchen über Gesundheit und Fitness, die vielen von uns eingetrichtert wurden. Andere Gründe haben mit Widerständen dagegen zu tun, nach innen zu gehen und sich mit dem eigenen inneren Unglück auseinanderzusetzen. Ein weiterer Grund ist, dass viele Menschen es nicht leicht finden, die Bewegungen zu lernen. Selbst manche professionelle Athleten und Tänzer empfinden die erforderliche Koordination anfangs als Herausforderung. So sind zum Beispiel manche frustriert, weil sie die linke Hand nicht im gleichen Tempo bewegen können wie den rechten Fuß, weil sie sich nicht erinnern, in welche Richtung sie sich drehen sollen oder welche Hand oder welcher Fuß sich nach vorn bewegen soll.

Haben Sie Geduld mit sich. Die meisten Menschen brauchen mindestens einige Tage bis zu einigen Wochen oder mehr, bis sie irgendeinen neuen Satz an körperlichen Bewegungen oder energetischen Prinzipien mühelos assimiliert haben. Es braucht auch Zeit, bis der Körper entspannt und geschmeidig genug ist, damit wir uns einer komplexeren körperlichen und energetischen Dynamik bewusst geworden und in der Lage sind, sie zu übernehmen. Wenn Sie beginnen zu üben, ist es wichtig, sich daran zu erinnern, dass Sie kein Experte sein müssen, um von Tai Chi oder Chi Gung zu profitieren. Selbst wenn sie nicht besonders gut ausgeführt werden, fördern diese Künste noch immer Ihre Gesundheit. Wenn Sie dann an Erfahrung gewinnen und den körperlichen Ausrichtungen und der energetischen Dynamik folgen können, werden sich die Qualität Ihrer Bewegungen und ebenso Ihr allgemeiner Gesundheitszustand dramatisch verbessern. Geduld ist für das Lernen jeder neuen Fertigkeit wichtig, und Tai Chi und Chi Gung sind besonders hilfreich, wenn man seelische Kraft kultivieren möchte.

Westliche medizinische Studien bestätigen, was die Chinesen seit Tausenden von Jahren wissen

Praktiker des Tai Chi und des Chi Gung erzählen viele inspirierende Geschichten, wie sie von hohem Blutdruck, Karpaltunnelsyndrom, Kinderlähmung, chronischer Erschöpfung, Arthritis und Hepatitis geheilt wurden. Meine Schüler erzählen mir oft, wie sie sich in Rekordgeschwindigkeit von einer Krankheit oder einer Operation erholt haben, dass ihr Stress und ihre Angst abgenommen haben, dass sie nicht mehr so oft einer Erkältung oder Grippe erliegen, und darüber hinaus gibt es noch viele andere erstaunliche Berichte.

Diese Berichte werden heute auch von westlichen medizinischen Studien bestätigt. Solche Studien machen es Heilern im Bereich traditioneller und alternativer westlicher Heilmethoden leichter, ihren Patienten Tai Chi oder Chi Gung zu empfehlen. Diese Studien haben gezeigt, dass Tai Chi und Chi Gung das Immunsystem stärken, Arthritis lindern und den Blutdruck senken. Sie zeigen einige der machtvollen Wirkungen dieser alten Heilsysteme.

Das Immunsystem stärken

Eine Studie der University of California in Los Angeles hat gezeigt, dass bei Menschen, die 45 Minuten am Tag Tai Chi praktizieren, die Memory-T-Zellen um bis zu 50 Prozent zunehmen, was die

Immunität gegenüber vielen Krankheiten, einschließlich einfacher Erkältungen, Gürtelrose und Krebs beträchtlich erhöht.[10]

Die Linderung von Arthritis

Arthritis schränkt die Aktivitäten von mehr als sieben Millionen US-Amerikanern ein und ist nach den Herzkrankheiten der zweithäufigste Grund für Arbeitsunfähigkeit. Da die Menschen heute immer älter werden, wird mit einer dramatischen Zunahme der Arthritiserkrankungen gerechnet. Man schätzt, dass im Jahre 2020 etwa 60 Millionen Amerikaner oder beinahe 20 Prozent der Bevölkerung an Arthritis leiden wird. Zwei größere Studien, bei denen jeweils ein anderer Stil des Tai Chi praktiziert wurde, haben bestätigt, dass Tai Chi die arthritischen Schmerzen lindert. Das Tufts New England Medical Center untersuchte an rheumatischer Arthritis leidende Patienten mit einem Durchschnittsalter von 50 Jahren.[11] Nachdem sie drei Monate lang Yang-Stil Tai Chi praktiziert hatten, hatten sie weniger empfindliche Gelenke als eine ähnliche Kontrollgruppe, die nur Dehnungsübungen gemacht hatte. In Australien führten drei koreanische Professoren und der Hausarzt Dr. Paul Lam in Zusammenarbeit mit zwei Universitäten eine randomisierte Studie an 72 Erwachsenen mit Arthritis durch.[12] Nachdem sie drei Monate lang Sun-Stil Tai Chi praktiziert hatten, hatten die Patienten 35 Prozent weniger Schmerzen, 29 Prozent weniger Steifheit, 29 Prozent mehr

[10] Siehe M. R. Irwin, J. L. Pike, J. C. Cole und M. N. Oxman, „Effects of Behavioral Intervention, Tai Chi Chih, on Varicellar-Zoster Virus Specific Immunity and Health Functioning in Older Adults“, in *Psychosomatic Medicine* 65/2003, S. 824-830.

[11] C. Wang, R. Roubenoff, J. Lau, R. Kalish, C. H. Schmid, H. Tighiouart, R. Rones und P. L. Hibberd, „Effect of Tai Chi in Adults with Rheumatoid Arthritis“, in *Rheumatology* 44/2005, S. 685-687.

[12] R. Song, E. O. Lee, P. Lam und S. C. Bae, „Effects of Tai Chi Exercise on Pain, Balance, Muscle Strength and Perceived Difficulties in Physical Functioning in Older Women with Osteoarthritis: A Randomized, Clinical Trial“, in *The Journal of Rheumatology* Sept. 30(9) / 2003, S. 2039-2044.

Befähigung zur Erledigung alltäglicher Aufgaben wie Treppensteigen, eine bessere Bauchmuskulatur und ein besseres Gleichgewichtsempfinden. Die Studie wurde von der Arthritis Foundation of Australia weithin publiziert, und die Organisation empfiehlt das Tai Chi heute als wirksame alternative Therapie.

Ein amerikanischer Architekt aus Jackson, Wyoming, schrieb:

Ich hatte mir vor vielen Jahren am rechten Daumen eine Sportverletzung zugezogen. Der Daumen war zu einem solchen Grad arthritisch geworden, dass ich ihn nicht mehr berühren oder mein Schlüsselbund aus der Tasche ziehen konnte, ohne starke Schmerzen zu leiden. Chi Gung hat mir ohne chirurgischen Eingriff meinen Daumen zurückgegeben.

Als Architekt brauchte ich meinen Daumen zum Zeichnen! Als ich eines Tages an meinem Schreibtisch saß, kam mir in den Sinn, das Gelenk pulsieren zu lassen, d. h. Energie in es hinein und aus ihm heraus zu atmen. Das war etwas, das ich in meinem Nei-Gung-Kurs bei Bruce Frantzis gelernt hatte. Nach etwa fünf Minuten begann das Gelenk mit einer beträchtlichen Kraft – etwas, das sich wie ein elektromagnetisches Feld anfühlte – zu pulsieren, und Energie begann aus der Daumenspitze herauszufließen. Es fühlte sich an wie Elektrizität. Zu meiner Überraschung verschwanden die Schmerzen. Das war vor etwa zehn Jahren. Das Gelenk ist heute frei von Schmerzen, auch wenn es noch verformt aussieht. Wann immer nur eine Spur von Schmerzen auftaucht, pulsiere ich das Gelenk wieder, um es instand zu halten.

Bob Carter, Architekt

Andere Menschen mit Chi heilen

Wenn Sie sich selbst geheilt und Ihr Chi sehr stark gemacht haben, können Sie Ihre Chi-Praktiken dahingehend erweitern, dass Sie Ihre Lebenskraft-Energie mit anderen teilen, um sie zu heilen.

Chi Gung Tuina ist ein besonderer Zweig der Chinesischen Medizin, der darauf ausgerichtet ist, das blockierte Chi in anderen Menschen freizusetzen und auszugleichen. Statt wie ein Akupunkteur Nadeln zu benutzen, lernen Sie, Ihre Energie mit und ohne Handauflegen in Ihre Patienten zu projizieren. Damit Sie andere Menschen mit Chi heilen können, müssen Sie zuerst lernen, blockiertes Chi bei sich selbst freizusetzen und die spezifischen Leitbahnen zu kontrollieren, durch die das Chi fließt. Sie müssen in der Lage sein, das Chi stark zu fühlen, damit Sie Stärke und Schwäche des Chi-Flusses in anderen erkennen können. Schließlich müssen Sie noch lernen, Chi zu projizieren, um Ihren Patienten zu helfen, ihre Blockaden und Krankheiten zu heilen. Die Kern-Chi-Praktiken werden als Fundament dafür dienen.

Ein Teil der Ausbildung im Chi Gung Tuina besteht darin, dass Sie lernen, sich körperlich, spirituell und emotional nicht erschöpfen zu lassen. Diese Praxis hat mehrere wichtige Komponenten:

- Schutz gegen das Absorbieren der Energie Ihrer Patienten.
- Regeneration Ihres eigenen Chi nach der Projektion von Chi für andere.
- Das Kultivieren von Mitgefühl mit Ihren Patienten.
- Das Ausführen regenerativer Übungen. Die Faustregel lautet: Um ein Ausbrennen zu vermeiden, sollten Sie bis zu einem Viertel der Zeit, die Sie für Ihre Patienten aufwenden, mit regenerativen Übungen für sich selbst verbringen.

Den Blutdruck senken

Nach neuesten Schätzungen leidet beinahe jeder dritte Amerikaner an hohem Blutdruck. Hohen Blutdruck nennt man oft den „leisen Killer“, denn wenn man ihn nicht unter Kontrolle bekommt, kann er zu Herzinfarkt, Gehirnschlag, Herzversagen oder Nierenversagen führen. Die Johns Hopkins School of Medicine führte eine Studie mit 62 bewegungsarmen Senioren durch, die Tai Chi und leichtes Aerobic praktizierten.[13] Die Resultate zeigten, dass die langsamen Bewegungen des Tai Chi ebenso deutlich den Blutdruck senken wie aerobe Übungen. Auch wenn die Studie deutlich machte, dass beide Methoden gleich wirksam waren, meinten die Forscher doch, dass Tai Chi wegen der geringen Beanspruchung für Senioren eher zu empfehlen sei. Außerdem lässt sich Tai Chi jederzeit und überall ausführen und man braucht dazu nicht Schuhe oder Kleidung zu wechseln. Das ist besonders hilfreich für ältere Leute, die vielleicht nur geringe finanzielle Mittel haben oder die „Training“ mit einer anstrengenden Aktivität verbinden.

Ein Grafiker aus Albuquerque in New Mexico schrieb:

Nachdem ich ein Jahr lang bei Bruce Frantzis Chi Gung und Wu-Stil Tai Chi geübt habe, sank mein Ruhepuls von einem Mittelwert von 60–65 Schläge pro Minute auf etwa 50–52 Schläge pro Minute, und der Blutdruck sank um 8-10 Punkte sowohl beim systolischen als auch beim diastolischen Wert. Ich bin überaus dankbar dafür, dass ich diese Übungen zur Verfügung habe, die mir helfen, einen allgemein guten Gesundheitszustand zu erhalten.

Daniel Weisman, Grafiker

[13] D. R. Young, L. J. Appel und S. H. Lee, „Tai Chi Lowers Blood Pressure“ in *Journal of the American Geriatrics Society* 47/1999, S. 277-284.

Einen Lehrer finden

In den meisten Städten in Amerika, Kanada und Europa findet man heute Kurse in Tai Chi und Chi Gung. Was die Beherrschung der Bewegungen sowie die verbale und nonverbale Vermittlung der wesentlichen Aspekte angeht, ist die Kompetenz der Lehrer sehr unterschiedlich. In China gibt es eine seit langem etablierte Hierarchie der Lehrkräfte nach ihrer Kompetenz, aber in westlichen Länden gibt es nichts Vergleichbares. Es gibt keine allgemein anerkannten Kriterien der Beurteilung und Akkreditierung, keine Uniformen oder farbigen Gürtel und keine standardisierte Methode zur Einstufung der Kompetenz. Nur wenige Lehrer bieten ein formelles Programm für Lehrkräfte an, wie ich das tue.

Auch die Ausrichtung ist bei den verschiedenen Lehrern unterschiedlich. Einige konzentrieren sich auf Gesundheit und Stressreduktion, andere auf die Kampfkunst oder meditative Aspekte. Einige haben eine Methode, die wichtigen Grundlagen zu lehren; Lehrer des Nei Gung sind noch seltener zu finden. Die zentralen Chi-Gung-Programme, die von mir und den von mir ausgebildeten Lehrern gelehrt werden, wurden mit Bedacht ausgewählt, weil sie zu den ältesten, wirksamsten und am höchsten geschätzten daoistischen Energiepraktiken gehören.[14] Sie eignen sich ideal, schrittweise die wichtigsten Komponenten des Nei Gung zu verinnerlichen, wie sie im 7. Kapitel beschrieben wurden, und zwar auf eine für Menschen des Westens verständliche Weise. Sie vermitteln den Schülern die nötigen Grundlagen, wenn sie ihre Chi-Praktiken klar und systematisch lernen und vorantreiben wollen.

Gute Lehrer können Ihr Leben positiv beeinflussen und möglicherweise zum Besseren hin verändern. Inkompetente Lehrer können ihnen diese Praktiken für immer verleiden. Wenn Sie in einer Gegend wohnen, wo Sie die Wahl haben, nehmen Sie sich die Zeit, sich die einzelnen Lehrer genau anzusehen, um einen zu finden, der

[14] Mehr über Chi Gung und das sechzehnteilige Nei-Gung-System erfahren sie im Internet unter EnergyArts.com.

für Sie geeignet ist. Die Qualifikation des Lehrers kann entscheidend dafür sein, wie schnell Sie fortschreiten und die Prinzipien des Tai Chi und Chi Gung in Ihr tägliches Leben integrieren können. Ich möchte Sie dazu ermutigen, mit der Praxis von Tai Chi oder Chi Gung zu beginnen und nach Möglichkeit sogar zu lernen, sie andere Menschen zu lehren. Es wird in Zukunft eine große Nachfrage nach kompetenten Lehrern geben.

9

Die geheime Kraft der inneren Kampfkünste

Der Kern aller inneren Kampfkünste, Ba Gua, Tai Chi und Hsing-I, ist, völlig entspannt, voller Gleichmut und ohne Muskelanspannung zu kämpfen. Wie es bei allen Chi-Praktiken der Fall ist, trainieren auch die inneren Kampfkünste Sie, in Körper, Geist und Seele extrem gesund, entspannt und fokussiert zu sein.

Das Wort „innere“ wird verwendet, weil die Bewegung des Chi in Ihrem Körper und Ihre Intention Sie instand setzt, Ihre körperlichen Bewegungen mit Kraft aufzuladen. Das Entwickeln von Schnelligkeit, Kraft und Ausdauer ist in den inneren Kampfkünsten eine Frage der Entwicklung des Chi und nicht der Muskelkraft. Wenn Sie sich auf die Muskelkraft konzentrieren, wird das Ihre Fähigkeit, zu spüren, wie das Chi durch Ihren Körper fließt, beeinträchtigen. In den äußeren Kampfkünsten wie Karate und Tae Kwon Do ist das Kämpfen oft von Rufen und Schreien, von Anspannung und tierhaften Verrenkungen begleitet. Sie sollen den Praktizierenden helfen, ihre Kraft zu konzentrieren und den Gegner zu erschrecken. Diese emotionalen Ausbrüche setzen Adrenalin und andere Stresshormone frei, die nicht nur dem Körper schaden können, sondern die letztlich auch als eine Form der Selbsthypnose dienen. Wenn ein Hieb, Tritt oder Wurf ständig zur Wiederholung eines Schreis führt, können Sie sicher sein, dass er auch zu einer Anspannung im Körper führt. Doch die gefährlichsten Kämpfer kämpfen entspannt, ohne Aggression, Zorn oder Adrenalinschub. Die Freisetzung von Adrenalin und anderen Hormonen behindert den Fluss des Chi, schwächt den Körper und führt deshalb zu einem verringerten Fluss von Chi-Kraft.

Es stellt sich die Frage: Wie kann man in einer Kampfsituation innerlich ruhig und entspannt bleiben? Ob sie nun an den inneren Kampfkünsten interessiert sind und ein Kämpfer werden wollen oder nicht, die Trainingsmethoden dienen als Beispiele für das Potential des Chi. Viele der Lektionen, die man hier lernt, lassen sich auch auf das Alltagsleben anwenden.

Aggression überwinden

Was den Stress angeht, so ist es das Hauptanliegen im Kampfkunsttraining, biologisch angelegte Muster zu überwinden, die dazu führen, dass Körper und Geist sich in einer Kampfsituation anspannen. Ein Kampfkünstler mag einen harten Schlag besitzen, aber der eigentliche Beweis seiner Kunst ist, ob er den Hieb mit unkontrolliertem Zorn ausführt oder ob er die ganze Zeit einen ruhigen Geist bewahrt. Ist er süchtig nach dem Kick und dem Gefühl von Macht, die das Adrenalin ihm verleiht, oder kann er mit einem Geist kämpfen, der gelassen bleibt, auch wenn um ihn herum Chaos herrscht?

Es ist deshalb eines der wichtigsten Anliegen in den inneren Kampfkünsten, den Affengeist ruhigzustellen. Ganz pragmatisch gesehen, ist es so, dass Sie verletzlicher werden, wenn Sie erregt, angespannt oder im Griff von Gefühlen wie Zorn oder Furcht sind. Ihr Gegner kann dann diesen Schwachpunkt ausnutzen. Es gibt da eine Lücke. Vielleicht halten Sie den Atem an, vielleicht zögern Sie, vielleicht sind Sie für einen Moment unentschieden, wo oder wie Sie zuschlagen sollen. Wo immer innerlich Zorn, Furcht, schlechte Erinnerungen oder irgendeine andere Einschränkung in Ihnen ist, kann eine solche Lücke entstehen. Wenn eine solche Lücke vorhanden ist, sind Ihr Körper, Ihr Geist und Ihre Seele nicht in der Lage, mit einem einheitlichen, reibungslosen Fluss zu agieren, und diese Schwäche macht es Ihrem Gegner möglich, Sie zu besiegen.

Wang Shu Jin, einer meiner Ba-Gua-Meister, täuschte seine Gegner, indem er sie annehmen ließ, dass er eine Lücke aufwies, weil er seinen Bauch völlig entspannte. Der Gegner führte dann unwillkürlich einen Hieb gegen Wangs Bauch aus, nur um zu merken, wie sein Arm eingesaugt wurde. Dann füllte Wang seinen Bauch mit Chi und dehnte seine Muskeln, bis sie wie die Bespannung einer Trommel wirkten und den Gegner zurückschleuderten. Auf diese Weise brach er oft die Hand oder kugelte die Schulter seines Gegners aus.

Der Meisterkämpfer wird völlig entspannt bleiben, auch wenn er in Gefahr ist, verletzt oder getötet zu werden. Er weiß, dass nur dann die Chance groß ist, nicht verletzt zu werden, denn wenn sein Chi ungehindert fließt, wird er stärker, schneller und präsenter sein. In den inneren Kampfkünsten ist die grundlegende Fertigkeit dieselbe wie in allen Chi-Praktiken: das Nervensystem zu entspannen, sodass das Chi kräftig fließen kann. Beim Training muss man deshalb lernen, in jeder Situation das Chi in Fluss zu halten. In den inneren Kampfkünsten besteht der Zweck des Sparring darin, alle Chi-Blockaden wie Furcht, Zorn oder mentale Verwirrung im Rahmen einer Übung zum Vorschein zu bringen und sich mit ihnen auseinanderzusetzen, und nicht erst auf dem Schlachtfeld, wo es um Leben oder Tod gehen kann.

Die Stärkung des Chi durch die Stehübung

Während ich in Japan trainierte, fragte ich Chang I Jung, einen meiner Tai-Chi-Meister, ob es eine Sache gäbe, die ich trainieren könnte und die meine innere Kraft besser als alles andere entwickeln könnte. Er brachte mir bei zu stehen, zuerst in der Grundhaltung, die auch im Chi Rev Workout enthalten ist, und später auch in anderen Haltungen. Ich hielt mich strikt an seinen Rat und übte, bis zu zwei Stunden am Tag in verschiedenen Posituren zu stehen. Nach zwei Jahren konnte ich die meisten seiner fortgeschrittenen Schüler übertreffen, von denen einige mehr als ein Jahrzehnt Erfahrung mit der Praxis von Tai Chi und anderen inneren Kampfkünsten hatten.

Wie konnte das wiederholte Stehen es mir ermöglichen, solche erstaunlichen Leistungen zu vollbringen? Das Stehen machte es mir möglich, unmissverständlich zu spüren, wo sich mein Chi bewegte oder nicht bewegte, wo es blockiert war oder nicht, ob es gleichmäßig oder ungleichmäßig floss. Und das Wichtigste war: Ich lernte, feststeckendes Chi freizusetzen, sodass es ungehindert fliesen konnte. Je entspannter ich wurde, desto kraftvoller begann das Chi in mir zu fließen. Und je freier das Chi in mir floss, desto kraftvoller und schneller wurde ich als Kampfkünstler. Während mein Chi reibungsloser floss, wurden meine Tritte und Hiebe kräftiger und wirksamer. Ich lernte auch eine weniger spektakuläre Fertigkeit: Meine mentale Beweglichkeit wurde größer.

Das Chi des Gegners benutzen

Die inneren Kampfkünste sind Beziehungskünste – sie verlangen, dass man das Chi des Gegner spüren und sich damit verbinden kann. In dem Maße, in dem man dafür sensibel und sich dessen bewusst wird, wie das eigene Chi mit dem des Gegners in Wechselwirkung steht, wird man zu einem besseren Kämpfer. Aber es besteht nicht die geringste Hoffnung, dass man sich auf das Chi eines Gegners einstimmen kann, solange man sich nicht auf das Chi eingestimmt hat, das in einem selbst fließt.

Die Kraft des Chi ist wie ein explodierendes Geschoss, das den Lauf niemals wirklich verlässt. Die Kraft geht nie verloren, sondern zirkuliert im Inneren. Kampfkünstler beginnen diese Fähigkeit des „Klebens“ zu lernen, indem sie in Kontakt mit der Körperoberfläche eines anderen bleiben, während sich beide bewegen. Mit der Zeit schreiten sie dazu fort, sich für das Chi zu sensibilisieren, das von verschiedenen Körperteilen ausgestrahlt wird, und es ohne Körperberührung zu spüren. Im Kampf achten sie dann darauf, wo das Chi ihres Gegners fehlt, wo es schwach oder schwankend ist. Worauf sie achten, kann etwas so Grobes wie ein blockiertes Gelenk sein oder etwas so Subtiles wie eine Lücke im Bewusstsein, etwa ein durch eine emotionale Blockade verursachtes Blackout, das vielleicht nur eine Millisekunde lang dauert.

Die Intention bewegt das Chi

In allen inneren Kampfkünsten gelangt man zu Stärke, indem man seine Intention anwendet, um spezifische Prozesse in Gang zu bringen. Ob es um eine Kampftechnik geht, eine Form oder Haltung oder eine Methode zur Freisetzung von blockiertem Chi, es ist letztlich Ihr Geist, der das Chi mobilisieren muss. Die Intention bewegt das Chi, das Chi bewegt das Blut, und das Blut bringt Kraft. Daraus folgt, dass der Chi-Fluss umso stärker ist, je stärker Ihre Intention ist – wenn sie genau ausgerichtet ist. Dieses wichtige Prinzip gilt auch für alle anderen Chi-Praktiken. Die Wissenschaft weist heutzutage nach, welch großen Einfluss Ihre Intention auf Sie selbst und auf andere hat.[15]

Die Meisterung des Nei Gung

Der Weg zur Meisterung des Chi und der Intention und zu ihrer Anwendung in Kampfbewegungen ist letztlich das Spüren, die Entwicklung, Stärkung und Bewegung des Chi. Dazu muss man die sechzehn Komponenten des Nei Gung meistern, die im 7. Kapitel diskutiert wurden; sie sind der Kern aller Chi-Praktiken. Wenn das Chi erst einmal den Körper energetisiert, funktioniert es optimal, sodass Sie auch die präzisesten Bewegungen ausführen können. Wenn das Chi zunimmt, verbinden sich der bewusste und der unbewusste Geist mit zunehmender Kraft. Geist und Energie tanzen miteinander und verstärken einander. Das eine existiert nicht unabhängig vom anderen. Beim Nei Gung geht es letztlich um die Entwicklung einer starken Verbindung von Körper, Geist und Seele – einer durchgehenden und kreisförmigen Verbindung ohne Lücken. Ein Satz aus den „Tai Chi Klassikern“ fasst das Ziel der Übung des Nei Gung zusammen: „Von Stellung zu Stellung ist die innere Energie

---

[15] Zahlreiche Studien hierzu werden beschrieben in: Lynne McTaggart, *The Intention Experiment: Using Your Thoughts To Change Your Life,* Free Press. 2007.

ununterbrochen." Das bedeutet, dass das Chi reichlich ist und die Person in Körper, Geist und Seele hellwach ist, *ohne dass es zu einer Trennung kommt.*

Es ist die außerordentliche Sensibilität für das Chi, die durch das Nei-Gung-System erreicht wird, die den Unterschied zwischen den inneren und äußeren Kampfkünsten ausmacht. Die Fähigkeit, das Chi in allen Energiekanälen zu klären und den Geist in hohem Maße zu einen, wird durch Karate, Jiu Jitsu, Tae Kwon Do und andere äußeren Kampfkünste nur selten, wenn überhaupt jemals erlernt.

Der spirituelle Krieger

Auf der höchsten Ebene des Trainings in den inneren Kampfkünsten kann der Kampfkünstler sich auf den Pfad des spirituellen Kriegers begeben. Will er das tun, muss er seine tiefsten inneren Feinde besiegen und transzendieren, die in seinem psychischen, karmischen, und spirituellen Energiekörper eingebettet sind. Sie müssen Ihre tiefsten trübenden Gefühle und Abhängigkeiten besiegen. Sie müssen einen hohen Grad an Klarheit in Ihren inneren Sinnen erlangen. Auf den fortgeschrittenen Ebenen kann man das Training in den inneren Kampfkünsten als den Pfad des spirituellen Kriegers bezeichnen.[16] Mittel für den Kampf finden sich im Körper und in den mentalen Strategien, die mit den Kampffertigkeiten einhergehen. Spiritualität findet sich im Herzen, im Geist und in der Seele des Kampfkünstlers – die Energien, die es der Person erlauben, zu funktionieren und sich mit anderen zu verbinden, und die das Bewusstsein und die Intention dieser Person lenken.

In der daoistischen Tradition wird die daoistische Meditation in das Training der spirituellen Kampfkünste integriert; darum kann der spirituelle Krieger.

[16] Siehe Bruce Frantzis, *Die Kraft der inneren Kampfkünste und des Chi,* 9. Kapitel, „Das Dao der spirituellen Kampfkünste", Windpferd 2008.

- eine entspannte, durchgehende und ununterbrochene Aufmerksamkeit über lange Zeit aufrechterhalten, ohne angespannt, abgelenkt oder dissoziiert zu werden.
- die Wurzeln abschneiden, die es den inneren Dämonen erlauben, die Oberhand zu behalten.
- sich vom Haften an weltliche und spirituelle Illusionen lösen.
- Körper, Geist und Seele in allen Energiekörpern integrieren.
- den Kern seiner eigenen Seele sehen und ihn befreien.

Statt auf dem spirituellen Pfad äußere Gegner zu bekämpfen und zu besiegen, nimmt der Kampfkünstler es jetzt mit den spirituellen Feinden auf, die in der Tiefe seiner Seele leben. Er nimmt die größte Herausforderung des menschlichen Daseins an: im tiefsten Kern seiner selbst entspannt, ausgeglichen, mitfühlend und frei zu werden. Wenn es ihm gelingt, wird er für immer mit allen Erfahrungen des Lebens verbunden und nicht von ihnen getrennt und entfremdet sein.

10

DAO-Yoga und der Mann im Koffer

Als ich mit 19 Jahren in Tokio lebte, lernte ich bei dem Norweger Perr Wynter Hatha-Yoga. Sein erster Lehrer war ein indischer Yogi gewesen, der am oberen Ende des Fjords lebte, an dem er zuhause war. Als er in seinen Zwanzigern war, ging Perr nach Indien, um sich im Shivananda-Ashram zu schulen, und er wurde zu einem außerordentlichen Hatha-Yogi. Als er einmal eine Reise nach Malaysia machte, wurden ihm Pass und Geld gestohlen. Um Geld zu verdienen, arbeitete er in einem Zirkus; dort wurde er bekannt als der Mann, der sich so zusammenfalten konnte, dass er in einen Koffer passte. Das Interessante war, dass Perr praktisch jede Yoga-Stellung einzunehmen vermochte, die existierte. Er war der Yoga-Lehrer von Yamaguchi Gogen, dem legendären Gründer des Goju Kai Karate Do.

Da wir beide zusammen auch Aikido und Tai Chi lernten, wurde mir klar, dass Perrs Chi nicht wirklich floss. Seine Bewegungen hatten etwas Spastisches, und selbst nach Jahren der Praxis war er ein ziemlich schlechter Kampfkunstschüler. Obwohl er äußerst kräftig und gesund war, war er relativ unkoordiniert. Wie konnte es sein, dass die Energie im Körper dieses menschlichen Gummibands nicht floss? Erst als ich die inneren Kampfkünste, Chi Gung und die statischen daoistischen Haltungen (auf die ich mich hier beziehe und die ich als DAO-Yoga lehre) studierte, wodurch mein eigenes Chi sich machtvoll entwickelte, vermochte ich Perrs verblüffende Situation zu verstehen. Perr hatte seine Fasern so stark gedehnt, dass er außergewöhnlich flexibel wurde. Er besaß eine ungewöhnliche mechanische Kontrolle über seinen Körper, aber er war kein entspannter Mensch.

Er besaß nicht die fließende und gelassene Qualität, die Tai Chi und Aikido einem verleihen können. Weder seine Stimme noch die Art und Weise, wie er sich bewegte, waren entspannt.

Die Lektion, die ich daraus lernte, war, dass Menschen Yoga praktizieren und total gedehnt und flexibel und dabei doch unglaublich verspannt sein können, mit innerlich blockiertem Chi. Perrs Nerven waren angespannt und damit auch die Energie in seinem Inneren.

DAO-Yoga: Den Atem zur Entspannung benutzen

Der Hauptzweck des DAO-Yoga ist, den Fluss des Chi zu stimulieren und blockiertes Chi freizusetzen. Durch die Kombination von sanften Körperhaltungen mit der Langlebensatmung, die aus alten daoistischen Techniken abgeleitet ist, werden die Energiekanäle des Körpers schrittweise geöffnet, und dadurch wird der Fluss des Chi aktiviert und gestärkt. Im DAO-Yoga gibt es viele sanfte, sitzende Stellungen, die jeweils für fünf Minuten eingenommen werden. Da diese Stellungen praktisch keine Anstrengung der Muskeln verlangen, kann man die Aufmerksamkeit dabei leicht nach innen richten und sich darauf konzentrieren zu spüren, wo das Chi blockiert ist, und es sanft freizusetzen. Man wird dabei rasch gewahr, wo das Chi fließt und wo nicht.

Wir lernen, ununterbrochen und sanft aus dem Bauch zu atmen, während wir eine Stellung halten und zur nächsten übergehen. Der Atem wird nie angehalten oder eingeschränkt. Der Atem wird nicht „beherrscht", und man macht keine Versuche, Ein- oder Ausatmung zu forcieren und zu verlängern. Sanfte und durchgehende Atmung gestattet es unserem Nervensystem, sich zu entspannen, während man eine Stellung hält und zur nächsten übergeht. Es wird keinerlei körperliche, mentale oder emotionale Spannung oder Kontraktion aktiviert. Die Chi-Blockaden treffen in der Stellung, die man hält, auf immer geringeren Widerstand und können sich lösen, bis das Chi schließlich eine natürliche und frei fließende Qualität hat.

Hält man dagegen in einer Stellung den Atem an, wie das in vielen Formen des Hatha-Yoga und seiner modernen Derivate praktiziert wird, so kann das Stressmuster verstärken, die viele Menschen unbewusst angenommen haben, als sie Angst hatten, zornig waren oder unter Stress standen. Das war wahrscheinlich auch bei Perr geschehen. Wenn man unter Anspannung den Atem anhält, so erzeugt das einen enormen inneren Druck, der das Nervensystem erschüttert und den Fluss von Chi im Körper blockiert. So etwas kann auch zu unkontrollierten Ausbrüchen negativer Gefühle führen.

Die Verwendung der Langlebensatmungstechniken – die im 16. Kapitel beschrieben werden – und der sanften, nichts erzwingenden Posituren des DAO-Yoga hilft, die tief konditionierte Assoziation des Atemanhaltens mit stressgeladenen Ereignissen aufzubrechen. Die Psychologen sagen uns, dass man eine schlechte Gewohnheit nicht einfach aufgeben kann, man muss sie durch eine neue Gewohnheit ersetzen. Gewohnheiten der Anspannung müssen durchbrochen werden, indem man sie durch die Gewohnheit der Entspannung ersetzt. Dies ist das wichtigste Ziel des DAO-Yoga, der Langlebensatmung und im Grunde aller Chi-Praktiken.

Hier kommt eine der wichtigsten Maximen des Daoismus zum Tragen: Spannung jeglicher Art verhindert Entspannung und ist schwer aufrechtzuerhalten. Entspannung setzt Energie frei und gibt Ihnen mehr Kraft und Ausdauer. Indem Sie Ihren Geist und Ihre Atmung neu darauf ausrichten, den Fluss des Chi in einer Haltung zu spüren, verlieren Sie das Bedürfnis, etwas zu erzwingen. Stattdessen entspannt sich Ihr Nervensystem noch mehr und eröffnet damit die Möglichkeit einer echten Transformation in Ihrem Inneren.

Entspannung für jeden

Der DAO-Yoga lässt sich von Menschen jedes Alters und Körpertyps praktizieren. Weil hier weder Dehnungen noch die Entwicklung komplexer Körperhaltungen betont wird, gibt es kein Gefühl des Wettbewerbs oder das Bedürfnis „in einer Stellung gut auszusehen".

Auch Verletzungen sind hier sehr selten. Auch wenn viele der Stellungen des DAO-Yoga den Stellungen für Anfänger und des mittleren Schwierigkeitsgrades im Hatha-Yoga ähneln, wird der Körper im DAO-Yoga niemals zu etwas gezwungen, und es werden ihm keine extremen Dehnungen abverlangt. Statt sich auf die äußeren Eigenschaften einer bestimmen Haltung zu konzentrieren, wie das in den meisten Formen des Yoga der Fall ist, soll der DAO-Yoga Ihnen helfen, Achtsamkeit in Ihren Körper zu bringen. Es geht hier nicht darum, wie weit Sie Ihr Gewebe, Ihre Muskeln, Bänder und Sehnen strecken können. Sie sind vielmehr darauf aus, Chi-Blockaden im Körper freizusetzen. Wenn Ihre Bemühungen andererseits darauf ausgerichtet sind, schwierige Stellungen zu halten und die Muskeln zu strecken, reagiert das Nervensystem darauf, indem es die Energiekanäle verschließt. So wird eine negative Rückkoppelungsschleife erzeugt. Auch wenn Sie Ihre Muskeln dazu zwingen können, sich zu strecken, wird Ihr Körper zunehmend verspannt und verstopft. Wenn Sie sich ohne Anstrengung und Zwang entspannen, werden Sie sich mit der Zeit ganz natürlich weiter strecken.

Entspannung und Streckung

Die meisten Yoga-Praktizierenden dehnen sich, um sich zu entspannen. Die Daoisten gehen es von der anderen Seite her an: sie entspannen sich, um sich zu dehnen. Ich demonstriere dies in meinen Kursen, indem ich eine meiner fortgeschrittenen Schülerinnen einen vollen Spagat machen lasse. Als nächstes bitte ich sie, sich nochmals langsam zu einem vollen Spagat abzusenken – nur soll sie diesmal sofort anhalten, wenn sie irgendeine Spannung oder Kontraktion verspürt – irgendetwas, das auf eine Chi-Blockade hinweist. Es überrascht nicht, wenn sie merkt, dass sie sich vielleicht nur ein paar Zentimeter senken kann. Dann benutzt sie ihren Atem und ihre innere Sammlung, um die Blockade zu lösen und das Chi in Fluss zu bringen. Sie zwingt ihren Körper nicht zu etwas, sodass irgendwelche Nerven sich verkrampfen, sei es am Ort der Blockade oder sonst irgendwo im Körper. Wenn ihr Nervensystem sich entspannt, treffen die Chi-Blockaden auf geringeren Widerstand und lösen sich schließlich. Die Schülerin wiederholt den Prozess und geht nur so weit nach unten in einen tieferen Spagat, wie die jeweilige Blockade sich aufgelöst hat.

Sobald man auf einen ruhigen, ausgeglichenen Energiefluss im Körper achtet, stellt das Nervensystem eine natürliche Beziehung zum Gefühl der Entspannung her. Eine natürliche, positive Rückkoppelungsschleife wird hergestellt. Dieser Prozess braucht nicht Jahre, noch nicht einmal Monate; es kann schon während der ersten Sitzungen des DAO-Yoga dazu kommen. Wenn man jedoch weiter übt, wird man sich immer tieferer Schichten bewusst, was einem hilft, subtilere Blockaden aufzulösen. Einer meiner Schüler sagte mir während eines DAO-Yoga-Workshops: „Wenn ich eine Stellung einnehme, fällt es mir leicht, die Beziehung zwischen meinem Atem und meinem Chi zu spüren und zudem zu fühlen, wie beide von meinen Gedanken und Gefühlen beeinflusst werden. Aus diesem Grund finde ich, dass DAO-Yoga es mir dramatisch leichter macht, das zu finden und loszulassen, was mich fesselt."

Eine natürliche Brücke zur Meditation

Die ursprüngliche Absicht des Yoga war, eine Stille des Körpers zu finden, die als notwendige Grundlage für die Meditation dienen konnte. Die Absicht war nicht die komplizierte Gymnastik, die wir heute kennen. Yoga wurde hauptsächlich entwickelt, um es den Schüler zu ermöglichen, eine bequeme Sitzhaltung aufrechtzuerhalten. Tatsächlich bedeutet das Sanskritwort *asana* wörtlich „Sitz" – also die Weise, auf die Ihr Körper auf der Unterlage ruht, auf der Sie meditieren. Natürlich muss Ihr Körper in einem gewissen Maße gedehnt werden, sonst werden Sie nach einigen Stunden Sitzen Schmerzen haben. Das trifft besonders dann zu, wenn man dies wochen- oder jahrelang jeden Tag tut, wie es einige Yogis auf dem Pfad zur spirituellen Erleuchtung tun.

Wenn Sie sich auf die Kreisförmigkeit Ihres Atems und Ihres Chi von einer Stellung zur nächsten sammeln, wird es leichter, Ihre Gedanken und Gefühle loszulassen. Dann sind Sie in der Lage, Blockaden in Ihrem Körper zu finden und sich um sie zu kümmern, ohne dass der ganze innere Dialog abläuft, der sie kontrollieren und gegen sie ankämpfen möchte. Je mehr Sie loslassen, desto mehr entspannen Sie sich, desto reibungsloser fließt Ihr Chi, desto offener und präsenter werden Sie. Das Ganze ist ein synergetischer Prozess, der Sie zu einem Punkt der Stille in Ihrem Inneren führt.

Der DAO-Yoga ist als eine Brücke zur DAO-Meditation bekannt, weil er den Affengeist so wirksam und schnell ruhigstellen kann. Viele meiner Schüler, für die die Chi-Praktiken etwas Neues sind, haben festgestellt, dass er für sie der leichteste Weg ist, ein Gefühl für ihren Körper zu bekommen, sodass sie etwa ihre inneren Organe spüren können. Die Bewegungen sind langsam und gleichmäßig genug, um ihre Konzentration aufrechterhalten zu können, und doch auch herausfordernd genug, um sie vom Abschweifen abzuhalten, was vielen von ihnen leicht passiert, wenn sie Atemübungen oder andere Energieübungen für Anfänger lernen. Wenn sie das Gefühl haben, klar und für ihre Erfahrung gegenwärtig zu sein, finden die meisten, dass sie ganz natürlich zu einem Punkt der Stille gelangen. Und das Erreichen einer tiefen, entspannten Stille ist die stabile Grundlage dafür, dass der spirituelle Pfad sich entfalten kann.

11

Das Dao des Sex

Liebe machen ist, als koche man ein Drei-Gänge-Menü. Idealerweise stellt man sicher, dass alle benötigten Utensilien und Zutaten in der Küche bereitstehen. Alles ist vorhanden. Zuerst kommt die Vorspeise oder das Vorspiel, das selbst zu einem vollen Mahl werden kann. Als nächstes der Hauptgang, der Geschlechtsverkehr. Und schließlich der Nachtisch, die körperliche Befriedigung, Lösung und Entspannung mit dem verstärkten post-koitalen Bonding. Man kann sich auch für einen spirituellen Nachtisch entscheiden – für sexuelle Praktiken, die einen zu innerem Gleichgewicht, Mitgefühl und universaler Liebe führen. Jeder Gang hat seine eigene Lust und seine eigenen Freuden. Doch damit Sie sie voll und ganz entdecken und erfahren können, muss das Chi in Ihnen und in Ihrem Partner im Fluss sein.

Daoistische Sexualpraktiken

Wenn Menschen Sex haben, verstärkt sich das Chi ganz von selbst und nimmt zu. Wir fühlen uns lebendiger, kreativer und vitaler, wenn das Chi reichlicher und intensiver wird. Unser Blut und andere Körperflüssigkeiten fließen stärker, was uns ein prickelndes und aufgekratztes Gefühl verleiht. Für viele Menschen ist die Gelöstheit, die sie nach dem Orgasmus erfahren, das entspannteste Gefühl, das sie kennen; das mentale und negative emotionale Geschwätz scheint zu verschwinden. Wir fühlen uns voll präsent für unsere Erfahrung.

Die Daoisten kümmern sich nicht viel um den kulturellen, moralischen und religiösen Ballast, mit dem der Sex im Westen beladen ist. Sie sind interessierter daran, die energetischen Motivationen zu erkunden, und dazu wurden daoistischen Praktiken entwickelt, indem man freiwillige heterosexuelle Erwachsene studierte unter Beachtung von Vorsichtsmaßnahmen und ohne Zwang. Alles in allem gingen die Daoisten ziemlich ungeniert und pragmatisch mit der Sexualität um und erforschten das Potenzial der Stimulation von frei fließendem Chi im Menschen. Die daoistischen Sexualpraktiken werden in zwei Kategorien unterteilt:

- *Sexuelles Chi Gung* – Techniken, die die Sensibilität für den Chi-Fluss und das Bewusstsein des Chi-Flusses in einem selbst und im Partner erhöhen. Dazu gehören auch Techniken, durch die man viele der heilsamen Wirkungen jeder Chi-Praktik erzielen kann.
- *Sexuelle Meditation* – Methoden, die zu tiefen religiösen Erfahrungen führen, die oft als Erfahrung des Göttlichen, der Erleuchtung, der Leere oder der universalen Liebe bezeichnet werden.

Sex macht es leicht, das Chi zu spüren

Während und nach dem Sex ist es besonders leicht, das Chi zu spüren. Und wenn man das Chi bei einer Gelegenheit spürt, so fällt es einem leichter, es auch bei anderen Gelegenheiten zu spüren – etwa beim Chi Rev Workout, Tai Chi oder Chi Gung.

Der Geschlechtsakt selbst führt dazu, dass Ihre Energie für Sie auf natürliche Weise erkennbar, aufgeladen und zugänglich wird. Falls es Ihnen schwer fällt, zu fühlen, was in Ihrem Körper vorgeht, oder Ihr Chi zu spüren (und das ist bei vielen Menschen der Fall), so ist der Geschlechtsakt die beste Gelegenheit, etwas zu spüren, das mit Ihrer Lebenskraft zu tun hat. Das liegt daran, dass der Geschlechtsakt nicht nur die Fortpflanzungsfähigkeit entfesselt, sondern auch extreme menschliche Kreativität und Bewusstheit anregt. Wenn das Innere Ihres Körpers high und heiß wird und voll und ganz funktioniert, dann öffnet sich Ihr Vermögen, auf der körperlichen, energetischen, mentalen, und übersinnlichen Ebene bewusst zu werden.

Der Geschlechtsakt ist eine natürliche Methode, Ihre Fähigkeit zu vergrößern, das zu spüren, was zuvor taub und unbewusst war. Da Ihr Chi Ihnen dabei so leicht zugänglich ist, wird es leichter, die 16 Komponenten des Nei Gung zu lernen und sie in jede andere Praxis zu übertragen, sodass Sie Ihr Chi spüren, es stärken und die Kontrolle darüber gewinnen können. Man kann den Sex als eine Form von Super-Chi-Gung bezeichnen, die Ihr Chi wecken und aufladen kann.

Sich in den Sex entspannen

Viele Menschen, selbst solche, die zwölf Stunden am Tag schwere körperliche Arbeit leisten, können die ganze Nacht lang Sex haben, besonders wenn sie noch jung sind. Der Körper ist zwar müde, aber die Nerven sind es nicht. Andere, die während ihres Arbeitstages vielleicht nicht viel körperliche Energie verausgabt haben, haben überhaupt keinen Sex, weil sie total gestresst sind. Angst und Anspannung lassen keinen Raum für die Entspannung, zu der auch der Sex gehört. Wenn die Nerven zerrüttet und erschöpft sind, was in unserer überlasteten, durchgeplanten, mit zuviel Koffein aufgeputschten und von der Technologie angetriebenen Zeit häufig der Fall ist, nimmt unser Interesse an Sex ab. Wird der Sexualtrieb vom zentralen Nervensystem abgeschaltet, besonders jene Nerven, die während der sexuellen Aktivität stimuliert werden, macht das die Menschen unfähig zu fühlen und zu reagieren. Das trifft besonders nach langen Perioden exzessiver visueller und mentaler Stimulation ohne körperliches Ventil zu. Das ist bei Menschen der Fall, die den ganzen Tag am Computer arbeiten; sie erfahren nervöse anstelle von körperlicher Erschöpfung. Männer „kriegen keinen hoch", wenn sie angespannt sind, weil ihre Nerven außer Kraft sind und das Blut nicht in das Sexualorgan fließt. Dasselbe ist bei Frauen der Fall, die

„trocken" bleiben: Wenn der Mensch angespannt und gestresst ist, fließen die Sexualflüssigkeiten nicht.

Sexuelle Chi-Praktiken helfen, die Nerven zu entspannen und den Blutfluss zu kräftigen – ohne Pillen und Salben. Was bedeutet das? Je entspannter Sie werden, desto leichter beginnt das Chi zu fließen. Ein reichlicheres Chi führt zu einer größeren Fähigkeit, die sexuelle Vitalität zu pflegen und genussvollen Sex zu haben.

Eine tiefe Verbindung zu sich selbst herstellen

Vom daoistischen Standpunkt gesehen, helfen die Stärkung des Chi und besonders die Lenkung seines Flusses während des Geschlechtsaktes, all die wundervollen Wohltaten der Chi-Praktiken zu erlangen. Wenn all diese Säfte fließen, lernt man, sein Chi zu lenken, sodass es nicht nur zu einer beliebigen Aufladung kommt. Wenn man sein Chi beim Sex spürt, hilft das, aus dem Kopf herauszukommen und sich mit einem selbst zu verbinden. Eine solche Lenkung des Chi kann helfen, Blockaden zu lösen, sich gesünder zu machen und den positiven Gefühlen wie Glück und Mitgefühl zu erlauben aufzublühen. Sie werden offener für Ihre Gefühle und mentale Energien, sodass Sie die unterdrückten, ungleichmäßigen und verqueren Gefühle wirksam ausgleichen können. Sie können dieses sich ausdehnende Gefühl des Chi nicht nur dazu benutzen, das mentale Geplapper zu unterbinden, sondern können damit auch Ihre mentalen Fähigkeiten erweitern und Ihre Kreativität zum Vorschein bringen.

Partnerübungen

Seit Jahrtausenden haben die Daoisten erkannt, dass sich eine der leichtesten Möglichkeiten, direkt in Kontakt mit dem Bewusstsein eines anderen Menschen zu treten, während des Sex bietet. Es braucht erheblich viel mehr Zeit, Geschick, Kraft und Delikatesse, mit dem

Bewusstsein eines anderen Menschen aus der Entfernung in Kontakt zu treten, als während des Geschlechtsaktes. Dem Geschlechtsakt wohnt eine Verbindung inne.

Wenn Sie die Blockaden in sich selbst lösen, sind Sie in der Folge weniger mit sich selbst beschäftigt und werden offener und präsenter für andere. Sind Sie stärker mit sich selbst verbunden, fällt es Ihnen zunehmend leichter, tiefe Gefühle für andere zu haben. In diesem Raum einer wunderbaren Verschmelzung spüren Sie das Chi des anderen ebenso wie Ihr eigenes. Fließt das Chi stark zwischen Ihnen und Ihrem Partner, wird es zu einer besänftigenden und heilenden Kraft, was besonders wichtig ist, wenn Sie zusammen leben und sich gemeinsam den Belastungen ausgesetzt sehen, die das menschliche Leben mit sich bringt. Sie können diese starke, vitale Energie, die zwischen Ihnen beiden fließt, nehmen, sich entspannen und damit zu einer tieferen Ebene der wachsenden Intimität zwischen Ihnen vordringen.

Die Übung des sexuellen Chi Gung

Wie es bei allen Chi-Praktiken der Fall ist, sollen auch die sexuellen Chi-Gung-Techniken das Gewahrsein und die Sensibilität für die Chi-Flüsse in Ihrem Inneren und in Ihrem Partner stärken. Sie gehen nach Innen, nehmen rohe, ungefilterte Empfindungen wahr und erlauben Ihnen, den Fluss Ihres Chi zu stärken und Blockaden zu beseitigen. Beim Prozess des Aufwachens und Bewusstmachens des Körpers geht es um das Fühlen und nicht um das Denken. Anfänglich helfen Ihnen die Techniken, während des Geschlechtsaktes den Chi-Flusses in Ihrem eigenen Körper und dann im Körper Ihres Partners wahrzunehmen. Das erhöht die sexuelle Lust zwischen Ihnen und Ihrem Partner, indem Sie sich miteinander verbinden und miteinander teilen.

Diese Techniken können ziemlich einfach sein, wie zum Beispiel Fingerübungen, die Sie für sich ausführen, um die Sensibilität für sich selbst und für Ihren Partner zu erhöhen und sicherzustellen, dass

Ihre Finger und Hände sich nicht schon nach einigen Minuten des Vorspiels verkrampfen. Andere Übungen helfen Ihnen und Ihrem Partner, sich während des Vorspiels, während des Geschlechtsverkehrs und danach zu entspannen. Wieder andere Übungen erlauben es Ihnen und Ihrem Partner, Ihr Chi zu lenken, um das Nervensystem zu entspannen, sich selbst zu heilen und der mentalen und emotionalen Intimität zu erlauben, aufzublühen.

Obwohl das sexuelle Chi Gung im Daoismus eine uralte Tradition ist, wird es nur selten im Westen gelehrt. Ich habe einige wenige Kurse in Europa gegeben, wo die Gesellschaft nicht so puritanisch ist wie in den Vereinigten Staaten, doch habe ich festgestellt, dass auch dort die kulturellen und religiösen Konditionierungen hinderlich sind.[17] Sie können viele Wohltaten des sexuellen Chi Gung erlangen, wenn Sie andere Techniken lernen, die Ihnen helfen, Ihr Chi zu spüren und zu stärken. Sie werden Ihnen auf jeden Fall helfen, Ihre sexuelle Vitalität und Lust Ihr Leben lang zu erhalten.

Sexuelle Meditation üben

In allen Chi-Praktiken sind Methoden enthalten, die Sie in die Tiefe Ihres Bewusstseins führen können. Die uralte und erprobte Tradition der daoistischen sexuellen Meditation wurde auch von Lao Tse (Laozi) und Chuang Tse (Zhuangzi) überliefert. Diese Praktiken geben Ihnen die Möglichkeit, eine tiefe Intimität zu entdecken, die das Fleisch und die Persönlichkeit transzendiert. Die sexuelle Meditation kann ein direkter Weg zur Lösung der tiefsten Blockaden in Ihnen selbst und in Ihrem Partner sein – einschließlich der Blockaden auf der übersinnlichen, karmischen und spirituellen Ebene –, damit Ihre Seele ihr volles Potenzial entfalten kann. Sie kann Ihnen helfen, die Möglichkeiten der Seele aufzudecken, indem Sie mit den acht energetischen und spirituellen Körpern arbeiten, über die wir im

[17] Einige Techniken des sexuellen Chi Gung werden in Bruce Frantzis, *Die große Stille,* Windpferd 2007, beschrieben.

3. Kapitel gesprochen haben. Und schließlich kann sie Sie zu einer tiefen inneren religiösen Erfahrung führen, die in ihren unterschiedlichen Ausprägungen oft Erleuchtung, Leere oder universale Liebe genannt wird.

In China wurden die Methoden der sexuellen Meditation nur an Initiierte weitergegeben und von Meistern gelehrt, während man die Techniken des sexuellen Chi Gung auch Außenseiter lehrte und sie an sie weitergab. Es galt als ein großes Privileg und eine Ehre, wenn einem Zugang zu den heiligen Meditationslehren gewährt wurde. Es hatte durchaus nicht jeder das „Recht", sie gelehrt zu bekommen, und man konnte sie nicht kaufen und weiterverkaufen mit nicht mehr Verantwortung als der, einfach nur anwesend zu sein, wo sie gelehrt wurden. Die echten traditionellen Meditationsmethoden des Ostens sind nicht für jeden geeignet, besonders die Methoden, bei denen es um die tiefgehende Erkundung der menschlichen Sexualität geht. Hier kann man nämlich das Gefühl für die deutlichen Grenzen zwischen dem eigenen Körper und Geist und dem Körper und Geist des Partners verlieren – Grenzen, die auf einer sehr tiefen Ebene grundlegend sind für das Gefühl des Ego, eine Identität zu besitzen und sich dieser sicher zu sein.

Außerdem können beide Partner bei fortgesetzter und in die Tiefe gehender Schulung in bisher völlig unbekannte Bereiche „übersinnlicher" Erfahrung vorstoßen. Hier kann jegliche Form einer Sexualmoral, die auf den sozialen und religiösen Konventionen darüber beruht, was man tun „darf", „sollte", „müsste" oder „könnte", hinfällig und sinnlos werden, wenn Sie beide in den Bereich des Übersinnlichen und letztlich in die Leere vorstoßen. In der sexuellen Meditation wird es mit der Zeit unerlässlich, dass Sie bereit und willens sind, sich völlig zu öffnen und – wortwörtlich wie metaphorisch – völlig nackt vor Ihrem Partner zu stehen, also nicht nur auf der offensichtlichen körperlichen Ebene, sondern auch auf der emotionalen, mentalen, medialen und karmischen Ebene. Ihr physischer Körper ist nur ein relativ oberflächlicher Teil Ihrer Existenz; Ihre anderen Energiekörper beeinflussen Sie sehr viel stärker als Ihr physischer Körper das tut.

Bevor Schüler sich auf den Pfad der sexuellen Meditation begaben, stellten die Daoisten ihnen zwei Fragen: Bist du, erstens, energetisch bereit und in der Lage, deinem Partner alles zu kommunizieren, was sich in all deinen Energiekörpern abspielt? Bist du also fähig, energetisch so nackt und intim zu werden, dass auch die tieferen Aspekte deines Daseins zum Vorschein kommen, die von deinem Partner erfahren werden können? Und zweitens, bist du bereit, alles, was die andere Person auf all diesen Ebenen durchmacht, selber zu fühlen? Wenn Sie bereit sind, diese beiden Bedingungen zu erfüllen, dann lehren die Praktiken der sexuellen Meditation Sie, den Sex dazu zu benutzen, in das Energiefeld eines anderen Menschen einzutreten und es zu beeinflussen. Sie können diesem Menschen dann helfen, seine Blockaden zu spüren und zu lösen, indem Sie das Chi, das zwischen Ihnen beiden zirkuliert, auf allen Ebenen heilen und ausgleichen.

Sex in allen Phasen Ihres Lebens

Für die meisten Menschen ist die Kultivierung des sexuellen Chi ein lebenslanger Prozess, denn er hat das Potenzial, Körper, Geist und Seele vollkommen in Anspruch zu nehmen und miteinander zu verbinden. In der Jugend helfen die sexuellen Praktiken, das Chi des Körpers völlig freizusetzen, wobei die Elemente von Geist und Seele einbezogen werden, um den Prozess zu unterstützen. Im mittleren Alter liegt die Betonung auf der Freisetzung der Energie des Geistes und der Gefühle, während Körper und Seele weiterhin einbezogen und verbunden werden. Im Alter liegt die Betonung auf der Arbeit mit der Seele, sodass Sie völlig mit sich selbst verbunden und für sich selbst präsent werden, etwas, das bis zu der Zeit wirken kann, zu der Sie Ihre körperliche Form verlassen haben.

Jugend

Wenn Sie jung sind und Ihr Sexualtrieb noch groß ist, öffnet das sexuelle Chi Gung das Chi Ihres Körpers vollständig, sodass Sie diese auf natürliche Weise energiegeladene Phase Ihres Lebens voll auskosten können. Das sexuelle Chi Gung hilft Ihnen, mit dem Ansturm der Hormone und den damit einhergehenden Stimmungsschwankungen, die von „himmelhoch jauchzend" bis „zu Tode betrübt" reichen können, umzugehen. Es hilft Ihnen, die inneren Hindernisse zu beseitigen, sodass Sie das „Ich-weiß-nicht-was-ich-mit-meinem-Leben-anfangen-soll"-Syndrom überwinden können. Wenn Sie sich der Praktiken bedienen, die Ihren Geist öffnen, werden Sie schneller erwachsen und sind weniger von sich eingenommen. Das sexuelle Chi Gung kann Ihnen auch helfen, Ihre ersten Beziehungen zu echten Erfahrungen des Erwachens und der Reifung zu machen, sodass sie nicht nur emotionale Achterbahnfahrten sind. Es hilft Ihnen, die Erfahrungen mit Ihrem Partner von denen mit Ihren Eltern zu trennen. Dies ist im Westen ein großes Anliegen. Indem Sie die Kontrolle über Ihre Energie übernehmen, um die Exzesse der Jugend abzumildern und zu überleben, bereiten Sie Ihren Körper und Geist auf das nächste Lebensstadium vor.

Die „besten Jahre"

In der gesamten Menschheitsgeschichte war es die Natur der mittleren Jahre, die produktivste und potenziell kreativste Zeit des Lebens zu sein. Sie haben die Exzesse der Jugend überstanden, haben eine gewisse Erziehung und Ausbildung genossen und wissen sie anzuwenden . Unglücklicherweise nimmt aufgrund der zunehmenden Belastung durch Stress in unserer heutigen Kultur die Produktivität während der mittleren Jahre ab. Die Verantwortung, die uns am Arbeitsplatz, in der Familie, von den Kindern und Eltern aufgeladen wird, kann überwältigend werden. Das Wichtigste von all dem, was das sexuelle Chi Gung und die anderen Chi-Praktiken für Sie leisten können, ist, Ihnen zu helfen, einen Ruhepunkt in sich selbst zu finden, sodass diese Verantwortungen, zumindest innerlich, keine Bürde mehr darstellen. In der mittleren Phase des Lebens kann die sexuelle Meditation eine Pforte zur Öffnung Ihres Herzzentrums sowie zu einer tieferen Erkundung Ihrer Beziehung zu Ihrem Partner und zum Kern Ihrer Existenz sein. Indem Sie an Körper und Geist gesünder werden, können Sie die sexuelle Energie des Körpers und alle seine Mechanismen schützen und aufbauen, sodass sie bis ins hohe Alter anhalten und gut funktionieren.

Das Alter

Eines der großen „Geheimnisse" der Chi-Praktiken ist, dass sie den Menschen helfen, ihre sexuelle Potenz bis ins hohe Alter zu erhalten. Da in den westlichen Gesellschaften bis zum Jahre 2020 die Hälfte der Bevölkerung über 50 Jahre alt sein wird, muss das Märchen, dass ältere Menschen sexuell ausgelaugt und impotent sind, drastisch revidiert werden – durch eine Revolution, die die Senioren selber anführen können. Hier können die daoistischen Sexualpraktiken wirklich zum Tragen kommen, weil viele ältere Menschen diesen Teil ihres Lebens vielleicht nicht nur deshalb aufgeben möchten, weil eine weitere Kerze auf ihrem Geburtstagskuchen brennt. Es besteht kein Grund dafür, warum der Sex nicht ebenso befriedigend und lustvoll sein soll wie das Golfspielen und andere Hobbys ... vorausgesetzt, die Menschen sind sich der Gefahr durch übertragbare Krankheiten bewusst. Wenn ältere Menschen bereits gelernt haben, Chi-Praktiken zur Erleichterung einiger ihrer mentalen und emotionalen Bürden zu benutzen, können sie sich dafür entscheiden, die sexuelle Meditation zu erkunden, um ihr psychisches, karmisches und spirituelles Potenzial voll auszuschöpfen. Sie können dann zu weisen Anführern der Chi-Revolution werden, die mit sich selbst im reinen sind und die Furcht vor ihrem eigenen Tod überwunden haben.

Erneuerung und Erhaltung des sexuellen Chi

Die gute Nachricht ist, dass die Kultivierung Ihrer sexuellen Energie zu einer Quelle von erneuerbarem und nachhaltigem Chi wird, das Sie bis ins hohe Alter kultivieren können. Auf der Ebene des sexuellen

Chi Gung können Sie gesünder, entspannter und nicht nur Ihrem Partner sondern auch der Tiefe Ihres eigenen Daseins gegenüber offener und intimer werden. Auf der Ebene der sexuellen Meditation lernen Sie und Ihr Partner, Ihr übersinnliches, karmisches und spirituelles Potenzial zu erkunden.

12

Die Innenwelt mit Gebet und Meditation erkunden

Ich fragte Liu Hung Chieh, meinen wichtigsten Lehrer, der einer der berühmtesten daoistischen Meister des modernen China war, einmal, warum er so selten die daoistische Meditation lehre. Sein kurz angebundene Antwort war: „Weil nur wenige Menschen sie lernen wollen.“ Dieser weise Mann erklärte mir, dass der Pfad der spirituellen Entwicklung weit anspruchsvoller wäre als meine Schulung in den daoistischen Kampfkünsten und im energetischen Heilen, dem Chi Gung Tuina. Weil dies eine überaus wichtige Entscheidung war, erklärte mir Liu den Prozess sehr detailliert und ließ mir die Wahl, ob ich mich auf diese Reise begeben wolle oder nicht. Nachdem ich es mir sehr genau überlegt hatte, entschied ich mich dafür, dem Pfad meines Lehrers zu folgen, wohl wissend, dass er mir meinen ganzen Mut abverlangen würde. Und Liu hatte Recht: Die daoistische Meditation erwies sich als die anspruchsvollste, aber auch lohnendste Chi-Arbeit, die ich in meinem Leben kennen gelernt habe.

Warum meditieren

Hätten Sie in alter Zeit gelebt und Menschen, die sich mit der Meditation auskannten, gefragt: „Warum sollte ich meditieren?“, dann hätten diese Ihnen geantwortet, dies sei nicht die richtige Einstellung zur Meditation. Diese „Warum-sollte-ich-dieses-oder-jenes-kaufen?“-Einstellung, die wir heute so oft vorfinden, herrschte damals noch nicht vor. Die Vorstellung, dass man durch die Meditation etwas *bekommt,* ist gerade das Problem, das die Meditation zu lösen versucht.

Das soll nicht heißen, dass die Meditation nicht einige sehr praktische Effekte haben kann. Die moderne Wissenschaft hat zum Beispiel gezeigt, dass Ihr Blutdruck sinkt und Ihr Stress abnimmt, wenn Sie meditieren. Sie hat ebenfalls gezeigt, dass Ihr Blutdruck auch dann sinkt, wenn Sie das Mantra „Om-Coca-Cola, Om-Coca-Cola, Om-Coca-Cola“ rezitieren. Ich weiß zwar nicht, was das mit Spiritualität zu tun hat, aber wenn Sie es tun, wird es funktionieren.

Bei der daoistischen Meditation geht es darum, Frieden, Freude und Glück im eigenen Inneren zu finden – jenen Ort in Ihnen selbst, wo Sie die Energie des Lebens und die Liebe haben, die das Leben durchziehen. Sie werden Frieden und Stille in sich selbst niemals durch ein äußeres Objekt finden und auch nicht durch eine „Vorstellung“ von Gott. Meditation ist ein Mittel, durch das Sie sich von den negativen Gefühlen und inneren Dämonen befreien können, die Sie in Stücke reißen. Meditation kann Sie von dem unablässigen Wollen und Begehren befreien, das sie wie ein Hamster in einem Laufrad rennen und doch nicht vorankommen lässt. Meditation kann Sie lehren, die Dinge loszulassen, von denen Sie wahrscheinlich bereits wissen, dass Sie ohne sie besser dran wären. Meditation ermöglich es Ihnen, die Erfahrungen Ihres Lebens in den Kern Ihres Daseins zu integrieren, sodass Sie von ihnen nicht in tausend verwirrende Richtungen gezogen werden.

Jede echte Meditationstradition trifft eine Kernunterscheidung zwischen der äußeren Welt und dem inneren Leben. Jeder braucht ein äußeres Leben – um Geld zu verdienen, eine Erziehung zu erhalten, eine Unterkunft zu finden. Genauso wichtig ist aber, dass man auch ein inneres Leben braucht – einen Ort im Inneren, an dem Sie in Frieden sind, an dem Ihr Geist stabil und ruhig ist, Ihre Gefühle nicht mit Ihnen Achterbahn fahren. Was ist in Ihnen, das es Ihnen möglich macht, auf den vielen Wellen des Lebens zu surfen? Wie bewerten Sie, unabhängig von Ihrem äußeren Leben, Ihren inneren Reichtum? Wenn Sie auf dem inneren Pfad reisen, kann Sie das schließlich zu einem Gefühl von Gleichgewicht, Natürlichkeit,

Mitgefühl und Weisheit führen. Dies sind die Eigenschaften, die die Daoisten durch Meditation anstreben.

Meditation, Stille und Wandel

Viele östliche Meditationsmethoden streben das Erreichen eines tiefgehend erfahrenen Zustands der inneren Stille an. In der daoistischen Meditation ist dies jedoch nur ein zeitweiliges, einzigartiges Ereignis, das zwar dem Leben ungeheuer dienlich ist, das in und an sich selbst jedoch nicht vollständig ist.

Und was ist mit dem endlosen Strudel an Wandlungen und schwierigen, unvorhersehbaren Ereignissen, die ablaufen, wenn Sie nicht meditieren und still sind? Ohne Zweifel kann Ihnen ein Ausruhen und eine erholsame Pause im oft stressgeladenen und unvorhersehbaren Sturm des Lebens zuteil werden, wenn Sie auf dem Kissen sitzen und zeitweilig eine innere Stille erfahren. Doch wenn die Pause nur vorübergehend ist, kann das, was zuvor ruhig war, sehr laut werden. Die spirituelle Praxis wird komplizierter, wenn Sie auch mit dem unvorhersehbaren Verhalten anderer Menschen effektiv umgehen wollen. Dann müssen Sie auch mit dem umgehen können, was in Ihnen selbst als Reaktion auf diese Unvorhersehbarkeit ausgelöst wird.

Die in der folgenden Schriftrolle zitierte klassische östliche Geschichte illustriert das, was auch ein daoistisches Sprichwort sagt: „Der am tiefsten erleuchtete daoistische Weise lebt in der Stadt und nicht zurückgezogen auf dem Lande."

Das daoistische Verständnis von Spiritualität

Die meisten Menschen hängen irgendeinem Glauben an, der heute gern als „Spiritualität" bezeichnet wird. Einen spirituellen Weg einzuschlagen bedeutet im Daoismus, das Gleichgewicht wiederherzustellen und in allen Aspekten unseres Lebens ganz natürlich zu werden, sodass wir unser umfassendes Potenzial verwirklichen können. Die Daoisten streben nach echtem Mitgefühl mit sich selbst und mit anderen. Auf der weltlichsten Ebene lernen Sie, in so viele Bereiche Ihres Alltagslebens wie nur möglich Gleichgewicht zu bringen. Dazu gehört auch, dass Sie die unterschiedlichen Anforderungen von spiritueller Praxis, Familie, persönlichen Beziehungen, sozialen Verpflichtungen, Hilfe für andere, Berufsleben und einem befriedigenden Lebensstil unter einen Hut bringen. Der Mangel an Gleichgewicht in der modernen, terminüberladenen, ruhelosen und zutiefst gestressten Welt zersplittert die Lebensfreude und lässt sie verkümmern.

Auf der spirituellen Ebene bedeutet Gleichgewicht zuerst einmal, dass Sie eine gewisse Basis an innerer Stille erlangen. Nach und nach erleben Sie die verschiedenen Ebenen von Gipfelerfahrungen und überbewussten Zuständen, die „Leere“ genannt werden, und integrieren sie. Auf dieser höchsten Ebene wird dies auch die „Große Stille“ genannt. Indem Sie fortschreitend stärkere Zustände von Bewusstheit und Leere erfahren, dringen Sie tiefer und tiefer in Ihre Essenz vor, in den siebten Energiekörper. Dort finden Sie den natürlichen Fluss Ihres Kerns, Ihrer Essenz jenseits der Geschichten Ihrer Persönlichkeit und Ihrer persönlichen Geschichte. Schließlich erreichen Sie ein wahres Gleichgewicht, das zu vollkommener spiritueller Klarheit, Weisheit und Ruhe sowohl in der sichtbaren als auch in der unsichtbaren Welt führt. Befeuchtet vom Wasser dieser verwirklichten inneren Stille und dieses Gleichgewichts, wachsen und gedeihen die Samen des Mitgefühls aus der Tiefe Ihrer Existenz.

Für die Daoisten gehört zum Mitgefühl die Bereitschaft, allem und jedem unvoreingenommene Liebe und eine positive Energie entgegenzubringen. Zum Mitgefühl gehört auch die Bereitschaft, allem im Leben, angefangen bei sich selbst, zu vergeben – also alles, was geschehen ist und was noch geschehen mag, zu akzeptieren. Der Ausdruck „Alles ist fördernd“, der uns zum Mitgefühl auffordert, zieht sich wie ein einhämmernder, sich ständig wiederholender Refrain durch das *I Ching.*

Der heilige Mann geht in die Stadt

Nach vielen, vielen Jahren der spirituellen Praxis meditiert ein heiliger Mann allein auf dem Gipfel eines Berges. Er scheint erleuchtet zu sein, und nichts stört seinen Seelenfrieden.

Dann beschließt er, den Berg zu verlassen und in der Stadt zu leben. Er ist überzeugt, dass sein Geist wirklich klar und stabil ist und er es deshalb leicht mit dem Trubel in der Stadt aufnehmen kann. Doch schon nach kurzer Zeit wird der heilige Mann nervös, und schließlich platzt ihm die Hutschnur, weil er es mit all den nervenden Menschen, unvorhergesehen Ereignissen und chaotischen Situationen zu tun bekommt.

Da er ein wahrer spirituell Suchender ist, der auch im täglichen Leben bestehen möchte, wird ihm klar, dass das, was er für spirituelle Stabilität gehalten hatte, nicht echt gewesen war – es war eine angenehme, aber nichtsdestoweniger illusionäre Selbsttäuschung. Also geht er zurück auf den Berg, um die Blockaden zu überwinden, die ihn verstören. Als er wieder Seelenfrieden erlangt hat, geht er wieder in die Stadt. Doch ach, es tauchen andere Probleme auf, und er muss wieder zurück auf seinen Berg, um auch sie zu überwinden. Er praktiziert so lange, bis sein Geist auch im Alltagsleben in der Stadt mit allem Auf und Ab des Lebens und der unendlichen Vielfalt innerer Erfahrungen klar und offen bleibt.

Spirituelle Wesen erkennen – im innersten Kern ihrer Seele – die gemeinsamen Fäden, die „mich, uns und sie“ über alle Grenzen von „Stammesidentitäten“ hinaus miteinander verbinden. Man muss sich bewusst bemühen, die eigene innerste Identität zu verändern, von einer, die vor allem an seinem eigenen Wohlergehen und dem seines Stammes interessiert ist. Es geht vielmehr vor allem um das Wohl des Ganzen, im Einklang mit universaler Liebe und Mitgefühl. Sie bemühen sich darum, jeden so gut zu behandeln, wie es Ihnen möglich ist, ob Sie eine Person kennen oder sie Ihnen fremd ist.

Sie behandeln nicht manche Menschen gut, nur weil sie zu Ihrem Stamm, Ihrer Familie, Religion, Hautfarbe und so weiter gehören. Und Sie rechtfertigen die schlechte Behandlung anderer auch nicht damit, dass sie nicht zu Ihrem Stamm gehören. Je mehr die Menschen in einem spirituellen Schlaf leben, desto mehr leben sie innerhalb enger Stammesgrenzen und sind unfähig, die Energie des Lebens zu erkennen.

Lebendige Meditation

Das Wort „Meditation" wird in unserer modernen, informierten Kultur so häufig verwendet, dass es gar nichts mehr bedeutet. Die Leute sagen, sie würden meditieren, und das hört sich einfach wunderbar an. Aber sie wissen in Wirklichkeit gar nicht, was sie tun.

Jesus Christus sagte, das himmlische Königreich sei in unserem eigenen Herzen. Die Pforte zu jenem Königreich ist echtes Gebet und wahre Meditation. Alle großen Religionsstifter haben meditiert. Viele ihrer unmittelbaren Nachfolger taten es ebenfalls; ihre Gebete kamen tief aus ihrem Inneren. Heute jedoch sprechen die Menschen von einem „Glauben an" Gott statt von ihrer „Erfahrung von" Gott. Anstelle von Gebeten, die von innen kommen, rezitieren sie Texte oder führen intellektuelle innere Dialoge mit sich selbst. Meditation und Gebet helfen Ihnen, sich mit dem tiefen Königreich der Spiritualität in Ihnen selbst zu verbinden – mit *Ruach,* was das alte hebräische und aramäische Wort für „Geist" ist.

Manche Menschen meditieren über Besitz oder visualisieren Reichtum, aber das hat wenig mit dem inneren Leben zu tun. Andere verwechseln Meditation mit Kontemplation. Sie denken über eine Idee nach, und das wird für sie zum Meditieren über eine Idee. Von einem östlichen Standpunkt gesehen, ist das keine Meditation, sondern Analyse. Wieder andere denken darüber nach, wie sie denken sollten oder wie sie ihr Leben führen sollten, was eher eine Übung in Philosophie ist. Die daoistische Meditation ist kein *Nachdenken* über etwas. Sie ist vielmehr die Fähigkeit, das Chi, das mit irgendeinem

Gedanken oder irgendeinem Gefühl verbunden ist, freizusetzen – also die Fähigkeit, loszulassen.

Eigenliebe, also sich selbst zu lieben, wird im Westen oft diskutiert. Warum? Weil viele Menschen glauben, mit ihnen sei etwas grundsätzlich nicht in Ordnung und dass sie wenig Selbstwertgefühl besitzen. Auf einer sehr tiefen Ebene mögen sie sich selbst nicht. Die Daoisten benutzten die Meditation, um all das auszumustern , was uns daran hindert, uns selbst zu lieben. Ich habe ein System zum Lehren dieser daoistischen Techniken entwickelt, das ich DAO-Meditation nenne. Sie verändert die tiefsten Strukturen Ihres Geistes und Ihrer Seele, sodass Sie Stabilität im Kern Ihrer Existenz entdecken. Dort finden Sie Frieden und Gleichgewicht aus dem Inneren heraus. Wenn Sie alles entfernen, was falsch ist, wird Ihnen nur das bleiben, was wahr ist: Natürlichkeit, tiefe Bewusstheit und Mitgefühl. Sie versuchen nicht, sich selbst zu verstehen – das wäre ein Denkprozess. Die DAO-Meditation wird es Ihnen vielmehr ermöglichen, das Chi Ihrer Gedanken, Ihres Körpers, Ihrer Gefühle und Ihres Karmas völlig freizusetzen. Dies ist der realistische Prozess der Kultivierung von Liebe und Mitgefühl in allen Momenten Ihres Lebens.

Die Methode der Auflösung

Wie alle Chi-Praktiken umfasst auch die DAO-Meditation zwei grundlegende Schritte. Der erste verlangt, dass Sie in Ihren Körper, Ihren Geist und Ihre Seele hineingehen und auf zunehmend tieferen Ebenen erkennen, wo Chi-Blockaden vorhanden sind. Der zweite Schritt verlangt, dass Sie die Chi-Blockaden auflösen, ein Prozess, der als die Methode der Inneren Auflösung bekannt ist, welche von Lao Tse schon vor über 2.500 Jahren überliefert wurde. Die Übung des Chi-Scannens (inneres Abtasten) im Chi Rev Workout wird Ihnen helfen, ein Fundament für die spätere Meditationsübung der Inneren Auflösung zu legen. Diese Entwicklung findet in Ihren ersten sieben Energiekörpern statt, wobei die Blockaden nach und nach in die Leere aufgelöst werden. Während Sie jede Schicht befreien, wird der Prozess auf der körperlichen, energetischen, emotionalen und mentalen Ebene immer herausfordernder, weil Sie mit den subtileren, weniger offensichtlichen Energien arbeiten, die wir im Alltag normalerweise nicht erfahren. Auf der Ebene des psychischen, karmischen und spirituellen Energiekörpers arbeiten Sie intensiver mit den subtilen Energien der unsichtbaren Welt.

Alle Chi-Übungen werden Chi-Blockaden auf eine Weise aktivieren, wie das mit physischen, kardiovaskulären Übungen nicht möglich ist. Während dieser energetischen Übungen können gespeicherte und festsitzende Energie und das damit verbundene Potenzial – unterschwellige Erinnerungen – freigesetzt werden. Statt unterdrückt und relativ still zu bleiben, steigen diese Energien in Ihr Bewusstsein auf und werden ziemlich laut. An diesem Punkt haben Sie sich effektiv die Möglichkeit verschafft, das, was Sie fesselt und belastet, ein für alle Mal aufzulösen, statt es zu unterdrücken.

Vor wenig mehr als sieben Monaten wurde Leberkrebs bei mir diagnostiziert. Ich hatte große Angst, da das Damoklesschwert des Todes über mir hing.

Seither ist die CD „Das DAO des Loslassens" von Bruce, auf der die grundlegenden Prinzipien der DAO-Meditation gelehrt werden, zu meinem treuen Begleiter geworden. Zuerst habe ich die Übungen dazu benutzt, über den Schock der Diagnose hinwegzukommen. Dann hat sie mir geholfen, mich den wichtigsten Herausforderungen meines Lebens zu stellen.

Ich hörte mir den Abschnitt über Angst an. Indem ich mich auf die verschiedenen Schichten meiner Angst einstimmte, war ich in der Lage, allmählich loszulassen. Ich lernte, entspannt mit der Möglichkeit meiner Nichtexistenz umzugehen, was mir wiederum die Freiheit gab, mein Leben mehr auszukosten und auf das konzentriert zu bleiben, was ich brauchte, um heil zu werden und auf meinem Weg zu einer Heilung zu sein.

Einige Monate später hatte ich eine Operation, die Chemo-Embolisation genannt wird, und zwar ohne Anästhesie oder Medika-

mente. Vor der Operation habe ich die CD dreieinhalb Stunden lang gehört und bin dabei tiefer und tiefer in Meditation eingetreten. Wenn während der Operation nur ein wenig Schmerz aufgetreten ist, habe ich die Methode der Auflösung benutzt, um noch tiefer zu gehen. Ich konnte die tatsächlichen Empfindungen von der Belastung durch die Vergangenheit und meiner Furcht vor der Zukunft trennen. Als ich das tat, lösten sich auch einige meiner Schocks und Traumata aus der Vergangenheit – eine erfreuliche Nebenwirkung. Ich habe einen Weg gefunden, mühelos einige meiner vielen geliebten Aktivitäten und Gewohnheiten sowie mein Ego aufzugeben und viele Dinge loszulassen, die ich nicht brauche.

Sechs Monate später habe ich am Sommerworkshop teilgenommen. Auch wenn ich noch nicht ganz gesund war, fühlte ich mich doch geheilt und ganz lebendig. Das Wichtigste, was ich gelernt habe, ist, all die Probleme und Ereignisse, die ich jeden Tag erfahre, zu integrieren, sodass ich mich mit mir und dem Universum verbunden fühle, was es mir erlaubt, ruhiger, konzentrierter und produktiver zu sein. Heute ist die Wahrscheinlichkeit, dass ich länger leben werde, sehr viel größer, während ich wachse, gedeihe und mein Leben mehr genieße.

Richard Armanik
Newton, Massachusetts

Eigenschaften von Chi-Blockaden

Der Prozess des Auffindens von Chi-Blockaden verlangt, dass Sie in sich selbst genügend Stille und Stabilität finden, um Ihre Aufmerksamkeit nach innen in Ihren Körper lenken zu können. Das Chi Rev Workout stellt Ihnen einige der Chi-Übungen vor, die Sie zu einem Ruhepunkt führen können. Es ist grundlegend für die DAO-Meditation, dass Sie fähig sind, solche Blockaden zu erkennen und zu lösen. Die DAO-Meditation lehrt Sie, zu merken, wo Ihr Chi aufgewühlt oder gestört ist, und für die Erfahrung dieser Blockade präsent zu sein. Sobald Sie eine Blockade entdecken, lösen Sie sie auf, bis Sie an einen Punkt der Leere und inneren Stille kommen, an dem alle Blockaden aufgelöst und geheilt sind.

Alle Chi-Blockaden haben eine oder mehrere von vier klar unterscheidbaren Eigenschaften, die im 5. Kapitel vorgestellt wurden: Spannung; Stärke; etwas, das sich nicht ganz in Ordnung anfühlt, besonders wenn Sie nicht wissen, was es ist; und irgendeine Form von Kontraktion. Die meisten Chi-Praktiken lehren Sie, damit zu beginnen, dass Sie Ihre Aufmerksamkeit auf Ihren Scheitelpunkt richten, ganz gleich, ob Sie stehen, sitzen, in Bewegung sind oder liegen, oder auch, ob Sie in Beziehung zu jemand anderem sind, wie es bei einem Sparring, einem Gespräch oder dem Sex der Fall ist. Als nächstes richten Sie Ihre Aufmerksamkeit und Ihre Intention nach innen und tasten innerlich (scannen) langsam abwärts, wobei Sie nach einer der vier Eigenschaften Ausschau halten, die für eine Chi-Blockade typisch sind.

Spannung

Spannung enthält immer einen Kampf; etwas will die Oberhand über etwas anderes gewinnen. Spannung kann in den Muskeln wohnen, die in gegensätzliche Richtungen ziehen. Ihre Gedanken können Spannung hervorrufen, etwa wenn Sie sich Gedanken über die Komplexität einer Aufgabe machen oder über den Zeitraum, in dem sie zu erledigen ist. Sie können emotionale Spannungen haben wie Zorn oder Furcht, die Ihre Aufmerksamkeit von positiven Gefühlen und Beobachtungen abziehen.

Stärke

Stärke hat in der Meditation eine ganz andere Bedeutung als das Gefühl von Kraft in den Muskeln oder im Geist. In der DAO-Meditation bezeichnet sie die Stärke, die dem Ego innewohnt, die Kontrolle, die sagt: „Das ist es, was ich tun werde. Ich werde die Welt so gestalten, wie ich es will. Ich werde mit meinen Problemen, ganz gleich wie schwer sie sind, fertig werden, indem ich mir mit Macht einen Weg durch sie hindurch bahne." Stärke meint hier die Unfähigkeit, Fixierungen und Überzeugungen loszulassen, wodurch eine Enge in Ihnen erzeugt wird. Wenn Ihre Energie ausgeglichen ist und ruhig fließt, fühlen Sie sich nicht stark. Sie fühlen sich wohl, locker und natürlich, ohne Gewalt anwenden zu müssen. Sie können mit dem Strom fließen.

Etwas fühlt sich nicht ganz in Ordnung an

Dieses „Etwas fühlt sich nicht ganz in Ordnung an – besonders wenn Sie nicht wissen, was es ist" besteht aus den tiefsten Erinnerungen an Erfahrungen, die Ihr Leben verändert haben. Dazu kann sogar Ihre Zeit im Mutterleib gehören oder die ersten sechs Monate Ihres Lebens, in denen Sie noch keine Sprache verstehen konnten. Menschen sind wie Aufnahmegeräte: Sie nehmen alle Eindrücke, die sie in ihrem Leben bekommen, auf und speichern sie. Sie erinnern sich vielleicht nicht an sämtliche Umstände, aber alle vergangenen Ereignisse wurden integriert und haben mitgeholfen, Sie zu der Person zu machen, die Sie heute sind. Wir registrieren solche Eindrücke wie negative Energie, die von unseren Eltern kommt, oder angesammeltes Karma tief in unserer DNS. Wir schließen sie irgendwo im Nervensystem oder im Gehirn ein, ohne uns dessen bewusst zu sein oder es auch nur zu wollen. Etwas, das sich nicht ganz in Ordnung anfühlt, liegt typischerweise unterhalb unseres bewussten Radars und gibt uns ein unbehagliches Gefühl, dessen Ursache wir nicht unbedingt erkennen können. Dass wir einfach nicht sagen können, woher dieses Gefühl kommt, muss nicht bedeuten, dass es falsch ist. Deshalb ist es in der DAO-Meditation wichtig, zu lernen, wie man die Qualität von etwas erkennt, dass sich nicht ganz in Ordnung anfühlt, und uns selbst zu erlauben, für diese Erfahrung präsent zu sein.

Kontraktion

Das Fehlen oder Vorhandensein dieser Eigenschaft unterscheidet jemanden, der sehr wach und offen ist, von jemandem, der durch das Leben schlafwandelt und in sich verschlossen ist. Wenn Menschen gestresst sind oder Angst haben, schließt sich der Körper und zieht sich zusammen, die Blutgefäße verengen sich, die Leistung der inneren Organe nimmt ab, der Atem wird angehalten. Das Chi Ihrer ersten sieben Energiekörper ist also nicht mehr offen und fließend, sondern ist kontrahiert und vergeklemmt. Tausend Krankheiten von Körper und Geist sind auf wenig mehr als solch eine Kontraktion im Körper zurückzuführen. Ist nicht genau dies die Definition eines Herzanfalls? Eine große Arterie verschließt sich. Depression? Das Gehirn zeigt eine verminderte neuronale Aktivität. Nieren- oder Leberversagen? Die Organe arbeiten nicht effizient genug, um mit dem Gesamtsystem Schritt zu halten. Chronisches Erschöpfungssyndrom? Der Körper besitzt nicht genügend Energie, um sich den ganzen Tag lang damit zu versorgen. Karpaltunnelsyndrom? Die Gelenke werden steif und es mangelt ihnen an Flexibilität und Bewegungsspielraum. Die Daoisten machen die Kraft des Egos für die Kontraktion verantwortlich und glauben, sie sei ein Kennzeichen des Todes.

Blockaden auflösen

Sobald Sie erkannt haben, wo das Chi blockiert ist, müssen Sie lernen, wie man es freisetzt, sodass es nicht auf Sie zurückfällt wie ein Bumerang. Hass und Groll sind wie eine gekrümmte Schneide, die den Träger selbst schneidet, wenn er sie wieder zurückzieht. Die DAO-Meditation ist für ihre Methoden bekannt, die Sie lehrt, das freizusetzen, was Sie blockiert und bindet, sodass Sie von innen her frei werden können. Die Daoisten nennen diesen Prozess die Methode des Auflösens. Das Chi-Scanning, die zweite Übung im Chi Rev Workout, das im 17. Kapitel detailliert dargestellt wird, ist die vorbereitende äußere Phase des Auflösens. Die Metapher, die seit

Jahrtausenden verwendet wird, sagt „Eis zu Wasser, Wasser zu Gas" (äußeres Auflösen) beziehungsweise „Eis zu Wasser, Wasser zu Raum" (inneres Auflösen). Eis ist die Blockade, die in Ihnen „eingefroren" ist. Beginnt die Blockade sich zu lösen, dann wird sie sozusagen flüssig, indem sie sich entspannt und weich wird, um dann in der äußeren Auflösung schließlich gasförmig zu werden und sich in Luft aufzulösen. Dies schließt die Auflösung bis zur Grenze Ihrer Aura jenseits Ihrer Körperoberfläche ab. Bei der inneren Auflösung lösen Sie in den inneren Raum tief im Inneren Ihres Körpers auf, wo die Tiefe Ihres Seins oder Ihre Seele wohnt. Dort wird die Blockade völlig gelöst und verschwindet einfach aus Ihrem Körper, Ihrem Geist und Ihrer Seele.

Eis zu Wasser, Wasser zu Gas

Damit Sie ein Gefühl für die Macht der Methode des Auflösens bekommen, ballen Sie zuerst die Faust, so fest Sie können. Ihre Energie beginnt sich innerhalb weniger Sekunden zu kontrahieren, und das Blut wird aus Ihrer Hand fließen, bis Ihre Knöchel weiß werden. Die Energie ist nun eingefroren wie Eis. Wenn Sie die Faust wieder öffnen, fließt die Energie zusammen mit dem Blut wieder in die Hand – Eis zu Wasser. Als nächstes sammeln Sie Ihre Aufmerksamkeit auf Ihre Hand, bis sie sich völlig entspannt und fast leer von aller Festigkeit zu sein scheint, wie Luft, und sich sehr angenehm anfühlt – Wasser zu Gas.

Dieser Prozess kann mehrere Jahre lang weitergehen, während Sie daran arbeiten, alle Blockaden in Ihren sieben Energiekörpern zu erkennen und aufzulösen. Achten Sie darauf, wie Sie die Subtilitäten der Anspannungs- und der Lösungsphase dieses Experiments immer deutlicher wahrnehmen können.

Energetisches Training in der DAO-Meditation

Intellektuell mag es sich einfach und einigermaßen leicht anhören, wenn wir vom Prozess des Erkennens und Auflösens von Blockaden sprechen. Sie werden allerdings nicht über Nacht erleuchtet werden. Wäre der Prozess so einfach, würden auf diesem Planeten viel mehr erleuchtete Wesen umherwandern!

Zuerst müssen Sie sich – ebenso wie ich es musste – entscheiden, ob Sie sich wirklich mit sich selbst konfrontieren und von allem befreien wollen, was Sie bindet, oder ob Sie in einem Zustand der Leugnung verharren wollen. Sie haben die Wahl. Nehmen Sie sich Zeit und überlegen Sie es sich sehr genau, denn es hat keinen Zweck, wenn Sie versuchen, eine Fertigkeit zu meistern, die Sie im Grunde gar nicht üben möchten.

Zweitens müssen Sie willens sein, Ihrer Chi-Praxis jeden Tag Zeit zu widmen und einen regelmäßigen Rhythmus zu entwickeln. Es hat sich schon seit Tausenden von Jahren gezeigt, dass Chi-Praktiken wirksam sind, wenn sie als tägliche Praxis geübt werden. Sie können jedoch nicht erwarten, es mit den großen Problemen, die direkt Ihren Gesundheitszustand, Ihre Gefühle, Ihren Geist und Ihr Karma betreffen, aufnehmen zu können, wenn Sie sich nicht voll für Ihre Praxis engagieren.

Drittens sollten Sie Übungen wie Tai Chi und Chi Gung benutzen, um den Mut und die Festigkeit zu entwickeln, um sich den tieferen und vielgestaltigen Dämonen zu stellen, die Ihnen in Ihrer Meditationspraxis begegnen können. Diese Übungen können Ihnen helfen, ein festes Fundament zu errichten.

Schließlich müssen Sie bereit sein, sich zu entspannen, loszulassen und die Kontrolle aufzugeben. Chi-Übungen, wie zum Beispiel das DAO-Yoga, können Ihnen helfen, wenn Sie sie zu einem Rhythmus Ihres täglichen Lebens machen. Die Daoisten lieben den Ausdruck „trenne und kombiniere“. Lernen und stabilisieren Sie erst einmal einen Aspekt Ihrer Praxis, bevor Sie ihn in eine fortgeschrittenere Methode der Praxis einbauen oder nahtlos damit verbinden.

Der fünffältige Pfad

Die „Drei Schätze“ des Daoismus sind *jing, chi* und *shen,* was übersetzt „Körper, Energie und Geist“ heißt. Man muss sie entwickeln, um zur Leere zu gelangen und schließlich das Dao zu verwirklichen. Leere ist der Boden, aus dem der Wandel geboren wird. Damit wahre Leere erscheinen kann, ist der Fluss zwischen den sich ständig ändernden Umständen wesentlich. Leere macht wahre Stabilität und Natürlichkeit des Geistes möglich und gestattet es der Essenz des menschlichen Geistes, zu erscheinen. Die Fähigkeit, sich flüssig und harmonisch auf alle Arten zu bewegen, in denen Wandel sich zeigen kann, ist im *I Ching* verkörpert, dem „Buch der Wandlungen“, das im Herzen des Daoismus liegt.

Wenn Sie Ihre Chi-Praktiken ausführen, werden Sie finden, dass Vieles von dem, was Sie lernen, auf die Aktivitäten Ihres täglichen Lebens abfärbt. Schließlich könnten Sie anstreben, Ihr Bewusstsein in jeden Moment einzubringen und könnten für Ihre Erfahrungen wahrhaft präsent werden. Sich wirklich in Richtung auf das Leben zu bewegen ist die Energie hinter der Chi-Revolution.

13

Das *I Ching:* Die Hauptader der Chi-Revolution

Das *I Ching* (auch: *I Ging*) wird gewöhnlich als eine Art von Super-Orakel verstanden. Manche Menschen „werfen“ das *I Ching,* damit es ihnen bei Entscheidungen hilft oder ihnen Einblick in die Zukunft gewährt. So verstand C. G. Jung, der visionäre Psychiater des 20. Jahrhunderts das *I Ching,* als er darum gebeten wurde, das Vorwort zu einer der populärsten Übersetzungen dieses Textes zu schreiben.[18] In den sechziger und siebziger Jahren des vorigen Jahrhunderts benutzen viele Hippies das Buch als Orakel. Wie die Astrologie gab es ihnen einen neuen Kontext und ein neues Vokabular zur Erforschung ihrer selbst, ihrer Beziehungen und ihrer Träume.

Der Grund, warum es so gut als ein Werkzeug der Vorhersage funktionierte, zumindest aus einer westlichen Perspektive, ist der, dass die Sprache des Buches ziemlich nebulös und allegorisch ist – was sie aus einer daoistischen Perspektive allerdings nicht ist. Das Erste, was geschieht, wenn Sie das *I Ching* „werfen“, ist dass Sie eine Frage stellen, und die Antwort, die sich ergibt, soll Ihren bewussten Geist öffnen. Die Klarheit der Botschaft, die bei Ihnen ankommt, hängt jedoch davon ab, ob Sie sich zuerst die Zeit nehmen, sich innerlich still und stabil zu machen. Wenn Sie laut und abgelenkt

[18] *I Ching or Book of Changes: The Richard Wilhelm Translation* rendered into English by Cary F. Baynes, Bollingen Foundation, 1950. (Richard Wilhelm übersetzte das *I Ching* ins Deutsche; das Vorwort von C. G. Jung findet sich allerdings nur in der englischen Übersetzung der Übersetzung von R. Wilhelm. Anm. d. Übers.)

sind, werden Sie keine klare Botschaft erhalten. Das Zweite, was geschieht, wenn Sie das *I Ching* auf diese Weise befragen, ist, dass es ein medialer Kanal zwischen Ihnen und der energetischen Quelle des Chi des Universums wird. Er gibt Ihnen einen Zutrittskanal zu Ihrer persönlichen, menschlichen Intuition.

Der Daoismus und das I Ching

Wenigen Menschen ist klar, dass das *I Ching* an der Wurzel des Daoismus liegt und man es als seine Bibel ansehen könnte. Das überrascht nicht, da viele Dinge, die für die chinesische Kultur grundlegend sind, im Westen wenig bekannt sind, auch wenn einige praktische Anwendungen wie die Akupunktur und Tai Chi heute beginnen, in die Kultur des modernen Abendlandes einzufließen. Chinas schwierige und unverständliche Gesellschaft, die Sprachbarriere und das Misstrauen gegenüber dem Fremden sind die Hauptgründe, dass bis heute so viele Missverständnisse und ein solcher Mangel an Kenntnissen in Hinsicht auf die hoch entwickelten Traditionen Chinas bestehen. Die grundlegenden Prinzipien des Daoismus basieren auf einer gründlichen und intimen Kenntnis des *I Ching*. Mein Lehrer lehrte mich das *I Ching* in drei Schritten: dies ist, was es sagt; dies ist, was es bedeutet; und dies ist, wie man es macht. Er lehrte diese Schritte zuerst durch Chi-Praktiken und später, indem er mich anleitete, die Prinzipien in meine alltäglichen Praktiken zu integrieren. Die Daoisten erkannten, dass dem Wandel die Macht innewohnt, jeden zu zerstören, der keine Ausgeglichenheit, kein Mitgefühl und keine Natürlichkeit besitzt. Ausgeglichenheit ist eine wesentliche Voraussetzung dafür, dass Mitgefühl und Natürlichkeit entstehen können. Deshalb beginnt man damit, dass man versucht, alle acht Energiekörper ins Gleichgewicht zu bringen. Man beginnt körperlich mit Chi-Übungen wie Tai Chi, Chi Gung und DAO-Yoga, um Blockaden zu lösen und den Körper zu stabilisieren. Wie wir besprochen haben, geht dieser Prozess durch alle Energiekörper, wobei jede Schicht zunehmend tiefer und umfassender wird.

Die Hauptader des Yin und Yang

Bei allem, was Sie in den Chi-Praktiken tun, gibt es zwei Ebenen der Intention. Die erste ist gewöhnliche Intention. Jede Intention hat sowohl eine Yin- als auch eine Yang-Seite. Wenn Sie eine Straße überqueren wollen, ist das eine Yang-Aktivität, denn Sie müssen hingehen und etwas tun. Wenn Sie wollen, dass etwas zu Ihnen kommt, so ist das eine Yin-Form von Intention. Doch dann stellen sich noch einige Fragen: Woher kommt eigentlich die Intention? Woher kommen all Ihre Gedanken? Woher kommen all Ihre Gefühle? Wo werden Yin und Yang geboren? Dies ist die zweite Ebene der Intention, der Ort, an dem die Intention ursprünglich entsteht – wo die Intention geboren wird.

Die klassische chinesische Philosophie sagt, dass es im Anfang eine undifferenzierte Leere gab, die *wu chi (wu ji)* genannt wurde. Wu Chi enthielt sämtliche Möglichkeiten in sich, war aber selbst jenseits der Notwendigkeit, Form anzunehmen. Damit es jedoch zur Schöpfung kommen konnte, war eine schöpferische Kraft notwendig. Diese Kraft wurde *tai chi (taiji)* genannt. Die Wörter *„tai"* und *„chi"* bezeichnen zwei philosophische und spirituelle Konzepte. *Tai* bedeutet „groß", *chi* meint hier den Superlativ eines Wortes, wie „das Größte", „das Reichste", „das Tiefste". Dieses Chi ist ein anderes Wort[19] als das Chi, das ansonsten in diesem Buch verwendet wird und das Lebensenergie bedeutet. In dem an dieser Stelle angesprochenen Sinn wird Tai Chi oder Taiji gewöhnlich als „das Große Allerhöchste" übersetzt.

Dieses Tai Chi gebiert Yin und Yang. Das Tai Chi ist neutral und umfängt eines von beiden, keines von beiden und beide. Obwohl es an sich keine spezifischen Eigenschaften hat, ermöglicht es Yin und

[19] Und es ist ein anderes chinesisches Schriftzeichen. Es gibt etwa 100 chinesische Wörter, die in „romanisierter" Umschrift „chi" geschrieben und annähernd gleich ausgesprochen werden, doch für jedes dieser Wörter gibt es jeweils *ein* spezifisches Schriftzeichen. Die Bedeutung der vielen chinesischen Homophone ergibt sich in der verbalen Kommunikation oft erst aus dem Zusammenhang. (Anm. d. Übers.)

Yang, Form anzunehmen. Es ist eine Ebene der Leere, die Manifestation hervorbringt.

Aus dem leeren Tai Chi entsteht das Wechselspiel von Yin und Yang, das von den alten Chinesen *liang i (liang yi)* genannt wurde. Wo kommen also alle Gedanken, Gefühle und Phänomene her? Wenn Sie eine übersinnliche Wahrnehmung haben, wo kommt diese her? Wenn ein Gedanke in Ihrem Kopf auftaucht oder ein Gefühl in Ihrem Körper, wo ist deren Ursprung? Der Gedanke selbst, das Gefühl selbst, die übersinnliche Wahrnehmung selbst oder sogar die Weise selbst, auf die Karma auftritt – all dies, so könnte man sagen, hat immer eine Yin- und eine Yang-Eigenschaft. Es kann mehr Yin als Yang oder mehr Yang als Yin sein, aber immer sind beide involviert. Alles, was im Universum existiert, von den kleinsten Partikeln bis zu den größten Sternen, hat eine Yin- und eine Yang-Komponente.

Eine Landkarte des energetischen Universums

Für die Daoisten ist das *I Ching* eine Landkarte, die darstellt, wie die Energie des Universums funktioniert. Es geht darum, wie die Gegensätze im Universum – Yin und Yang – miteinander kombiniert oder voneinander differenziert werden und wie sie in Wechselwirkung treten, um so die Energien sowohl in der sichtbaren als auch in der unsichtbaren Welt darzustellen. Im *I Ching* wird das Chi durch vierundsechzig Hexagramme dargestellt, die aus Kombinationen von ungebrochenen Yang- und gebrochenen Yin-Linien bestehen und alle Möglichkeiten repräsentieren, wie Gegensätze miteinander in Wechselwirkung treten können. Man könnte also sagen, dass das *I Ching* die Möglichkeiten des Lebens im Universum repräsentiert – zu jeder Zeit und an jedem Ort. Die Kosmologie des *I Ching* weist bemerkenswerte Ähnlichkeiten mit dem genetischen Code auf, der beschreibt, auf welche Weise die vierundsechzig Nukleotide der DNS, die Moleküle des Lebens, paarweise zusammenkommen und eine Doppel-Helix bilden. Andererseits bestehen die Computer-Codes, aus denen Software-Programme gebildet werden, aus Paarungen von 0 und 1 Werten. In allen Fällen sind Polaritäten die Quelle von Codes für die Billionen von Kombinationen, die entstehen können.

Es gibt viele Theorien darüber, wer der Urheber des *I Ching* ist, doch niemand weiß wirklich, woher es kam. Wir wissen jedoch, dass es nicht einen einzigen definierbaren Autor hatte und dass seine Prinzipien als mündliche Überlieferung seit mehr als 8.000 Jahren bestehen. In der mündlichen Tradition wird spekuliert, der Text könne über das Kunlun-Gebirge zwischen Nordtibet und der Taklamakan-Wüste (siehe Karte unten) nach China gekommen sein.

Die Kontinuität des Wandels

Wenn es in unserem Leben, in der Geschichte und im Leben des Sonnensystems und des Universums etwas gibt, das wahr ist, dann, dass alles immer im Fluss ist. Das Chi ist immer im Fluss und wandelt sich ständig. Darum betrachten die Daoisten das *I Ching* auch als eine

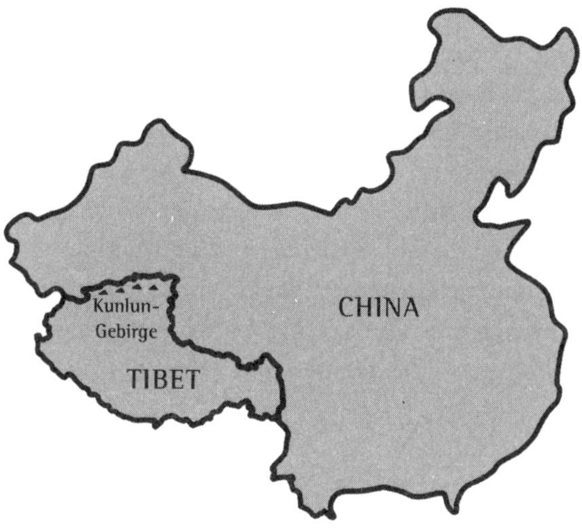

Karte von Tibet und dem Kunlun-Gebirge

allegorische Sprache oder einen Code, wie der Wandel im Universum abläuft. Im *I Ching* wird der Wandel dargestellt durch die Art und Weise, wie die Energie sich ständig aus einer ungebrochenen Linie, die eine Anfangs- oder Yang-Kraft darstellt, in eine gebrochene Linie wandelt, die eine End- oder Yin-Kraft, darstellt. Dieses Konzept ist anwendbar von der Art, auf die das wandelbare Chi in die meisten metaphysischen Themen eingebettet ist, bis zu der Art, in der das Chi alle Techniken jeder Chi-Praxis durchdringt, einschließlich der Praktiken, die man allein ausführt, wie Tai Chi oder Chi Gung, und jener, die andere auf uns anwenden, wie Akupunktur oder Chi Gung Tuina. Alle diese Anwendungen basieren auf dem *I Ching*.

Auf den tiefsten Ebenen, wenn Sie also unglaublich entspannt und mit sich selbst im Reinen sind, können die Chi-Praktiken Ihnen helfen, die Wandlungen in Ihrem Leben zu akzeptieren und reibungslos mit ihnen zu fließen. Und wie es bei allen Chi-Praktiken der Fall ist, wird auch im Falle des *I Ching* ein langes Studium Ihnen helfen, ein viel tieferes Verständnis der Kräfte des Chi in Ihnen selbst und im Universum zu gewinnen.

Die meisten Menschen machen sich jedoch nicht die Mühe, so tiefgehend zu studieren. Mein Lehrer Liu Hung Chieh hat das sehr schön formuliert, als er sagte, die meisten Menschen wollten nur lernen, einen Schalter umzulegen, damit eine Glühbirne angeht. Nur ein kleiner Prozentsatz der Menschen wird verstehen wollen, wie ein elektrisches System zu verdrahten ist, wie man ein Kraftwerk baut oder ein Stromnetz herstellt. So wollen die meisten Menschen auch nur einfache Chi-Praktiken lernen, mit denen sie ihr Leben verbessern können. Sie wollen nicht unbedingt wissen, wie genau das Chi in ihnen oder im Universum fließt. Nur sehr wenige Menschen sind daran interessiert, wie das Chi wirklich funktioniert, wo sie es in ihrem Leben anwenden können und wohin das Chi sie in ihrem Leben bringen könnte.

Der Fluss zwischen Bewegung und Stille

Es genügt nicht zu erkennen, dass alle Denkprozesse und Ereignisse des Lebens vergänglich und unablässigem Wandel unterworfen sind. Es muss auch praktische Methoden geben, mit denen Sie dieses Konzept in sich verkörpern und für sich selbst verwirklichen können. Ansonsten scheint eine klassische Grundaussage des Daoismus und des Buddhismus, „Stille in der Bewegung und Bewegung in der Stille" leeres Geschwätz zu sein, was sie sicherlich nicht ist. Der Fluss zwischen Bewegung und Stille durchdringt alle Chi-Praktiken und ist der Kern des *I Ching*.

Der leere Raum in den Trigrammen des *I Ching* stellt die Große Leere dar, das universale Chi, das alle Dinge von den Gedanken bis zu den Planeten, Sternen und unendlichen Galaxien hervorbringt, die die Majestät des Nachthimmels ausmachen. In diesem leeren Raum kreisförmig angeordnet, repräsentieren die acht Trigramme die Matrix hinter allen Wandlungen, die sich im Universum manifestieren können, von der gröbsten bis zur subtilsten Ebene.

Schon lange bevor der historische Buddha Shâkyamuni geboren wurde, haben die Daoisten begriffen, was im Buddhismus ebenso wie im Daoismus mit der Formel „Leere ist Form und Form ist Leere" zum Ausdruck gebracht wird.

Damit wahre Leere im menschlichen Bewusstsein auftauchen kann, muss sich der Fluss zwischen Wandel oder Bewegung (repräsentiert von der sich wandelnden Natur der Trigramme) und Leere oder Ruhe (repräsentiert vom leeren Raum) verflechten. Damit wahre Stabilität und Natürlichkeit von Geist und Essenz hervortreten können, muss es einen nahtlosen, ungehinderten Fluss von Energie und Geist geben. Dieser Aspekt, der im Herzen des Daoismus und all seiner Praktiken liegt, ist im gesamten *I Ching* verkörpert.

Warum das I Ching befragen?

Der Zweck des *I Ching* ist, Ihnen Einsichten in den Tanz des Lebens mit dem Chi zu gewähren. Das *I Ching* zu befragen, kann Ihnen helfen, Folgendes zu verstehen:

- Die Yin-Yang-Natur des Wandels, sodass Sie durch ihn hindurch fließen können, statt mit großem Stress und Misstönen mit ihm zusammenzustoßen.
- Wu Chi und Tai Chi – der Raum in der Mitte, aus dem alle Dinge stammen. Die Buddhisten würden sagen, dies sei die Beziehung zwischen dem Relativen (Yin und Yang) und dem Absoluten (Wu Chi/Tai Chi).
- Was wandelbar ist und was nicht. Es gibt Hunderte von Chi-Praktiken, die Ihnen helfen können, dies zu verstehen – die klassische Methode ist das Ba Gua, eine innere Kampfkunst.

In jedem Moment hat die Tiefenschicht, aus der alles auftaucht, ein Fließmuster. Das *I Ching* macht es Ihnen möglich, Zugang zu dieser Tiefenschicht zu gewinnen und sie in sich zu aktivieren, damit Sie eine innere Klarheit über Ihr Leben gewinnen und sich mit ihm bewegen können, statt in die Gegenrichtung zu gehen.

Wie man das I Ching befragt

Es ist ideal, wenn jemand anderer das *I Ching* für Sie befragen kann, sodass Ihre Frage objektiv beantwortet werden kann. Wenn jemand die Schafgarbenstängel zieht oder die Münzen für Sie wirft, der Sie gut kennt, dann kann dieser Mensch ebenso subjektiv sein wie Sie. Sie sollten den, der das *I Ching* für Sie befragt, also nicht wissen lassen, was Ihre Frage ist. Er braucht auch nichts über das *I Ching* zu wissen, um es für Sie befragen zu können.

Bereiten Sie sich vor, indem sie innerlich ruhig und still werden. Wenn es Ihnen möglich ist, lassen Sie Ihre bewusste Aufmerksamkeit in Ihren Zentralkanal eintreten – das ist der Ort, wo alle Ihre Gedanken zur Ruhe kommen und in Frieden sein können.[20] Lassen Sie als nächstes Ihre Intuition voll Hingabe zur unsichtbaren Welt hin fließen. Halten Sie wenigstens eine Minute lang Stille; manche Menschen verweilen bis zu einer Stunde in Stille. Jetzt sind Sie bereit, das *I Ching* zu befragen. Sie wollen etwas erfahren, das aus einer selbst nicht erkennbaren Tiefenschicht kommt; Sie befragen das *I Ching* nicht, um etwas zu erkennen, das Sie selber herausfinden können. Sie werfen es vielmehr, wenn Sie keine Ahnung haben, was im weiteren Verlauf der Geschehnisse zum Vorschein kommen kann.

Treten Sie in die Tiefenschicht ein und bleiben Sie dort, bis Sie fühlen, dass sich alles öffnet. Sie haben keine Pläne, und doch empfinden Sie so etwas wie einen Fluss. An diesem Punkt des Prozesses ziehen Sie die Schafgarbenstängel oder werfen die Münzen. Die Stengäl sind vorzuziehen, denn unbewusst könnten Sie vielleicht eine Fertigkeit, das Fallen der Münzen zu beeinflussen, ins Spiel bringen. Jede gute Ausgabe des *I Ching* wird genau erklären, wie man die Stängel zieht, das Hexagramm aufbaut und die entsprechenden Aussagen im Text findet, die die Bedeutung der jeweiligen Konfiguration in Hinsicht auf die gestellte Frage erklären. Die Art und Weise, auf die Sie Ihre Frage strukturieren, ist bei diesem Vorgehen von wesentlicher Bedeutung für die Antwort, die Sie erhalten.

Die Trigramme, die man im *I Ching* findet, stellen komplexe dynamische Kombinationen von ständigen Yin- und Yang-Wandlungen dar. Eine der ältesten Chi-Praktiken ist das Abgehen des Ba-Gua-Kreises. Dies ist eine Methode der Meditation in Bewegung, die Seite an Seite mit den sitzenden Meditationspraktiken des Daoismus existierte.[21] Im *I Ching* werden die grundlegenden oder essenziellen Energien des Universums als die *ba gua* oder „Acht Trigramme" (*ba* =

---

[20] Mehr über den Zentralkanal finden Sie in Bruce Frantzis, *Die Energietore des Körpers öffnen. Chi Gung für lebenslange Gesundheit,* Windpferd 2006.

[21] Die Kreisgang-Meditation wird detailliert im Buch des Autors über die DAO-Meditation mit dem Titel *Die große Stille* gelehrt.

acht, *gua* = Trigramm) dargestellt. Sobald die Stängel gezogen sind und Sie das sich daraus ergebende Muster erkennen, gibt es einen kurzen Moment des Erstaunens, in dem Sie den Atem anhalten. Lassen Sie Ihren Geist ganz ruhig werden und in die Tiefenschicht einsinken. Stimmen Sie sich auf die Tiefenschicht ein.

Schließlich lesen Sie die zugehörigen Beschreibungen im *I Ching.* Was sich zeigen soll oder zeigen kann, wird sich zeigen. Lassen Sie ihr Bewusstsein weiter versuchen, zu dem Ort vorzudringen, von dem die Wandlungen ausgehen. Das *I Ching* ist ein solcher Brennpunkt.

Im Kreis gehen, um den Wandel zu verstehen

Es gibt Wandel – unablässigen Wandel. In unserem Zeitalter verändert sich die Welt mit einer Geschwindigkeit, wie es sie in der menschlichen Geschichte bisher noch nicht gegeben hat. Das Vertrauen auf Computer, die Fortschritte in den Naturwissenschaften und das Bevölkerungswachstum tragen dazu bei, dass die Menschen nicht fähig sind, sich auf den Wandel vorzubereiten. Der Mensch wird auf eine Weise gezwungen, sich dem Wandel anzupassen, die seiner evolutionären Entwicklung zehntausend Jahre vorgreift. Angst ist die Krankheit der Moderne, weil wir mit dem Wandel einfach nicht Schritt halten können. Wenn sie gezwungen werden, ihre Sicherheiten aufzugeben, werden die Menschen rigide und ängstlich.

Chi-Praktiken, wie die alte Übung des Ba-Gua-Kreisgehens, helfen den Menschen, mit dem Wandel zurechtzukommen. Es ist eine Kunst zu praktizieren, bis Sie sich einfach entspannen, akzeptieren, dass es Wandel gibt und mit dem Fluss fließen. Da es keinen größeren Wandel gibt, als den, von flüssiger Bewegung – langsamer oder blitzschneller Bewegung – zum Stillsein überzugehen, üben Sie dies zuerst auf der körperlichen Ebene. Es heißt, dass die Übung des Kreisgehens aus drei miteinander verknüpften Gründen vor etwa 4000 Jahren von Mönchen im Kunlun-Gebirge nördlich von Tibet entwickelt wurde. Der erste Grund war, Geistesruhe zu entwickeln.

Der zweite Grund war, einen gesunden, von Krankheit freien Körper mit entspannten Nerven und großer Ausdauer zu entwickeln, wie die Mönche ihn für die tägliche Arbeit und lange Meditationen brauchten. Der dritte Grund war, ein inneres Gleichgewicht zu entwickeln und aufrechtzuerhalten, während entweder die innere Welt oder die Ereignisse der äußeren Welt sich veränderten.

Mit der Zeit werden die körperliche Übung des Ba Gua sowie das Chi Gung zu einer Metapher für Ihre Meditationspraxis. Sie lernen, dieselbe Fertigkeit, Präzision und dieselben Techniken wie bei Ihrer körperlichen Praxis anzuwenden, wenn Sie mit Ihrem emotionalen, psychischen und karmischen Energiekörper umgehen wollen. Wenn Sie innerlich einfrieren oder die Verbindung verlieren, können Sie nicht mit dem Fluss fließen. Doch wenn Sie schließlich Ihren Widerstand gegen den Wandel aufgeben, dann können Sie es. Dies ist eines der Hauptziele aller Chi-Praktiken wie Ba Gua Chi Gung und sogar des Tai Chi, wenn sie es auch unterschiedlich angehen. Sie können den Chi-Fluss auf allen Ebenen der Energiekörper und der darin enthaltenen Unterschichten erkunden. Wenn ein Ba Gua-Übender innerlich und äußerlich immer entwickelter wird, kann er oder sie während des Kreisgehens spontane Bewegung erfahren, die in der Tiefe festsitzende spirituelle Energien befreit.

Ganzheit und Spiritualität

Das *I Ching* ist ein Kanal zu einer Ganzwerdung in uns statt einer Unverbundenheit und Zersplitterung in viele Bruchteile. Unter dem Strich ist es so: Wenn die Energien in einem Menschen harmonisch und miteinander ausgeglichen sind, wird sich die Person ganz fühlen. Wenn sie aus dem Gleichgewicht sind, wird sich der Mensch auf der Ebene von Körper, Geist und Gefühlen stark gestresst fühlen, was zu einer Unmenge Widrigkeiten führen kann. Außerdem kann auf der spirituellen Ebene das Licht in diesem Menschen nicht leuchten. Statt sich aufgrund der in der inneren Welt erzeugten Stabilität wohl zu fühlen, fühlt sich ein solcher Mensch unsicher, verwirrt und zersplittert. Ein solcher Mensch verfällt leicht darauf, sich auf Äußerlichkeiten zu fixieren.

Auf der tieferen Ebene der Spiritualität sind die Energien, die uns mit unserer Innenwelt verbinden, dieselben Energien, die wir benutzen, um jenseits der Grenzen von Zeit und Raum mit anderen Seelen in Kontakt zu treten und zu kommunizieren. Die Daoisten interessierten sich für die Möglichkeiten der Kontaktaufnahme mit der Essenz anderer Menschen. Das Studium des *I Ching* führt Sie zurück zur Quelle der Spiritualität, die alles und jeden durchdringt. Darum ist das Zentrum des *I-Ching*-Symbols leer. Da ist nichts. Und diese undifferenzierte Leere, Wu Chi, galt bei den Daoisten als etwas, das die Kraft, Tai Chi, und sämtliche Möglichkeiten der Manifestation in der Existenz enthielt, ohne selbst irgendeine Form annehmen zu müssen.

Stille allein ist vielleicht nicht genug

Das *I Ching* liefert uns die Wurzeln der Chi-Revolution: *Jing-Chi-Shen-Wu-DAO.* Die Fähigkeit, mit dem Wandel umzugehen, ist das, was alle Chi-Praktiken Ihnen helfen zu entwickeln. Der Nutzen für unser Leben ist unabschätzbar. Wie viel ist Ihre Gesundheit Ihnen wert? Und wenn Sie gesund sind und Ihre Fähigkeit zur Selbstheilung entwickelt haben, gibt es noch größere Ziele? Aus der Sicht des Daoismus ist alles, was nicht an das volle spirituelle Erwachen heranreicht, ein Mangel an vollkommener spiritueller Gesundheit. Spirituell gesund zu sein bedeutet für die Daoisten, spirituell erleuchtet zu sein.

Das Studium des *I Ching* legt die Grundlage für die Stärkung des spirituellen Potenzials in Ihnen selbst. Es eröffnet Ihnen die Möglichkeit, auf die potenzielle Verwirklichung des Lebens zuzugehen – auf die Leere zuzugehen. Allerdings geben Ihnen alle Chi-Praktiken die Fähigkeit, Ihr Chi zu spüren und zu stärken und zu entdecken, wie Yin und Yang in Ihnen interagieren, wie sie mit anderen, mit dem Raum, den wir miteinander teilen, mit dem Planeten, den wir bewohnen, und dem gesamten Universum interagieren. Dazu gehören auch das Chi, das unseren Körper funktionieren lässt; die Weise, auf die unsere Gefühle miteinander in Wechselwirkung stehen, sich verändern und um einander herum bewegen; das Weben unserer Gedanken und ihre Verbindung mit anderen; und die Art und Weise, auf die wir die psychische Welt, die unsichtbare Welt und die Welt des Karmas wahrnehmen und in diesen Welten aktiv sein können.

Die Welle des Wandels reiten

Auf einer ganz praktischen Ebene geht es bei der Chi-Revolution darum, welche Auswirkungen die Chi-Praktiken auf unsere Existenz als Menschen haben können. Es geht darum, wie das Chi sich in uns bewegt und wie es uns beeinflusst; es geht um die Wirkung unserer Gedanken und Gefühle; es geht um die expansiven, kreativen und positiven Kräfte in uns selbst und in anderen; es geht darum, dass die Energie um uns herum wirklich sanft und nährend wird für eine tiefe, uns innewohnende Empfindung des Lebens um uns herum. Manchmal gehe ich mit meinen Schülern ans Meer, führe sie in einen Zustand der Stille und fordere sie auf nachzuspüren, ob sie einen oder mehrere der acht Energiekörper fühlen können. Zuerst spreche ich darüber, wie die Wellen, die sie sehen, von Kräften tief im Ozean erzeugt werden. Für die Daoisten sind Wellen die klassischen Beispiele für den Wandel. Wenn wir Zugang zu den riesigen Kraftreserven unter den Wellen gewinnen, die auch in uns wirksam sind, dann können wir lernen, dass der Wandel nur Ebbe und Flut von Energie ist.

Beim *I Ching* geht es um die Erkundung von Möglichkeiten, um die Entdeckung dessen, was ist, sich mit dem, was ist, wohl zu fühlen und dazu fähig zu sein, mit Ebbe und Flut der Energie zu fließen.

14

Das Gesetz der Wiederkehr: Zugang zum Karma gewinnen

Haben Sie sich jemals zu jemandem hingezogen gefühlt, ohne zu wissen warum? Haben Sie jemals bei der ersten Begegnung mit einem Menschen eine starke Verbundenheit gespürt? Vielleicht waren Sie einmal, ohne einen wirklich guten Grund dafür zu haben, einem Menschen nicht gerade wohl gesonnen? Oberflächlich mag es aussehen, als sei diese Begegnungen Zufall. Und doch ist etwas an solchen Interaktionen, das auf eine schicksalhafte Verstrickung hinweist. Ihre persönliche Erfahrung könnte in einem größeren Zusammenhang stehen. Möglicherweise erfahren Sie etwas, das karmischer Natur ist. Auch wenn man im Osten schon seit Tausenden von Jahren um das Karma weiß, wurden die entsprechenden Lehren nur selten mit Menschen des Westens geteilt. Traditionell wurde das Wissen in geschlossenen Klöstern und Tempeln des Ostens bewahrt und war denjenigen vorbehalten, die ihre letzte Inkarnation vollenden wollten – etwas, das vom westlichen Lebensstil eher verhindert wird.

Die Verbindung von Chi und Karma

Die Leute werfen heutzutage oft ziemlich unbewusst mit dem Wort „Karma“ um sich. Sie sagen: „Wir müssen in einem vergangenen Leben zusammen gewesen sein“ oder „Ich muss in einem früheren Leben ein König gewesen sein“. Vielleicht ist es wahr, vielleicht nicht. In den meisten Fällen sind diese Aussagen nur Gedanken, abstrakte

Ideen, die nicht unbedingt auf Realität basieren müssen und die keinerlei Relevanz für Ihr gegenwärtiges Leben besitzen. Jedoch sprechen sie zu dem zugrunde liegenden Bewusstsein der Energie hinter dem Leben. Das große Geheimnis ist dies: Chi ist das Bindeglied zwischen Ihnen und Ihrem Karma.

Wie schon im 3. Kapitel angesprochen, wird der sechste Energiekörper der kausale oder karmische Körper genannt. Wenn Sie die Fähigkeit entwickeln, das Chi zu spüren und damit zu arbeiten, werden Sie irgendwann einen Punkt erreichen, an dem Sie Zugang zu Ihrem Karma gewinnen.

Warum sollte sich jemand um sein Karma kümmern? Auf der grundlegendsten Ebene ist das wichtig für eine Person, die sich der Wirkung, die sie auf andere hat und die andere auf sie haben, bewusst werden will. Dass es aus dem Walde herausschallt, wie man hineinruft, ist allgemein bekannt, aber hier sind noch viel tiefere und bedeutsamere Kräfte im Spiel. Auf den fortgeschritteneren Ebenen kann sich eine Person direkt und bewusst die karmischen Schulden eine nach der anderen vornehmen und sie möglicherweise auflösen. Tatsächlich ist Karma ja einer der Gründe, warum wir in einem menschlichen Körper auf dieser Erde sind.

Die Natur des Karmas

Aus der Sicht der Hindus und Buddhisten ist *karma,* ein Sanskrit-Wort, als Ursache und Wirkung definiert. Sobald Energie in irgendeine Richtung hinausgeht, kehrt sie immer wieder zu sich selbst zurück. Nach dieser Sichtweise kehrt Energie, die als gute Energie ausgeht, auch als gute Energie zurück. Energie, die als schlechte Energie ausgeht, kehrt als schlechte Energie zurück. Wenn Energie als Verwirrung ausgeht, kehrt sie zurück, um noch mehr Verwirrung zu stiften. Diese Wirkung kann sofort eintreten oder erst nach langer Zeit, vielleicht erst nach einigen weiteren Leben. Wenn Sie die Ursache-Wirkung-Beziehung des Karmas testen wollen, machen Sie Folgendes: Lächeln sie zwei Tage lang alle Menschen an, denen Sie begegnen, und sagen Sie freundliche Dinge zu ihnen. Beobachten Sie sorgfältig, wie die Menschen Sie behandeln. Dann machen Sie zwei Tage lang das Gegenteil – beleidigen Sie die Menschen, denen Sie begegnen. Und beobachten Sie, wie sie reagieren.

Man könnte sagen, dass man aufgrund der Energien, die man aussendet, auch bestimmte Energien anzieht. Wenn Sie jemanden ins Gesicht schlagen, wird diese Person höchstwahrscheinlich zurückschlagen – vielleicht wortwörtlich oder in einem übertragenen Sinn. Man könnte dies als Karma bezeichnen, aber aus der daoistischen Sicht ist dies noch nicht die ganze Geschichte.

Das daoistische Gesetz der Wiederkehr

Die Daoisten benutzen den Begriff Karma nicht. Sie sprechen vom Gesetz der Wiederkehr. Für Daoisten fließt alle Energie in einem Kreis. Hierüber sind sich die modernen Physiker und die Daoisten einig. Energie kann weder erzeugt noch zerstört werden. Sie verändert einfach nur ihre Form, während sie auf der Grundlage der manifesten Intention spezifische Zyklen in kreisförmigen Energiemustern durchläuft. Erinnern Sie sich daran, dass jede Ebene der Intention sowohl eine Yin- als auch eine Yang-Komponente hat. In einem Yin-Zyklus bewegt sich die Energie auf etwas zu oder wird von etwas absorbiert. In einem Yang-Zyklus wird die Energie von etwas ausgestrahlt oder bewegt sich davon weg. Nach Ansicht der Daoisten geht karmische Energie von einem bestimmten Ursprungspunkt aus und kehrt auf irgendeine Weise zurück. Wenn die Energie zurückkehrt, hat sie sich verändert, und die Qualität der zurückkehrenden Energie ist vielleicht nicht mehr dieselbe wie die ausgestrahlte. Sehr oft ist nicht mehr genau festzustellen, welchen Weg sie genommen hat. Die Daoisten sagen, eine Möglichkeit – aber eben nur *eine* Möglichkeit – sei, dass die karmische Energie genauso zurückkehrt. Wenn man einen Ball gegen eine Wand wirft und er gerade zu uns zurückkehrt, ist das ein Beispiel hierfür. Aber das ist nur eine Möglichkeit. Es kann ein starker Windstoß kommen und den Ball in irgendeine Richtung ablenken, oder der Ball wird ganz weggeweht. Es ist aus der daoistischen Sicht wahrscheinlicher, dass die karmische Energie sich durch das ganze Universum bewegt. Sie werden zu einem speziellen Brennpunkt, an dem das Karma sich durch Sie hindurch bewegt und dadurch eine Wirkung in Ihnen oder anderen Menschen in Ihrer Umgebung hervorruft, eine Wirkung, die mit Ihren eigenen gegenwärtigen offensichtlichen und erkennbaren Handlungen in Zusammenhang stehen mag oder nicht.

Wenn die Leute von Karma sprechen, nehmen sie oft an, dass Dinge, die sie positiv oder negativ interpretieren, das Ergebnis von Handlungen sind, die sie als gute beziehungsweise schlechte Taten wahrgenommen haben. Es kann jedoch sein, dass die karmische Energie, die sich an Ihnen festgemacht hat und die in Ihnen feststecken mag, nichts mit der Energie zu tun hat, die Sie ausgesandt haben. Sie kann eher etwas mit größeren Strömungen im Universum zu tun haben, die gerade Ihren Weg gekreuzt haben. Diese Strömungen können bereits in Fluss geraten sein, als Sie und ich noch nicht einmal Gast auf diesem Planeten waren. Man könnte also sagen, dass das Gesetz der Wiederkehr drei Eigenschaften besitzt:

- Alle Energie bewegt sich im Kreis.
- Jede energetische Bewegung hat eine Yin- und eine Yang-Komponente oder -Intention, die bestimmt, ob sich die Energie nach außen ausdehnt oder ob sie nach innen absorbiert wird.
- Die Energie, die ausgesandt wird, kehrt immer zu ihrem Ausgangspunkt zurück, aber nicht unbedingt in derselben Form, in der sie ausgesandt wurde oder in demselben Zeitrahmen.

Arten karmischer Einflüsse

Stellen Sie sich das Karma als eine Trägerwelle vor. Um eine Wirkung zu haben, muss die Welle sich mit einem anderen Träger überschneiden, sodass ein Resultat entsteht, entweder in Ihnen oder im Universum. Zum Beispiel ist die die Grundlage der Astrologie, dass eine Trägerwelle, die von den Sternen ausgeht, sich mit etwas in Ihnen überschneidet und eine Wirkung in Ihrer Persönlichkeit oder Ihrem Charakter hervorruft, die einen starken Einfluss darauf hat, wie Sie auf ein äußeres Ereignis oder einen inneren Denkprozess reagieren werden. Es ist die Überschneidung, die zur Manifestation führt. Vom Karma her gesehen, bestimmen der Kontext Ihres Lebens und die äußeren Umstände zu einem gewissen Grad, wie sich eine karmische Welle in Ihnen bewegen wird und welche Wirkung das ergibt.

Die gute Nachricht ist also, dass nicht alles, was Sie als eine negative Auswirkung interpretieren, tatsächlich ein direktes Ergebnis Ihrer eigenen „bösen" Handlungen oder Ihres schlechten Charakters ist. Was geschieht, könnte genauso gut das Ergebnis Ihres Familienkarmas sein, oder auch der Nation, in der Sie geboren wurden, oder gar der ganzen menschlichen Rasse. Es mag mit Ihnen persönlich überhaupt nichts zu tun haben. Sie sind vielleicht einfach ein unbeteiligter Katalysator für größere Ereignisse im weiteren Verlauf. Und auch wenn gute Dinge geschehen, dann mag das mit Ihren guten persönlichen Charaktereigenschaften zu tun haben – oder auch nicht. Vielleicht spielt dabei auch einfach nur Glück eine Rolle. Man mag versucht sein, den Begriff „zufällige Energie" zu verwenden, doch im größeren Plan der Dinge ist sie durchaus nicht zufällig, auch wenn das für Sie persönlich manchmal so aussehen mag. Fast jeder Mensch ist an größeren Wellen karmischer Zyklen beteiligt.

Vergiss das Warum

Das Agens, durch das das Karma sich in Ihnen manifestiert, ist das Chi. Karma ist festsitzendes oder blockiertes Chi. Säße das Chi nicht fest, dann gäbe es kein Karma. Die Daoisten sagen, es sei Zeitverschwendung, aufzudröseln zu versuchen, warum das Chi in einem Energiekörper blockiert ist oder warum etwas geschehen oder nicht geschehen ist. Dazu braucht man einen Wahrsager. Einfach zu wissen, warum etwas geschehen ist, wird die Chi Blockade in Ihnen noch nicht lösen oder befreien. Es ist viel wichtiger, zuerst einmal die karmische Energie der Blockade zu erkennen und direkt damit umzugehen, diese Energie vollständig aufzulösen, damit sie nicht mehr andere karmische Energien anziehen kann.

Wenn Sie sich in einer Folterkammer befinden, wollen Sie dann herausfinden, wie und warum Sie dorthin gekommen sind, oder wollen Sie einfach aus der Folterkammer entkommen? Wenn Sie zu sehr an der Ursache festhalten, nähren Sie die Blockade nur noch, statt sie loszuwerden. Die Gedanken werden Sie weiterhin quälen. Damit Sie sich von Ihren karmischen Blockaden befreien können, müssen Sie in den Kern dessen eindringen, wer Sie als ein menschliches Wesen sind, ganz gleich, wie die Umstände in Ihrem Leben sein mögen. Wenn Sie herausfinden können, wer Sie ohne alle äußeren Umstände sind, dann sind Sie vielleicht in der Lage, Ihre Essenz zu erreichen. Dorthin können Sie aber nicht gelangen, wenn Sie nicht zuerst die Chi-Blockaden in Ihrem Karma loslassen und auflösen.

Ein reifer Mensch werden

Ihr Karma zu befreien, ist die Natur der DAO-Meditation; es ist eine spirituelle Reise. Um sich auf diese Reise begeben zu können, müssen Sie zuerst ein erwachsener Mensch werden. Sie müssen körperlich, emotional und mental stabil und in Ihrem Inneren ausgeglichen werden, damit Sie genug innere Stärke besitzen, um sich mit Ihrem Karma auseinanderzusetzen. Sie müssen die Fähigkeit entwickeln, die heilende Kraft Ihres Chi aufzubauen, zu speichern und einzusetzen und müssen die Methoden verwenden, die die Blockaden, die in Ihrem physischen, emotionalen, mentalen und psychischen Körper feststecken, zu beseitigen.

Zweck des Tai Chi, Chi Gung und anderer Praktiken der Chi-Bewegung ist, ein stabilisiertes, kohärentes und ausgeglichenes Chi in Ihnen zu etablieren, sodass Sie sich auf den schwierigeren Pfad begeben können, auf dem sie sich in der Meditation von Ihrem Karma befreien. Ihr Körper, Ihr Geist und Ihre Gefühle müssen stark sein, damit Sie den Mut und die Ausdauer haben, die versteckteren und potenziell dunkleren karmischen Blockaden zu überwinden. Sie müssen innerlich ausgeglichen werden, damit der negative Druck des gewöhnlichen Lebens Sie nicht mehr aus dem Gleichgewicht bringen oder überwältigen kann, wenn Sie sich mit immer dunkleren Seiten Ihrer selbst auseinandersetzen.

Sie müssen natürlich zuerst ein reifer Mensch werden, bevor Sie ein spiritueller, erleuchteter Mensch werden können. Aus der Ausgeglichenheit ergibt sich ganz natürlich die Fähigkeit, Liebe und Mitgefühl an den Tag zu legen. Sie müssen Mitgefühl mit sich selbst haben, bevor Sie in vollem Umfang Mitgefühl mit anderen haben können. Wenn das Mitgefühl natürlich zu fließen beginnt, beginnen Sie die unendlichen Verbindungen zwischen allem Lebendigen zu erkennen. Selbst wenn Sie die unmittelbarsten, durchdringendsten Einsichten in den Kern irgendeiner gegebenen Situation und in die Beziehung zu Ihrer Essenz haben, müssen Sie doch immer noch genügend Blockaden in Ihrem physischen, emotionalen, mentalen und medialen Energiekörper ausräumen, damit Sie nicht erstarren – damit Sie diese Einsicht benutzen können, die Blockaden zu klären. Ebenso ist es weniger wahrscheinlich, dass Sie überhaupt erst einmal an den Punkt kommen, wo Sie eine solche Einsicht haben, wenn Ihr Karma unglaublich blockiert und nicht vollständig aufgelöst ist.

Das Ganze sehen

Die karmische Energie, die in vielen Individuen liegt, zu entflechten und auszugleichen, ist der Kern der Chi-Revolution. Dies ist einer der letzten Pfade zur Befreiung und Erleuchtung im Daoismus, Hinduismus und Buddhismus. Wenn Sie Ihr Karma auflösen, können Sie spirituellen Frieden in sich selbst finden und sanft mit dem Universum fließen. Wenn viel von Ihrem individuellen Karma aufgelöst ist, sehen Sie unzweideutig und gehen mühelos auf Lösungen zu, die wirklich funktionieren. Eine der grundlegenden Einsichten, die aus dieser Klarheit entstehen, ist, dass Sie sich auf eine Lebensweise zu bewegen, die für das Ganze ebenso gut ist wie für den Teil – Sie selbst. Sobald Sie sich selbst geheilt haben, können Sie einige Ihrer Bemühungen nach außen wenden, um die Welt zu heilen. Ungeachtet der religiösen Prinzipien, nach denen Sie streben, müssen Sie zuerst mit der Energie Ihres Karmas umgehen, bevor Sie sich daran machen können, die Welt zu heilen.

So ist zum Beispiel die Definition eines guten Führers, dass er oder sie jemand ist, der seine innere Welt aktiv durch eine regelmäßige meditative und energetische Praxis klärt. Im Osten nennt man eine solche Person einen „Weisen König“ (oder eine „Weise Königin“). Auf der elementarsten Ebene ihrer Lebensenergie bewegen sich diese Menschen von der Verderbtheit weg. Sie bewegen sich auf Kohärenz zu und nicht auf Zusammenhangslosigkeit. Sie bewegen sich auf Geistesklarheit zu und nicht auf Geisteskrankheit. Es geht dabei nicht um ihre spezifischen religiösen Prinzipien, sondern darum, dass sie sich darum kümmern, wohin das Leben geht, was der Lebenskraft Wert hinzufügt und was gut für das Ganze ist.

Erinnern Sie sich daran: Es gibt im eigenen Leben und in der Welt im Allgemeinen zwei grundsätzliche Richtungen – auf mehr Leben oder mehr Tod zu –, die von Intention und Handlungen bewegt werden. Der Fluss ist niemals statisch; er tendiert immer dazu, sich deutlich in die eine oder in die andere Richtung zu bewegen. Ein guter Führer wird mit größerer Beständigkeit die Richtung hin zum Leben statt hin zum Tode wählen.

Karmische Pfade im Universum

Karmische Chi-Blockaden im Universum zu beseitigen, ist eine viel größere Aufgabe. Aus einer Perspektive planetarer Größenordnung gesehen, gibt es eine immense Masse an unaufgelöstem Karma unter uns. Wenn Sie bedenken, wie viele unnütze Kriege im Lauf der Geschichte geführt wurden, wird deutlich, dass die Menschheit trotz der dramatischen Fortschritte in Wissenschaft und Technologie noch keine alternativen Taktiken gefunden hat. In die Energie militärischer Lösungen hineingesogen zu werden, ist charakteristisch für die Trampelpfade, die die Menschen aus allen Zivilisationen immer wieder erzeugen. Dies ist ein Beispiel für einen bedeutenden karmischen Pfad.

Ist das Karma in großen Gruppen von Menschen blockiert, wird eine größere, kollektive karmische Kraft erzeugt. Die Kraft führt dazu, dass Individuen in dieselbe Richtung gehen, weil sie glauben, sie könnten nichts anderes tun. Sie benutzen vielleicht unterschiedliche Namen für ihre Gewohnheiten und die Intentionen, die sie erzeugen. Doch im Wesentlichen werden wir von einer destruktiven karmischen Kraft durchdrungen, die dieselben alten Probleme auf planetarischer Ebene verewigt. Ein anderes Beispiel sind die Probleme mit unserer globalen Umwelt. Auf der Ebene des Karmas haben viele Menschen noch nicht erkannt, dass der Planet ein Lebewesen ist, weil sie ihre eigene Lebenskraft nicht erkennen. Würden die Menschen die Erde als ein Lebewesen erkennen, würden sie sich ihr gegenüber vielleicht anders verhalten.

Viele Arten destruktiver Kraft werden heute in der Welt entfesselt. Es scheint so, als gehe die Menschheit mit ungeheurem Schwung auf ihre Selbstvernichtung zu. Die Menschen sind, aus der Sicht des Daoismus, auf dem Pfad in Richtung Tod und nicht auf dem Pfad, der das Leben bejaht.

Weisheit ist der Katalysator von Frieden

Lohnt es sich wirklich, alt zu werden? Hat es einen Wert, mehr Jahre auf der Erde zu verbringen? Wie kann man, vom Standpunkt der Freude gesehen, älter werden und sich in seinem eigenen Körper mehr zuhause fühlen? Die meisten Fünfundsiebzig- oder Fünfundachtzigjährigen hätten liebend gern wieder den physischen Körper, den sie mit Fünfzehn oder Zwanzig hatten. Doch selbst wenn Sie nicht einen solchen Körper haben, können Sie mit dem Alter ein echtes Gefühl von Frieden in sich selbst finden, etwas, das viele Menschen Weisheit nennen. Diese Weisheit gibt Ihnen das Potenzial, die Dinge zu sehen, wie sie sind, und zu erkennen, ob bestimmte Verhaltensweisen vernünftig oder kindisch, dumm und letztlich destruktiv oder gesund und ausgeglichen sind. Weisheit gibt Ihnen die Kraft, aus linearen vorgezeichneten Wegen auszubrechen.

Wenn Menschen jedoch nicht genügend Chi-Blockaden in ihrem Karma ausräumen, können Sie niemals Weisheit kultivieren. Selbst wenn die Nanotechnologie Wege findet, es den Menschen möglich zu machen, 300 Jahre alt und älter zu werden und dabei Körper zu habe, die noch einigermaßen gut funktionieren, wird sie keine Menschen produzieren, die weise sind, die in Frieden mit sich und bereit sind zu tun, was sie können, um Geistesklarheit und Frieden in der Welt zu fördern.

Die Welt heilen

Der Planet braucht uns nicht. Wir brauchen den Planeten. Er kann ein Planet sein, der uns entweder als menschliche Wesen erhält oder uns in Richtung Tod und Zerstörung vorantreibt. Wir leben in einer Zeit, in der die menschliche Bevölkerung viele Lektionen neu lernen und wiederholen muss. Der gegenwärtige Zustand der Welt ist das Resultat massiver karmischer Blockaden kosmischer Größenordnung. Heute ist sogar der Planet selbst in Gefahr. Wenn wir auf demselben Pfad bleiben, wird der Planet wahrscheinlich auf Verteidigungsmechanismen zurückgreifen, die unsere menschliche Existenz bedrohen.

Wir haben sowohl in unserer Innerwelt als auch in der Außenwelt einen Zustand des Ungleichgewichts erreicht. Diese massive Ansammlung von Karma kann rückgängig gemacht werden, aber dazu bedarf es vieler Individuen, die aus ausgetretenen karmischen Pfaden ausbrechen. Warum entscheiden sich nicht mehr Menschen dafür, karmische Blockaden zu lösen? Weil man sich dazu nach innen wenden, sich mit dem eigenen Körper, Geist und den eigenen Gefühlen als einem einheitlichen Ganzen verbinden muss. Schließlich muss man sich den eigenen tiefsten Ängsten und inneren Dämonen stellen und sie ausrotten. Sie müssen die volle Verantwortung für Ihr Handeln übernehmen. Wenn wir beginnen, mit unserem Karma zu arbeiten, kommen uns kosmische Kräfte zur Hilfe. Dies ist eine große und edle Aufgabe, die wir alle übernehmen müssen, um voll bewusste Wesen zu werden.

Solange Sie Ihr eigenes Karma nicht heilen, können Sie nicht beginnen, das Karma der Welt zu heilen. Sie haben dann nicht die innere Kraft, es zu tun. Das Größte am Umgang mit der Energie des Karmas ist, dass sie Sie in Ihr eigenes Inneres führt. Sie werde sich wahrhaft stabil fühlen, ein Gefühl des Friedens haben und das spirituelle Unbehagen sowie die mentale und emotionale Lähmung überwinden, sodass Sie willens sind, effektiv über Ihren eigenen Tellerrand hinaus zu schauen. So wie die Daoisten uns eine Methode zum Umgang mit unserer eigenen dunkleren Natur und zur Wiederherstellung unseres inneren Gleichgewichts gegeben haben, so haben sie uns auch eine genauso wichtige Methode gegeben, mit dem Karma der destruktiveren Kräfte im Universum umzugehen. Es ist möglich, das Gleichgewicht wieder herzustellen.

Sie werden in der Lage sein, für die Verbesserung von allem, was Sie tun können, aktiv zu werden – sei es in Ihrer örtlichen Gemeinschaft, in Ihrem Dorf, Ihrer Stadt, Ihrem Land oder der Welt. Wenn Millionen von Individuen beginnen, an der Energie, die in ihrem persönlichen Karma blockiert ist, zu arbeiten – wer weiß, was dann geschehen kann? Die Dinge könnten sehr viel besser werden. Es ist eine Synergie. Genug Menschen könnten zu einem Wendepunkt führen.

In der modernen westlichen Welt sind die Menschen materiell reich, aber spirituell arm. Wir leben in großen Häusern oder Wohnungen, haben aber wenig Raum in unserem Herzen und in unserem Geist. Quantität wird mehr geschätzt als Qualität. Das Leben ist betriebsam, überreizt unsere Nerven und ist aus dem Gleichgewicht. In ihrem Kern geht es bei der Chi-Revolution darum, wie wir uns unser inneres Leben wieder aneignen und Gleichgewicht auf planetarischer Ebene erreichen können.

Energie bewegt sich immer entweder in Richtung Leben oder in Richtung Tod. Sie steht nie still. In welche Richtung gehen *Sie?*

DRITTER TEIL:

Das Chi Rev Workout

15

Fünf Energieübungen für das Leben

Bevor ich begann, Chi Gung und Tai Chi zu lehren, habe ich für eine Gruppe von Umwelt- und Verbraucheraktivisten gearbeitet, siebzig bis achtzig stressgefüllte Stunden pro Woche. Trotzdem konnte ich während der ganzen Zeit meine Energie aufrechterhalten, weil ich die inneren Energiepraktiken anwendete, die ich von Bruce Frantzis gelernt habe. Wann immer ich das Gefühl hatte, dass mir ein Burnout bevorstand, habe ich einfach mehr praktiziert.

Bill Ryan, Gründer von Brookline Tai Chi,
Brookline, Massachusetts,
und der Moving Tiger Exercise Method™

Das Chi Rev Workout wird einen machtvollen transformierenden Prozess in Ihrem Körper auslösen. Wenn Sie täglich nur fünfzehn Minuten für die Praxis reservieren, wird dies Ihr erster Schritt zur Entwicklung innerer Sensibilität und einer Verbindung von Körper und Geist sein. Der Hauptzweck der Übungen ist, mit der Aktivierung Ihres Chi-Flusses zu beginnen, wodurch energetische Fitness, die Grundlage von Gesundheit sowie Freude, Langlebigkeit und Vitalität gefördert wird. Sie können jeden Teil des Chi Rev Workout für sich praktizieren, wenn Sie eine kurze Pause brauchen, um Stress zu reduzieren, oder wenn Sie sich einfach regenerieren wollen. Die in den Übungen verwendeten Prinzipien werden auch Ihre anderen

Übungsprogramme energetisch unterstützen; deshalb empfehle ich sehr, sie in Ihre anderen Trainingsprogramme zu integrieren.

Fünf körperlich wenig beanspruchende Energieübungen

Das Chi Rev Workout besteht aus fünf energetisch hochwertigen, aber körperlich wenig beanspruchenden Übungen, die Ihnen helfen werden herauszufinden, wo Ihr Chi blockiert ist, und die Blockaden schließlich auflösen. Wenn Sie regelmäßig üben, wird das Chi in Ihrem Körper erheblich zunehmen und besser fließen. Sie werden erstaunt sein, welche Wirkung diese Übungen in Hinsicht auf die Erhöhung Ihres Energieniveaus und auf den Abbau von Spannungen haben.

Die ersten beiden Übungen, die Langlebensatmung und das Chi-Scannen, verlangen nur wenig äußere Bewegung. Sie können die Übungen im Stehen, Sitzen oder Liegen ausführen. Diese Übungen sind deshalb besonders bedeutsam, weil man sie in jedes Übungssystem und jede Arbeit integrieren kann. Die letzten drei Bewegungen – das Ausbalancieren des Chi, das Öffnen des Herzens und die Freisetzung von blockiertem Chi, stammen aus einer alten und berühmten Übungsmethode des Chi Gung (Energiearbeit) aus China, die medizinisches Drachen-und-Tiger-Chi-Gung genannt wird. Das System, das 1.500 Jahre alt ist, hat sich in dieser langen Zeit bewährt; man kann es kaum eine „Mode" nennen. Drache-und-Tiger basiert auf der chinesischen Akupunktur. Akupunkteure versuchen, Krankheit und Schmerz zu heilen, indem sie Nadeln in spezifische Energieleitbahnen einstechen, um den Fluss des Chi im Körper zu stimulieren und auszugleichen. Eine Zunahme des Energieflusses durch einen beschädigten Bereich hindurch kann Chi-Blockaden lösen und dadurch die Durchblutung fördern, was zur Regeneration von beschädigtem Gewebe beiträgt und chronische Erkrankungen und Schmerzen lindert. Außerdem stimuliert die Zunahme des Energieflusses in einer Leitbahn auch in den anderen Leitbahnen einen stärkeren Fluss. Drache-und-Tiger trainiert Sie dazu, Ihre Hände, den

Atem und einfache Körperbewegungen dazu zu nutzen, denselben energetischen Ausgleich zu erzielen wie durch die Akupunktur.

Ich habe dieses System gelernt und praktiziert, als ich in Kliniken in China gearbeitet habe. 1990 habe ich damit begonnen, es zum ersten Mal im Westen zu lehren. Ich habe gesehen, wie dieses System die natürlichen Selbstheilungskräfte des Körpers stärkt. Die einfachen und effektiven Bewegungen wurden von 15 bis 20 Millionen Chinesen angewendet, um eine Krebstherapie zu begleiten oder die Nebenwirkungen von Chemotherapie und Strahlentherapie zu lindern. Ich habe sie selbst einige meiner Schüler gelehrt, die sie in ihrer eigenen Krebstherapie verwendet haben und von denen einige sich auf dem Weg der Heilung befinden.

Energetische Fitness durch Mäßigung

Das Herz aller Energiepraktiken ist die Mäßigung – die Siebzig-Prozent-Regel. Das bedeutet, dass man weder zuviel noch zuwenig macht, wie wir es im 4. Kapitel diskutiert haben. Wie bei allen Chi-Praktiken bemühen Sie sich, ohne sich über die 70-Prozent-Grenze Ihrer natürlichen Kapazitäten hinaus anzutreiben. Auch Ihr Computersystem ist dann am effizientesten, wenn Sie nicht seine gesamte Kapazität ausnutzen. Wenn die Festplatte beinahe voll und der Arbeitsspeicher gefüllt ist, werden wahrscheinlich Fehlfunktionen im System auftreten. Dasselbe gilt auch für menschliche Wesen, und trotzdem denken wir oft nicht daran, dieses Prinzip auch auf uns selbst anzuwenden.

Die Daoisten haben herausgefunden, dass große Anstrengung den Menschen nicht hilft, schneller oder weiter voranzukommen. Stattdessen erschöpft sie typischerweise unsere Energie und macht uns müder, ängstlicher und nervöser. Wenn wir uns ständig anstacheln und antreiben, können unsere Nerven und Muskeln sich nicht entspannen und zu ihrem normalen Ruhezustand zurückkehren. Unsere Nerven brauchen Ruhepausen, die sie während des Schlafes nicht immer bekommen. Sobald wir uns zu sehr anstrengen oder unser Leistungsvermögen überfordern, tendiert unser Körper dazu, abzuschalten, was es noch schwieriger für uns macht, bewusst wahrzunehmen, was in unserem Körper passiert. Auch wenn wir das erst einmal nicht vermuten würden, erlangen wir umso mehr Kraft und Ausdauer und unsere Beweglichkeit vergrößert sich umso mehr, je mehr wir uns entspannen. Indem Sie innerhalb Ihrer angenehmen Zone bleiben, werden Ihre körperliche Anspannung und Ihre psychische Belastung allmählich abnehmen und mit der Zeit ganz verschwinden. Ihre Gesundheit wird besser und damit Ihre allgemeine Stimmungslage, sodass Sie weniger Frustration und Angst und mehr spielerische Leichtigkeit und Freude erfahren.

Wenn Sie die Siebzig-Prozent-Regel in das Chi Rev Workout übernehmen, wird Ihnen das helfen, den körperlichen und energetischen Gewinn schneller zu verwirklichen. Sie wird helfen, die Tiefe Ihrer Atmung zu verbessern, wieviel Zeit Sie üben, wie viel mentale oder körperliche Energie Sie verausgaben und wie weit Sie Ihre Arme, Beine und Ihren Torso beugen und strecken können.

Wenn Sie verletzt sind oder an einer chronischen Erkrankung leiden, oder wenn Sie erkältet sind oder an einer Grippe leiden, sollten Sie bei der Übung des Chi Rev Workout vorübergehend die Vierzig- oder Fünfzig-Prozent-Regel anwenden, bis Sie wieder hergestellt sind. Dazu kann gehören, dass Sie Bewegungen im Sitzen oder im Liegen ausführen. Sobald Sie geheilt sind, können Sie bei der Übung wieder mit siebzig Prozent Ihrer Leistungsfähigkeit fortfahren. Wenn Sie sich an diese Regel halten, werden Sie ein inneres Gespür für das Chi entwickeln, das Ihnen hilft, Ihre Energie jederzeit richtig einzuteilen. Es wird Sie dann auch wissen lassen, wann Sie langsamer machen oder Gas geben sollten. Mit der Zeit werden Sie auch in der Lage sein, die Menschen um sich herum zu beobachten, um effektiv mit ihnen kommunizieren zu können. Das ist besonders dann ein nützliches Werkzeug, wenn Sie Gruppen leiten, lehren oder Kinder großziehen.

Die folgenden Abschnitte geben Ihnen einen knappen Überblick über die fünf Übungen, damit Sie bereit sind, sie zu üben, wenn sie in den folgenden Kapiteln detailliert beschrieben werden.

Das Set

Energieübung 1: Die Langlebensatmung

Die erste Übung des Chi Rev Workout basiert auf der Langlebensatmung – einem fortgeschrittenen Atemsystem, das ich aus alten daoistischen Techniken entwickelt habe. Wenn Sie diese Übung praktizieren, wird sie Ihre Energie und Vitalität ständig und erheblich verbessern. Die Langlebensatmung ist eine machtvolle Technik, um sich des Inneren Ihres physischen Körpers und seiner Energien bewusst zu werden. Das Atemtraining hilft Ihnen, eine Verbindung zwischen Atemmustern und Chi herzustellen. Schließlich werden Sie eine positive Rückkoppelungsschleife erzeugen. Im Osten wie im Westen kennen die Ausübenden der Heilkunde schon lange den Wert der Atmung zur Verbesserung der Gesundheit und Lösung von Spannungen. Viele alternative Heiler und Therapeuten lehren Atemübungen als grundlegende Praxis, die ihren Klienten helfen soll, sich zu entspannen. Richtig zu atmen hilft Athleten jeglicher Sportart, ihre Konzentration zu verbessern, während sie ein hohes Maß an Energie aufrechterhalten, um „in der Zone" zu bleiben.

Das Atemtraining ist ein Bestandteil der meisten Energieübungssysteme wie etwa Tai Chi, Chi Gung und DAO-Yoga, weil Achtsamkeit auf den Atem und seine Stärke den Menschen hilft, ihr Chi zu spüren und zu vermehren. Atemübungen finden sich auch in anderen Übungsprogrammen, wie im Gewichtheben und der Pilates-Technik. Es überrascht nicht, dass Atemtraining auch die Grundlage vieler spiritueller Traditionen liefert, wie etwa des Buddhismus, in dem das Atmen der Pfad zur Beruhigung des Affengeistes wird sowie zur Zentrierung der eigenen Aufmerksamkeit über lange Zeit.

Energieübung 2: Chi-Scannen

Das Chi-Scannen (inneres Abtasten) ist eine einführende Praxis, die ihnen hilft zu erkennen, wo das Chi in Ihrem Körper blockiert ist.

Sie müssen wissen, wie man Chi-Blockaden lokalisiert, wenn Sie fortgeschrittenere Übungen praktizieren wollen, die Sie lehren, die Blockaden aufzulösen. Diese Methoden wurden schon vor 2500 Jahren von Lao Tse, dem Autor des *Tao Te Ching,* überliefert. Das Chi-Scannen ist auch eine der grundlegenden Übungen zur Entwicklung der Kraft der Intention, die sich nach außen richten lässt, auf jedes Ziel, oder nach innen, auf fortgeschrittenere Meditationsarbeit oder das Gebet.

Energieübung 3: Das Chi-Ausgleichen

Die nächsten drei Übungen, die Teil des Drachen-und-Tiger-Chi-Gung sind, wecken Ihr Chi und setzen es in Bewegung. Dabei werden Atmung, Handbewegungen und Intention benutzt, um Ihr Chi kräftig zu vermehren und auszugleichen, sich von blockiertem Chi zu befreien, und Ihnen zu helfen, Ihre Aufmerksamkeit auf so positive Gefühle wie Liebe und Mitgefühl zu richten.

Mit der Energieübung des Chi-Ausgleichens können Sie Ihren allgemeinen energetischen Zustand regulieren und Ihren Geist und Ihre Gefühle klären, um innere Stabilität zu haben. Sie setzen das Chi in Bewegung, indem Sie den Fluss des Chi entlang zwei der drei Chi-Superautobahnen in Ihrem Körper ausgleichen und verstärken. Ihre Handbewegungen werden die Energie der Leber und der Lunge kräftig und positiv aktivieren und heilen, indem Sie die Hände entlang derselben Energieleitbahnen bewegen, die auch in der Akupunktur verwendet werden. Dies ist eine Übung, die hervorragend geeignet ist, um sie zu praktizieren, wenn Sie eine Weile an Ihrem Computer gesessen haben, wenn Sie das Gefühl haben, nervös zu werden oder in eine schlechte Stimmung zu geraten oder wenn Sie sich ausgelaugt oder schläfrig fühlen.

Energieübung 4: Herzöffnung

Die Übung der Herzöffnung tut Ihrem physischen Herzen gut und hilft Ihnen, sich für Mitgefühl und Liebe zu öffnen. Ihr Herz ist nicht nur der Schlüssel zum Blutkreislauf und zum Wohlbefinden Ihres Körpers; es ist auch der Sitz Ihres Bewusstseins und der Achtsamkeit. Auf der physischen Ebene hilft diese Übung, den Blutkreislauf zu verbessern, indem das Herz und seine Arterien von Chi-Blockaden befreit werden. Auf der metaphysischen Ebene hat diese Übung eine Wirkung auf Ihr Herz-Dantien oder Herz-Chakra, das in der zentralen Chi-Superautobahn lokalisiert ist. Sie entwickelt Ihre Fähigkeit, Liebe und Mitgefühl stark auszusenden und zu empfangen. Spirituell hilft sie Ihnen, Ihr Herz zu öffnen, und trainiert Sie dazu, Ihre Intention bewusst zu nutzen, um zum Wohle anderer aus sich selbst herauszugehen. Sie wird Ihnen helfen der „Was-ist-da-für-mich-drin"-Stimme in Ihrem Kopf Paroli zu bieten.

Energieübung 5: Festsitzendes Chi freisetzen

Die Übung zur Freisetzung von festsitzendem Chi hilft Ihnen, sich zu entspannen und loszulassen. Viele Menschen klammern sich an das Leben, statt sich in das Leben zu entspannen. Ich habe ein ganzes Buch mit dem Titel *Vollkommen im Sein entspannen* geschrieben, das dem Thema der Meditation gewidmet ist; es soll meinen Schülern helfen, den Übergang von einer Stressreaktion zu einer Entspannungsreaktion zu vollziehen. Die Menschen halten üblicherweise an Kontrolle fest, statt loszulassen. Die Lasten, die wir tragen, hindern uns daran, ganz und gar lebendig und freudvoll zu werden. Haben Sie jemals eine Katze oder einen Hund nach einer Konfrontation beobachtet? Es ist typisch für sie, dass sie das alles wortwörtlich abschütteln. Das ist ein Teil des Freisetzungsprozesses dessen, was sich in ihnen festgesetzt hat, sodass sie mit ihrem faulen Tag fortfahren können. Diese machtvolle Übung hilft Ihnen, schrittweise die kleinen historischen Schocks und emotionalen Rückstände, die Sie in Ihrem Leben angesammelt haben, zu lösen und loszulassen. Sie ist gleichermaßen machtvoll zur Freisetzung größerer Schocks und Traumen. Die persönliche Erfahrung von emotionalem Schmerz, wie etwa Zorn, Trauer oder Furcht, oder von inneren Traumen, die nach einem schweren Schock wie einem Erdbeben, einem Wirbelsturm oder einem Autounfall auftreten, machen es äußerst schwierig, sich auf irgendetwas anderes zu konzentrieren. Sie werden lernen, den Schock aus Ihrem System freizusetzen, sich zu beruhigen und es Ihrem Körper zu ermöglichen, mit dem Heilungsprozess zu beginnen.

Eine Übungsroutine etablieren

Der beste Weg, eine neue Gewohnheit und einen Rhythmus in Ihr Leben zu integrieren, ist, eine bestimmte Zeit und einen bestimmten Ort dafür zu reservieren. Hier sind einige Vorschläge, wann Sie das Chi Rev Workout üben könnten:

- am frühen Morgen, noch bevor Sie abgelenkt werden.
- vor oder nach anderen Übungen, die Sie regelmäßig durchführen, wie etwa Gehen, Radfahren, Laufen oder Training im Fitnesszentrum.
- wenn Sie von der Arbeit nachhause kommen und ausspannen müssen oder wenn Sie während Ihrer Arbeit eine Pause machen müssen.

Wenn Sie einen Ort und eine Zeit festgelegt haben, nehmen Sie sich vor, fünfzehn Minuten lang zu üben. Sie können mit fünf Minuten anfangen und sich langsam auf zehn oder fünfzehn Minuten hocharbeiten. Wenn Sie mit fünf Minuten anfangen, nehmen Sie nur eine der Übungen des Chi Rev Workout, die sie an diesem Tag lernen und üben. Gehen Sie erst dann zur nächsten Übung weiter, wenn Sie dazu bereit sind.

Ihre innere Revolution pflegen

Wenn Sie das Chi Rev Workout üben, wird Ihnen das helfen, Ihre eigene innere Revolution zu erzeugen. Sie verlagern Ihre Aufmerksamkeit nach innen, sodass Sie Bewusstheit in sich selbst entwickeln und Ihr Chi in Bewegung setzen können. Wenn Sie das Chi Rev Workout üben, kann es sein, dass Sie allmählich merken, dass einiges von dem Unwohlsein, an das Sie gewöhnt waren, gelindert wird oder dass es ganz verschwindet, was darauf hinweist, dass diese Übungen für Sie funktionieren.

16

Langlebensatmung

Als sich etwa einhundert Schüler für meine Langlebensatmungsklausur auf Kreta anmeldeten, dachten viele Griechen, die ganze Angelegenheit sei ziemlich verrückt. „Seht euch diese bescheuerten Leute an. Sie zahlen so viel Geld, um zu lernen, was sie sowieso schon von selbst den ganzen Tag lang tun!“ Wenn es nur eine Sache gäbe, die ich tun könnte, um Menschen des Westens zu helfen, würde ich sie lehren, wie man richtig atmet. Wenn Sie nichts tun, außer zu lernen, richtig zu atmen, wird das Ihre Lebensqualität erheblich verbessern. Zu lernen, wie man richtig atmet, ist eine der wichtigsten Pforten zur Heilung, Entspannung, Verjüngung, zum Schlaf, zur Athletik, zu den Kampfkünsten, zu einem anmutigen Altern und zur Spiritualität.

Flache Atmung

Ärzte berichten, dass bis zu 90 Prozent der Amerikaner ihr Zwerchfell nicht vollständig benutzen, wenn sie atmen. Sie nehmen flache Atemzüge und benutzen nur einen Teil ihrer Lungen, selbst dann, wenn sie glauben, tiefe Atemzüge zu nehmen. Den Rest der Lungen nicht zu benutzen bedeutet, den Körper einen seiner wichtigsten Verjüngungsmechanismen zu berauben. Das Atemanhalten ist besonders verbreitet, wenn die Menschen zornig oder ängstlich, angespannt oder stark konzentriert sind. Es führt oft dazu, dass das Nervensystem mit einer physiologisch begründeten Stressreaktion auf die Belastung reagiert. Wenn Sie sich zusammenziehen, ist Ihr Chi von Natur aus gehindert, sich frei zu bewegen, und es setzt sich irgendwo im Körper fest, gewöhnlich in den Schultern, im Magen oder Kiefer. Außerdem wird der Körper der Menschen, die immer flachere Atemzüge nehmen oder ihren Atem anhalten, zunehmend träger. Es wird schwierig, den Stress aufzulösen, und so setzt sich die Spannung im Körper und in den Zellen fest. Mit der Zeit braucht es immer mehr Energie, um das gleiche Level von Konzentration oder körperlicher Aktivität aufrecht zu erhalten. Stellen Sie sich vor, was mit Ihrem Körper geschieht, wenn Sie älter werden.

In einem meiner Stressabbauseminare habe ich Manager aufgefordert, Notizen auf ihrem Laptop einzugeben, während sie *gleichzeitig* auf ihre Atmung achten. Innerhalb einiger Minuten wurde die Atmung der meisten Teilnehmer flacher. Viele von ihren hielten immer wieder für einige Sekunden den Atem an. Viele konnten sich glücklich schätzen, wenn sie innerhalb einer Minute tatsächlich zehn Sekunden lang ununterbrochen atmeten. Die Manager, von denen viele überaus intelligente Individuen waren, die Höchstleistungen erbrachten, waren überrascht herauszufinden, dass sie solche Schwierigkeiten hatten, einen ruhigen Atemfluss beizubehalten, während sie an ihrem Computer arbeiteten.

Verjüngende Wirkung

Ich frage meine Schüler oft, was Atmen ist. Die Standardantwort ist, dass dabei Luft durch die Nase eintritt und ausgestoßen wird, wodurch mehr Sauerstoff in den Körper gepumpt wird. Auch wenn das, technisch gesehen, richtig ist, ist das doch noch nicht die ganze Geschichte. Es gibt mehrere Hauptgründe, warum flache Atmer die Langlebensatmung lernen sollten:

- Um das Zwerchfell voll einzusetzen, das körperlich dafür sorgt, dass Luft in die Lungen eintritt und aus ihnen ausgestoßen wird.

- Um das Nervensystem dazu zu konditionieren, nicht ständig reflexartig in die Stressreaktion zu gehen, sondern stattdessen reflexartig in die Entspannung.
- Um die Zirkulation von Körperflüssigkeiten und die natürliche Bewegung in den inneren Organen zu verbessern, was sie weniger anfällig für Erkrankungen macht.
- Um dem Körper zu helfen, auszuruhen und den optimalen Nutzen aus dem Schlaf zu ziehen.
- Um alle Zellen mit mehr Sauerstoff zu versorgen.
- Um die Bewegung des Chi zu stärken.

Mein Langlebensatmungsprogramm, das aus daoistischen Praktiken entwickelt wurde, kann das Innere Ihres Körpers vollständig lebendig und gesund machen. Es kultiviert Ihre Fähigkeit, sich jederzeit zu entspannen und sich für längere Zeit auf das zu konzentrieren, was Sie gerade tun, ohne abgelenkt zu werden. Es setzt Ihr Chi in Gang. Richtig zu atmen ist der Schlüssel zur Heilung und einem erholsamen Schlaf in der Nacht. Wenn man unter großem Stress steht, dann braucht es, selbst nachdem man eingeschlafen ist, einige Stunden, bevor die Nerven sich entspannen. Die Nerven müssen erst entspannt sein, damit sie ihren Reparaturprozess beginnen können. Wenn die Nerven unter der Stressbelastung dicht gemacht haben, zirkuliert auch weniger Sauerstoff durch den Körper. Wenn Sie weniger Zeit zur Erholung brauchen und die Sauerstoffzufuhr zum Gehirn verstärken, hilft Ihnen das, schneller loszulassen, wenn Sie einschlafen.

Bei mir wurde 1994 ein Emphysem diagnostiziert. Wie sehr viele Menschen habe ich flach geatmet. Die daoistische Atemmethode lehrte mich, wie ich nicht genutzte Teile meiner Lungen trainieren und stärken konnte. Im Jahr 2000 zeigte ein Lungenfunktionstest eine Zunahme der Atemkapazität von 17 % auf 47 %.

Walter Rapaport, Toningenieur
Jerome, Arizona

Entspannung trainieren

Die Langlebensatmung hilft Ihnen, Ihren Körper zu öffnen und der unwillkürlichen Verengung durch Spannung mit Entspannung entgegenzuwirken. Natürlich bedarf es der Übung, um zu erkennen, welche Verbindungen zwischen Ihrer Atmung und Ihren Gefühlen bestehen, besonders dann, wenn man von negativen Gefühlen bestürmt wird. Die meisten Menschen ziehen nicht einmal in Erwägung, dass Sie in der Lage sein könnten, selbst in stressgeladenen Situationen gelassen zu bleiben. Doch wenn Sie die Langlebensatmung praktizieren, lernen Sie diese wichtige Fähigkeit anzuwenden, um sich zu beruhigen, was Ihnen hilft, mit Klarheit zu handeln, sodass Sie ein negatives Ereignis nicht noch schlimmer machen. Je ruhiger Sie sind, desto leichter fließt Ihr Chi und nimmt zu. Je gleichmäßiger und ungestörter der Chi-Fluss ist, desto mehr Sauerstoff können die Zellen absorbieren. Erhalten Ihre Zellen derart Verstärkung – regelmäßiges Atmen über Wochen, Monate und Jahre –, werden Sie effizienter und verbessern Ihren Kreislauf. Das ist eine machtvolle Synergie. Die meisten Menschen haben ihren Körper dazu trainiert, angespannt and hart zu sein, was zu einer Einschränkung des Chi-Flusses führt. Die Langlebensatmung wird Sie trainieren, entspannter und ein wenig lockerer zu werden.[22] In einem Zustand der Anspannung kann man keine stabile, fortdauernde und durchgängige Entspannung herbeiführen. Manchen Menschen ist es vielleicht möglich, aus der Anspannung heraus ein kurzzeitiges Gefühl der Entspannung zu erzeugen, aber nicht das Gefühl eines durchgängigen Wohlbefindens, das Sie mit Chi, Ihrer Lebenskraft, erfüllt.

[22] Die Prinzipien der Langlebensatmung werden ausführlicher besprochen in Bruce Frantzis, *Die Energietore des Körpers öffnen.*

Die Langlebensatmung beginnt mit der Bauchatmung

Die grundlegende Natur der Langlebensatmung ist, alles in Ihrem Körper – Muskeln, innere Organe und Körperflüssigkeiten – dazu zu bringen, sich im Einklang mit Ihrer Atmung zu bewegen. Die Bauchatmung, die dem Atemmuster von Säuglingen folgt, erzeugt einen Rhythmus, der das Metronom Ihres eigenen Atems verwendet. Im Körper eines Babys bewegt sich alles im gleichen Rhythmus wie sein Atem; dies ist das Geheimnis der unbeschränkten, praktisch grenzenlosen Energie des Säuglings. Wenn Sie aus dem Bauch heraus atmen, setzen Sie das Innere Ihrer Bauchhöhle – die Vorderseite, die Flanken und die Rückseite – unter Druck, wodurch Sie das Zwerchfell bewegen und die Lungen ganz mit Luft füllen. Wenn sich Ihre Lungen mit Luft füllen, dehnen sich alle Ihre inneren Organe, Gewebe und Blutgefäße aus. Statt sich träge oder eingeengt zu fühlen, weckt diese Art der Atmung Sie völlig auf; sie vergrößert Ihr Vermögen, sich zu konzentrieren, und gibt Ihnen mehr Energie, ohne das sirrende Gefühl, das mit der Einnahme von Koffein oder einem Adrenalinstoß einhergeht.

Ihre inneren Organe massieren

Wenn Sie mit dem Bauch atmen, wird Ihr Zwerchfell stark in Bewegung gesetzt, wie man das in vielen Atemsystemen findet. An diesem System ist jedoch einzigartig, dass das Anfangsstadium der Bauchatmung wie auch die späteren Stadien der Langlebensatmung Ihre inneren Organe sanft massieren – Leber, Milz, Nieren und die Rückseite des Herzens. Diese sanfte Massage ist alles, was man braucht, um den Blutkreislauf zu verbessern und die Verbindungen zwischen Bändern und Sehen zu verlängern.

Auch wenn viele von uns die Wichtigkeit der Muskelertüchtigung kennen, ist uns vielleicht noch nie der Gedanke gekommen, dass man auch die inneren Organe trainieren kann. Erkrankungen treten selten in den stärksten Teilen des Körpers auf. Doch es ist, wie bei jedem System: Sie sind nur so stark wie Ihr schwächstes Glied. Welche Krankheiten flößen am meisten Furcht ein? Jene, die die inneren Organe angreifen, unsere Leber, Nieren, Milz, Lungen, unseren Darm und unser Herz. Mit der Zeit und ohne körperliche Ertüchtigung verlangsamt sich die innere Bewegung in den Organen, und dadurch wird der Fluss des Blutes und anderer Flüssigkeiten in ihnen verringert. Die sie verbindenden Bänder und Sehnen reagieren darauf, indem sie sich zusammenziehen, wodurch die Organe enger zusammenrücken und ihre Mobilität und der Kreislauf in ihnen eingeschränkt werden. Schließlich verhärten sie sich, und daraus entstehen Komplikationen. Den Atem dazu zu benutzen, die inneren Organe zu stärken, ist also etwas sehr Wichtiges und keine Kleinigkeit. Es wird Ihnen helfen, gesund zu bleiben.

Erhöhung der mentalen Ausdauer

In der westlichen Kultur ist Rodins Statue *Der Denker* ein Bild für einen Menschen in tiefer Konzentration. Sie zeigt einen sitzenden Mann, der offenbar zu sich selbst sagt: „Ich *muss* das herausfinden – unbedingt!" Er sitzt eingesunken und vornüber gebeugt da und presst seine Faust gegen den Kiefer – nicht gerade ein Paradebeispiel für Entspannung. Was glauben Sie, wie lange ein solcher Denker diese Haltung beibehalten kann? Vielleicht zehn oder fünfzehn Minuten? Wahrscheinlich nicht für drei Stunden.

Nun betrachten Sie eine Statue des Buddha, der still und gelassen in tiefer Kontemplation dasitzt. Er könnte leicht eine Woche lang so sitzen. Und manche erfahrene Meditierende sitzen tatsächlich eine Woche lang in einem Stück. Wenn Sie entspannt sind, können Sie sich über lange Zeiträume sammeln und konzentrieren. Anspannung dagegen frisst Ihre Ausdauer auf. Auch wenn wir zuerst vielleicht nicht geneigt sind, das anzunehmen, verstärkt Entspannung tatsächlich unsere Kraft und Ausdauer. Entspanntes Atmen nährt und verstärkt die mentale Ausdauer.

Übungen der Langlebensatmung

Diese einfachen Übungen werden Ihnen helfen, den Prozess einer Atmung in Gang zu bringen, die sanft, gleichmäßig und stark ist, während Sie damit gleichzeitig Ihre Fähigkeit verstärken, konzentriert zu bleiben. Sie sollten sich vielleicht dazu entschließen, während des Chi Rev Workout fünf Minuten für die Übung der Langlebensatmung zu reservieren. Auch wenn es am leichtesten ist, diese Atemübungen im Rahmen des Chi Rev Workout zu lernen, kann man sie doch jederzeit praktizieren – gleich nach dem Aufwachen oder kurz vor dem Einschlafen, im Bus, Taxi, Flugzeug oder in der U-Bahn, während der Arbeit usw. – und in jeder Position, im Stehen, Sitzen oder Liegen.

Die Position, in der man diese Übungen am leichtesten lernt, ist auf dem Rücken liegend. Sie können die Beine dabei ausstrecken oder die Knie anziehen, was immer am bequemsten für Sie ist. Sie können auch auf einem Stuhl oder Schemel sitzen, solange Ihre Wirbelsäule dabei gerade aufgerichtet ist und Sie nicht in sich zusammensacken.

Auch wenn diese Übungen sehr einfach sind, sagen manche meiner Schüler, dass sie die Atemübungen etwas langweilig finden. Wenn das so ist, ist, wie ich herausgefunden habe, der DAO-Yoga, der im 10. Kapitel besprochen wird, für diese Schüler ein besonders geeignetes Vehikel zur Praxis der Atemübungen. Sie können sich dabei ein wenig bewegen und Ihren Körper mit den sanften Haltungen öffnen; so setzen Sie Ihr Chi in Bewegung, während Sie Ihren Affengeist beruhigen und konzentriert bleiben.

Grundlegende Prinzipien

Während Sie die folgenden Atemübungen praktizieren, wird es hilfreich für Sie sein, wenn Sie die folgenden Prinzipien beachten:

- Atmen Sie sanft und üben keinen Druck oder Zwang aus.
- Atmen Sie durch die Nase, wenn Sie keine gesundheitlichen Probleme haben, die das unmöglich machen.

- Strengen Sie sich nicht an, die Atemzüge zu verlängern oder den Atem in irgendein Muster zu zwängen; Mäßigung – die Siebzig-Prozent-Regel – ist hier von entscheidender Bedeutung.
- Lassen Sie die Zunge, so entspannt wie möglich, den oberen Gaumen berühren; dieser Kontakt verbindet zwei wichtige Energieflüsse im Körper miteinander.

Den Atem fühlen (Eine Minute)

Atmen Sie ein und aus. Konzentrieren Sie sich darauf, einen Maßstab zu finden, wie sich Ihre Atmung anfühlt. Bevor Sie etwas ändern können und eine neue Atemart lernen können, müssen Sie sich erst einmal bewusst werden, wo Sie gerade stehen. Kümmern Sie sich nicht darum, irgendetwas zu ändern. Fragen Sie sich: „Was sind die Eigenschaften meines Atmens?" Kümmern Sie sich nicht darum, etwas zu interpretieren. Der Mensch neigt ganz natürlich dazu, Dinge zu analysieren. Wenn Sie beginnen, das zu tun, lenken Sie Ihre Aufmerksamkeit ganz einfach zurück auf das Ein- und Ausatmen. Hier sind einige Dinge, auf die Sie sich konzentrieren können:

- Ist Ihre Einatmung länger als Ihre Ausatmung oder umgekehrt?
- Halten Sie den Atem unwillkürlich zwischen Ein- und Ausatmung oder zwischen Aus- und Einatmung an?
- Gibt es, während Sie ein- oder ausatmen, Momente, in denen Ihre Atmung sich beschleunigt oder stottert?
- Ist Ihre Atmung entspannt oder angespannt? Müssen Sie sich bemühen oder anstrengen, um zu atmen?

Üben Sie das jetzt.

Den Atem benutzen, um sich bewusst zu entspannen (Eine Minute)

Benutzen Sie Ihre bewusste Intention, um einfach Ihren Körper in Verbindung mit der Atmung zu entspannen. Entspannen Sie sich ganz bewusst, während Sie einatmen: Lassen Sie los und entspannen Sie sich noch mehr, während Sie ausatmen. Das wird Ihnen helfen, das Atmen mit einer Entspannung Ihres Körpers zu assoziieren. Lenken Sie Ihre Aufmerksamkeit auf Ihr Gesicht, den Nacken und die Schultern; das sind Bereiche, in denen sich bei vielen Menschen Spannungen festsetzen. Macht das Ein- oder Ausatmen Sie angespannter oder entspannter? Nehmen Sie einfach Notiz von dem, was vor sich geht, wenn Sie atmen, und kümmern Sie sich nicht um das Warum.

Wenn Sie einmal festgestellt haben, welches Maß an Spannung gerade in Ihnen vorhanden ist, dann entspannen Sie bei jedem Ein- und Ausatmen bewusst die Bereiche in Ihrem Körper, die sich unwillkürlich verspannen, ohne dass Sie ihnen das befehlen. Bringen Sie einfach etwas bewusste Aufmerksamkeit in die Bereiche, die gewöhnlich angespannt sind, und Ihre Atmung wird Ihnen helfen, sie sanft zu entspannen. Es wird sich zeigen, dass die Spannungen sich leichter lösen, wenn Sie den Atem sanft und gleichmäßig sein lassen. Wenn Sie Ihre Muskeln anspannen, wird Ihre Atmung ruckartig und abgehackt. Es wird Ihnen vielleicht auffallen, dass Ihre Muskeln sich nicht entspannen können, wenn es in Ihrer Atmung ein Gefühl der Spannung gibt. Die Muskeln werden entweder ihre Spannung beibehalten oder sogar noch angespannter werden. Versuchen Sie, so sanft, gleichmäßig und ruhig zu atmen wie möglich. Sehen Sie, ob Sie die Spannung mit jedem Atemzug ein wenig mehr loslassen können – wenn Sie es können. Ist Ihnen das nicht möglich, ist das auch in Ordnung. Mit der Zeit werden Sie es können.

Nehmen Sie sich jetzt eine Minute zur Übung.

Atmen, ohne den Atem anzuhalten (Eine Minute)

Viele Menschen halten den Atem zwischen Ein- und Ausatmung oder zwischen Aus- und Einatmung an, besonders wenn sie sehr konzentriert, angespannt, aufgeregt, ängstlich oder zornig sind. Gewohnheitsmäßig den Atem anzuhalten, erzeugt Spannung in Ihrem Nervensystem. Achten Sie also als nächstes darauf, dass es in Ihrer Atmung sanfte Übergänge zwischen Ein- und Ausatmung und Aus- und Einatmung gibt, ohne dass die Atmung anhält und wieder in Bewegung kommt.

Sie wissen, was Sie jetzt tun sollten …

Mit dem Bauch atmen (Zwei Minuten)

Legen Sie eine Hand auf Ihren Bauch und eine auf Ihre Brust. Drücken Sie den Bauch sanft heraus, sodass er sich vorwölbt, wenn Sie einatmen und Luft einziehen. Wenn Sie ausatmen, entspannen Sie sich und lassen Sie Ihren Bauch in die Ausgangslage zurückkehren. An zwei Dinge sollten Sie denken:

- Die Vorderseite Ihres Brustkorbs sollte stillstehen und entspannt sein; sie sollte sich weder auf noch ab, nach vorn oder hinten bewegen; sehen Sie, ob Sie alle Ihre Atemzüge direkt aus der Bewegung Ihres Bauches kommen lassen können.
- Kümmern Sie sich nicht um die Länge Ihrer Atemzüge; sehen Sie jedoch, ob Sie die Einatmung und die Ausatmung in etwa gleich lang machen können.

Eine lebenserhaltende Grundlage legen

Diese Einführung in die Langlebensatmung gibt Ihnen die Grundlagen einer der machtvollsten Methoden, die je zur Stärkung Ihrer Energie und Vitalität bei gleichzeitigem Abbau von Stress und Angst entwickelt wurden. Diese einfachen Übungen helfen Ihnen, sich auf Ihren physischen Körper und die Energien, die Ihre Gedanken und Gefühle antreiben, einzustimmen. Die Langlebensatmung lehrt Sie, gewahr zu werden, wie Ihr Chi von Ihrer Atmung beeinflusst wird; Sie lernen, Ihren Affengeist zu beruhigen und gesammelt zu bleiben – das ist die Grundlage aller Chi-Praktiken.

Wir wissen alle, dass wir innere Organe haben, aber die meisten von uns ziehen nicht in Betracht, dass unsere Lebensqualität von der Qualität der inneren Funktion unseres Körpers abhängt. Ich frage mich, was im Leben zu besitzen Ihnen wert erscheint, wenn Sie nicht gesund genug sind, sich daran zu erfreuen.

17

Chi-Scannen

Sie müssen nicht in den Himalaja gehen, um sich selbst erforschen und inspiriert werden zu können. Es gibt eine verborgene Ökologie unter Ihrer Haut, die lebendig werden, blühen und wachsen kann, während Sie Ihren Geist tiefer und tiefer in die unerforschte Wildnis Ihres eigenen Körpers eindringen lassen. Das Chi-Scannen (inneres Abtasten) ist ein grundlegender Schritt auf dem Weg der Einstimmung in die innere Ökologie Ihres Körpers. Bei dieser machtvollen Übung stehen Sie, wenden Ihre Aufmerksamkeit nach innen und tasten das Innere Ihres Körpers systematisch von Kopf bis Fuß ab. Durch diesen Prozess machen Sie sich wieder mit Ihrem Körper vertraut, sodass Sie erkennen können, wo Spannungen vorhanden sind, die Chi-Blockaden bilden. Ihre Werkzeuge zum Aufspüren dieser Blockaden sind Ihr Bewusstsein, Ihre Aufmerksamkeit und Ihre Intention.

Die Fähigkeit, das Innere Ihres Körpers zu spüren, gestattet es Ihnen, ständig zu überprüfen, ob Ihre Systeme optimal, normal oder reduziert funktionieren. Viele Menschen merken nicht, dass sie ernste gesundheitliche Probleme haben, bis ihr Zustand schon weit fortgeschritten ist, weil sie das Einsetzen subtiler Symptome oder Veränderungen im Körper nicht schon in einem frühen Stadium spüren. Wenn Sie erst einmal das Innere Ihres Körpers spüren, werden Sie zwischen optimal, normal und reduziert unterscheiden können.

Den Affengeist entspannen

Die meisten Menschen können sich nicht ganz auf eine einzige Sache konzentrieren, weil ihr Geist von einer Sache zur nächsten springt, wie ein Affe, der sich von Baum zu Baum schwingt. Ihr Geist jongliert mit Ihrer Liste der noch zu erledigenden Dinge, mit Kopf- und anderen Schmerzen, mit Sorgen wegen ihrer Arbeit, ihren Kindern oder ihren Eltern, mit dem Streit, den sie mit ihrer Frau, ihrem Mann oder ihrem Vorgesetzten hatten. Die Daoisten nennen diese Art des Denkens die „zehntausend Pläne", was einfach eine Metapher ist, weil wir uns noch sehr viel mehr Pläne vorstellen können.

Indem es unsere Aufmerksamkeit nach innen richtet, gibt uns das Chi-Scannen eine Gelegenheit zu beobachten, wie aktiv unser Affengeist ist, und uns dann zu beruhigen. Beim Chi-Scannen geht es nicht darum, Ihr Denken zu konzentrieren, sondern darum, in Ihren Körper zu gehen und zu *fühlen,* wie Ihre Gedanken Ihren Körper beeinflussen. Sie werden nicht in der Lage sein, irgendetwas mit Ihrem Denken aufzulösen, auch wenn Ihr Verstand sie vielleicht *denken* lässt, es sei möglich. Das Chi-Scannen hilft Ihnen, Ihren Affengeist zu beruhigen, weil es ihr Chi aus dem Kopf hinab in die Füße bringt. Eine meiner Schülerinnen hat mir erzählt, dass sie das Chi-Scannen im Bett macht, wenn sie nicht einschlafen kann; sie schläft dann meist schon ein, bevor sie bei den Füßen angekommen ist.

Geben Sie sich die Erlaubnis, Ihre zehntausend Pläne beim inneren Abtasten für einige Minuten beiseite zu lassen. Sie verschwinden vielleicht nicht völlig, aber in diesen wenigen Momenten geben Sie ihnen die Möglichkeit, sich zu entspannen. Wenn sie zu Ihnen zurückkehren, sind sie vielleicht stiller geworden oder, was noch besser ist, kaum noch vorhanden.

Beginnen Sie mit einer guten Haltung

Die Art und Weise, wie Sie stehen, hat viel damit zu tun, ob Ihr Chi ruhig in Ihrem Körper fließt oder ob es abgequetscht und verstopft wird wie in einem Wasserleitungssystem. Das Wasser fließt weniger ruhig an Stellen, wo die Röhren eine Kehrtwende machen oder wo sie von Ablagerungen verstopft sind. Ebenso wird auch Ihr Chi nicht ruhig fließen, wenn Ihre normale Körperhaltung so aussieht, dass Sie vornüber gebeugt oder zusammengesackt sind, wenn Sie steif auf einem Bein stehen, wenn Ihr Magen verkrampft ist, wenn Sie die Beine übereinander schlagen oder Ihre Schultern zu den Ohren hochgezogen sind. Richten Sie das Röhrensystem aus, und Sie bekommen nicht nur ein ruhigeres Fließen, sondern ermöglichen es Ihrem Chi auch, zuzunehmen. Man führt das Chi-Scannen gewöhnlich im Stehen aus. Wenn Sie jedoch aufgrund von Schmerzen oder einer Erkrankung nicht stehen können, können Sie diese Übung auch im Sitzen oder Liegen machen.

Sechs grundlegende Prinzipien

Es gibt sechs grundlegende Prinzipien für ein gutes Stehen, aber wenn Sie nicht alle erfüllen können, während Sie entspannt und bequem dastehen, machen Sie sich darüber keine Gedanken. Die meisten Menschen können den meisten dieser Anforderungen nicht entsprechen, weil sie von Kindheit an schlechte Haltungsgewohnheiten angenommen haben oder sich ständig zu Computerschirmen hin vorbeugen – sehen Sie sich nur Bill Gates an! Im Lauf der Übung werden Sie sich immer mehr entspannen, und dann werden diese Punkte leichter einzuhalten sein:

- Ihre Füße stehen parallel und in Schulterbreite voneinander entfernt.
- Ihr Gewicht ist gleichmäßig auf beide Füße verteilt.
- Ihre Gelenke sind locker, die Knie sind leicht gebeugt.
- Ihre Muskeln sind entspannt und nicht verkrampft, insbesondere der Kiefer, der Magen und die Gesäßmuskeln.
- Die Schultern sind entspannt und gesenkt.
- Ihr unterer Rücken ist gerade und lotrecht zum Boden; der Kopf ist weder nach vorn noch nach hinten gebeugt.

Bei fortgeschrittenen Chi-Übungen, die zu einem optimalen Chi-Fluss führen sollen, wird die Einhaltung dieser Prinzipien wichtiger, und präzise Körperausrichtungen werden unerlässlich. Detailliertere Anleitungen finden Sie, wenn Sie mehr Führung brauchen, in meinem Buch *Die Energietore des Körpers öffnen.*

Auf die Plätze, fertig, scannen!

Bei dieser Chi-Gung-Übung tasten Sie Ihren Körper innerlich von Kopf bis Fuß ab. Ihre Zunge liegt leicht am oberen Gaumen an, um zwei wichtige Chi-Verbindungen aufrechtzuerhalten. Während Sie von oben nach unten scannen, fangen Sie an, Bereiche in Ihrem Körper zu bemerken, wo Sie irgendeine Spannung, eine Kraft, eine Kontraktion oder irgendeine andere Art von Gebundenheit spüren, besonders wenn Sie nicht wissen, was es ist. Es geht, mit anderen Worten, um die vier Eigenschaften einer Blockade, die wir im 12. Kapitel diskutiert haben. Während Sie so Ihr Inneres erforschen, nehmen Sie einfach zur Kenntnis, was Sie fühlen und welche Punkte Ihnen auffallen – ganz gleich wie klein oder subtil sie sein mögen –, Punkte, die eine der vier Eigenschaften einer Blockade aufweisen. Bemerken Sie auch Bereiche in Ihrem Körper, wo Sie auch eine Zunahme von negativen Gefühlen wie Zorn, Furcht oder Traurigkeit spüren? Sie brauchen mit diesen Empfindungen nichts zu tun: Nehmen Sie sie einfach wahr, nehmen Sie zur Kenntnis, wo sie im Körper lokalisiert sind, und kümmern Sie sich nicht um ein Warum.

Das Folgende ist eine praktische Abfolge, die ich meinen Schülern oft vorsage, um ihre Aufmerksamkeit gesammelt zu halten. Ich möchte Ihnen empfehlen, bei jedem dieser Bereiche für fünf Atemzüge innezuhalten, da sich an vielen dieser Stellen wichtige Überschneidungen Ihrer Chi-Autobahnen befinden. Beginnen Sie am Scheitelpunkt Ihres Kopfes (dort, wo sich die Fontanelle befindet) und scannen Sie dann abwärts zu:

der Mitte der Stirn
den Schläfen, über und seitlich von Ihren Augen

hinter dem Mittelpunkt Ihrer Augen und zum Sehnerv
der weichen Stelle gleich unter den Ohren
der Stelle, wo Ihre Zunge den oberen Gaumen berührt
Ihrem Kiefer
Ihrem Hals
der Oberseite Ihrer Schultern
der Innenseite Ihrer Achselhöhlen
Ihren Schulterblättern
der Vorderseite Ihrer Brüste oder Brustmuskeln
Ihren Rippen
Ihrem Bauch
Ihrem Gesäß
Ihren Oberschenkeln
Ihren Knien
Ihren Fußgelenken
Ihren Füßen und durch Ihre Zehen nach außen.

Gleichmäßiges Fortschreiten

Wenn Sie diesen einfachen Scan ausführen, ist es wichtig, dass Sie dabei *fühlen* und nicht visualisieren. Viele Menschen glauben irrtümlich, es genüge, sich diese Stellen im Inneren einfach nur vorzustellen, was unendlich viel leichter ist als sie zu fühlen. Sie können sich so lange, wie Sie wollen, vorstellen und visualisieren, Sie seien eine Ente; doch wenn Sie am Ende des Tages kein Ei legen können, wissen Sie, dass Sie keine sind. Die Funktion des Stehens ist, die Fähigkeit zu entwickeln, das Innere Ihres Körpers zu fühlen. Denken Sie daran, behutsam mit sich selbst umzugehen und lassen Sie dies einen Bereich Ihres Lebens sein, in dem Sie keinen Zwang benutzen.

Der Entwicklungsprozess Ihrer Fähigkeit, das Innere Ihres Körpers zu fühlen, ist ein allmähliches Fortschreiten in kleinen Schritten. Nur sehr wenige Menschen sind von Anfang an in der Lage, diese Übung korrekt auszuführen und während des Scannens Ihre Aufmerksamkeit für länger als eine Minute oder so aufrechtzuerhalten.

Es ist wie bei allen Chi-Praktiken: Je sanfter und durchgängiger Sie praktizieren, desto gleichmäßiger ist Ihr Fortschritt.

18

Das Chi-Ausgleichen

Ein Schlüssel zu Ihrer Arbeit mit Ihrem Chi bei der Übung des Chi-Ausgleichens ist die Bewegung der Hände durch das Chi-Feld, das Ihren Körper umgibt. Ihre Handbewegungen bringen das Chi dazu, durch einige der Akupunkturhauptleitbahnen in Ihrem Körper zu fließen. Das funktioniert, weil das Chi in Ihrem Körper und das Chi in dem Feld außerhalb Ihres Körpers miteinander verbunden sind. Eine Bewegung des Chi im Äußeren verursacht eine Bewegung des Chi im Inneren und umgekehrt.

Die Übung des Chi-Ausgleichens wird in fünf Schritten gelehrt. Jeder einzelne Schritt beinhaltet die vorigen Schritte und baut auf dem auf, was Sie bereits gemeistert haben. Wenn Sie noch lernen, teilen Sie die Zeit, die Sie im Rahmen des Chi Rev Workout für diese Übung haben, in zwei Teile: Im ersten Teil praktizieren Sie die Schritte, die Sie bereits gelernt haben; widmen Sie dann den zweiten Teil dem Lernen des nächsten Schritts.

Lassen Sie sich Zeit, wenn Sie einen neuen Schritt lernen. Gehen Sie nur dann weiter zum nächsten Schritt, wenn Sie sich mit dem, was Sie bereits gelernt haben, gut fühlen. Wie einer meiner Lehrer zu sagen pflegte: „Es ist besser, eine Sache gut, als viele Sachen schlecht zu beherrschen."

Wenn Sie alle Schritte vollendet haben, haben Sie die gesamte Übung erlernt und können sie dann in ihrer Gesamtheit üben.

Erster Schritt: Das Chi der Beine und Füße ausgleichen

Bei diesem Schritt lernen Sie, Ihre Füße und Fußgelenke zu bewegen, sodass die Energie:

1. aus der Erde in den Fußballen aufsteigt und dann
2. aus der Ferse zurück in die Erde sinkt.

Wir tauschen durch unsere Bewegungen auf natürliche Weise Chi mit der Erde aus, und die Erde kann für uns zu einer wunderbaren Chi-Quelle werden. Die Bewegungen, die Sie bei diesem Schritt lernen, werden die Menge an Chi, das Sie aus der Erde aufnehmen können, vergrößern. Zusätzlich beginnen Sie dabei, die Menge von Chi in Ihren Beinen und Füßen auszugleichen.

Ausgangsposition: *Nehmen Sie die stehende Haltung ein, die Sie bei der Übung des Chi-Scannens (Seite 197) gelernt haben – das Gesicht ist nach vorn gewandt, die Füße stehen parallel nebeneinander flach auf dem Boden, etwa schulterbreit voneinander entfernt, wobei Ihr Gewicht gleichmäßig auf beide Füße verteilt ist.*

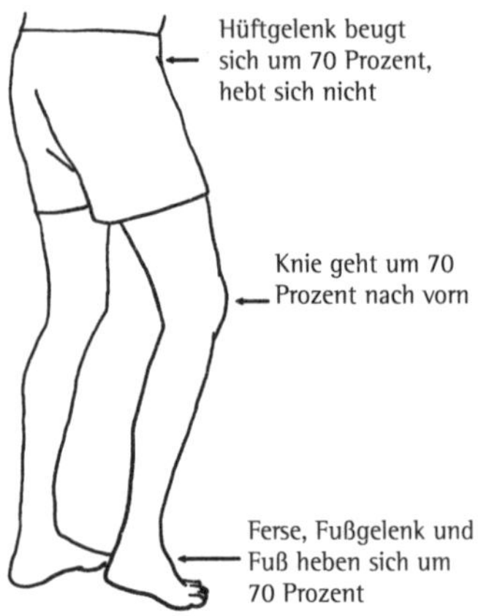

Verlagern Sie das Gewicht von einem Fuß zum anderen

1 A

Es ist Ihr Ziel, Ihr Gewicht flüssig und entspannt zwischen beiden Füßen hin und her zu verlagern und dabei die Ferse des jeweils unbelasteten Fußes anzuheben. Wenn Sie das richtig machen, haben sie das Gefühl, dass Sie mit den Beinen wie beim Fahrradfahren auf und ab strampeln.

1. Verlagern Sie das Körpergewicht auf einen Fuß, aber lassen Sie das belastete Knie leicht gebeugt. Üben Sie durch diese Ferse leichten Druck aus. Das führt dazu, dass Ihre Energie auf dieser Körperseite sinkt. Während Sie das tun, bewegen Sie das andere Knie nach vorn, sodass die Ferse sich leicht vom Boden hebt, während der Fußballen auf dem Boden bleibt. Das führt dazu, dass die Energie auf dieser Körperseite steigt. (Abbildung 1 A)
2. Senken Sie die Ferse sanft wieder und verlagern Sie das Körpergewicht wieder gleichmäßig auf beide Füße.
3. Wiederholen Sie Punkt 1, aber verlagern Sie Ihr Körpergewicht auf den anderen Fuß, während Sie das Knie des unbelasteten Beins nach vorn bewegen, um die Ferse zu heben. (Abb. 1 B)
4. Senken Sie die Ferse sanft wieder und verlagern Sie Ihr Gewicht zurück zur Ausgangshaltung.
5. Wiederholen Sie die Punkte 1 bis 4 so lange Zeit, wie Sie dieser Übung im Chi Rev Workout einräumen.

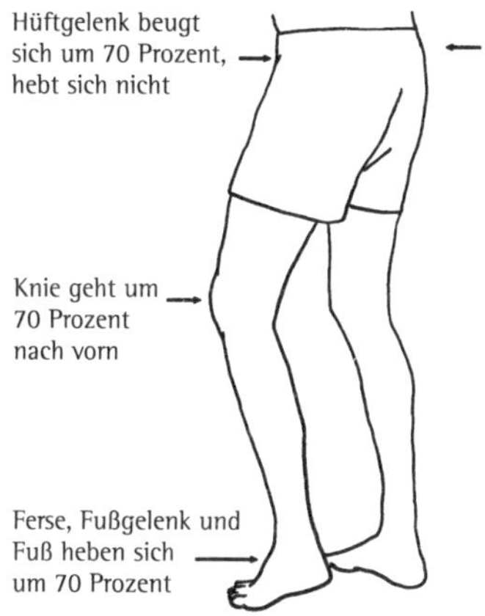

Verlagern Sie das Gewicht von einem Fuß zum anderen

1 B

Woran Sie sich beim Verlagern des Gewichts erinnern sollten:

- Beide Beine und Füße müssen entspannt bleiben.
- Die Hüfte soll gerade bleiben und keine Schräglage einnehmen. Versuchen Sie die Hüfte nicht aufwärts oder zur Seite zu bewegen, wenn Sie das Gewicht verlagern.
- Erinnern Sie sich an die Siebzig-Prozent-Regel und heben Sie die Ferse nur so hoch, dass Sie bequem das Gleichgewicht halten können und Ihr Bein entspannt bleibt.

- Verlagern Sie das Gewicht nur so weit, wie es angenehm ist. Wenn nötig, lassen Sie etwas Gewicht auf dem unbelasteten Bein.

Wenn Sie das Gewicht verlagern, während Sie Beine und Füße heben und senken, lassen Sie die Bewegung sehr flüssig, gleichmäßig, rhythmisch und fortlaufend werden. Spielen Sie damit, einen langsamen, gleichmäßigen Rhythmus zu finden, der entspannend ist und sich gut anfühlt. Bewegen Sie sich, als wären Sie eine große Katze, gleichmäßig, vorsichtig und bewusst. Lassen sie alle Muskeln Ihrer Füße, Beine und Hüften sich entspannen, sodass Sie nur die Muskeln benutzen, die für die Bewegung nötig sind. Das wird es Ihren Füßen erlauben, mit der Erde Chi auszutauschen. Versuchen Sie, alle Gelenke in Ihren Zehen, Füßen, den Fußgelenken, Knien und Hüften wahrzunehmen, und versuchen Sie, alle Teile flüssig im Einklang miteinander zu bewegen.

Betonen Sie besonders die Aktion des Senkens mit darauf folgendem Ausüben von sanftem Druck durch die Ferse. Diese Aktion führt dazu, dass Ihre Energie durch die Ferse in den Boden sinkt, was wiederum dazu führt, dass die Energie wieder durch Ihr anderes Bein aus der Erde steigt. Wenn Sie diese Bewegung gemeistert haben, werden Sie das Gefühl haben, dass das Senken der einen Ferse das Heben der anderen Ferse bewirkt.

Während Sie mit dieser Bewegung spielen, lassen Sie die Gefühle – und das Chi – in Ihren Füßen, Beinen und der Hüfte ins Gleichgewicht kommen. Wenn Ihnen auffällt, dass ein Fuß oder Bein sich lebendiger oder flüssiger anfühlt als der andere Fuß oder das andere Bein, richten Sie etwas mehr Aufmerksamkeit auf das weniger lebendige Bein, sodass Sie es wecken und ihm mehr Chi zuführen. Nehmen Sie wahr, was sich an dem lebendigeren Fuß oder Bein so gut anfühlt. Experimentieren Sie damit, wie Sie die Ausführung der Bewegung verändern können, damit beide Füße und Beine sich gleichermaßen lebendig und ausgeglichen anfühlen.

Zweiter Schritt: Das Chi mit einer Hand durch ein Bein auf und ab führen

Bei diesem Schritt lernen Sie, die Hände durch Ihr Energiefeld zu führen, sodass die Energie:

1. aus der Erde an der Innenseite Ihres Beins zur Vorderseite der Hüfte steigt, dann weiter Ihren Oberkörper zur Vorderseite der Schulter steigt und
2. entlang der Vorderseite Ihres Oberkörpers zur Vorderseite der Hüfte sinkt, von dort zur Seite und dann an der Außenseite des Beins in die Erde sinkt.

Die Energiepfade, die Ihre Hände beschreiben, sind in Abbildung 2 dargestellt. Die Bewegungen, die Sie in diesem zweiten Schritt lernen, werden die Menge des Chi, das Sie mit der Erde austauschen, und die Menge des Chi in Ihrem Körper vergrößern.

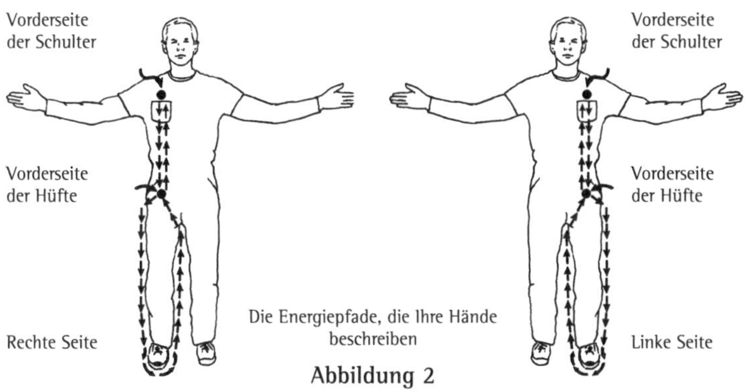

Die Energiepfade, die Ihre Hände beschreiben

Abbildung 2

Aufwärtsbewegung

Nehmen Sie eine Hand, mit der Sie diesen Schritt erst einmal lernen. Wenn Sie die Bewegung leicht mit einer Hand ausführen können, dann versuchen Sie es mit der anderen Hand.

Ihre Hand sollte immer etwa 15 bis 20 Zentimeter vom Körper entfernt bleiben.

Ausgangshaltung: *Die Füße stehen parallel etwa um Schulterbreite voneinander entfernt, und das Gewicht ist gleichmäßig auf beide Füße verteilt. Die Arme hängen bequem an den Körperseiten herab, wobei die Achselhöhlen leicht geöffnet sind. Die Finger weisen abwärts zur Außenseite Ihrer Füße. (Abbildung 3 A)*

1. Entscheiden Sie sich, welche Hand und welchen Arm Sie benutzen wollen. Lassen Sie den Arm um Ihren Fuß herum vorwärts und dann einwärts kreisen, sodass Ihre Finger zuerst zu den Fingerspitzen weisen und dann zur Innenseite des Fußes. (Abbildung 3 B)

2. Ziehen Sie Ihren Arm langsam nach oben und beschreiben mit Ihrer Hand die Energiepfade von Ihrem Fuß an der Innenseite

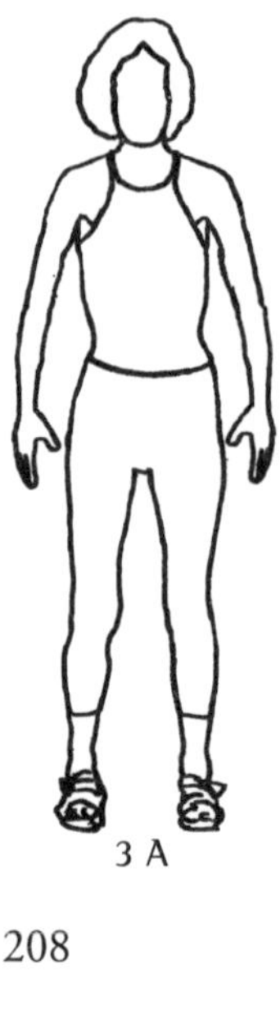

3 A

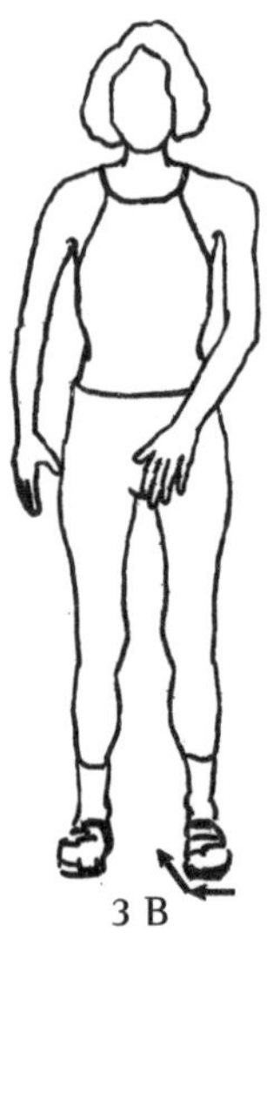

3 B

Halten Sie die Arme locker und entspannt, während Sie Ihren Arm um Ihren Fuß herum einwärts kreisen lassen. Ihre Handfläche wird dann zur Innenseite Ihres Beins weisen.

Ihres Knies und Ihres Oberschenkels zur Vorderseite Ihrer Hüfte hinauf. Stellen Sie sich vor, dass Sie Energie an der Innenseite Ihres Beins nach oben ziehen. (Abbildung 3 C)

3. Wenn Ihre Hand die Vorderseite der Hüfte erreicht hat, drehen Sie die Handfläche allmählich aufwärts und führen Sie die Hand entlang der Vorderseite Ihres Rumpfes bis zur Brustwarze und dann zur Vorderseite der Schulter aufwärts. (Abbildung 3 D)

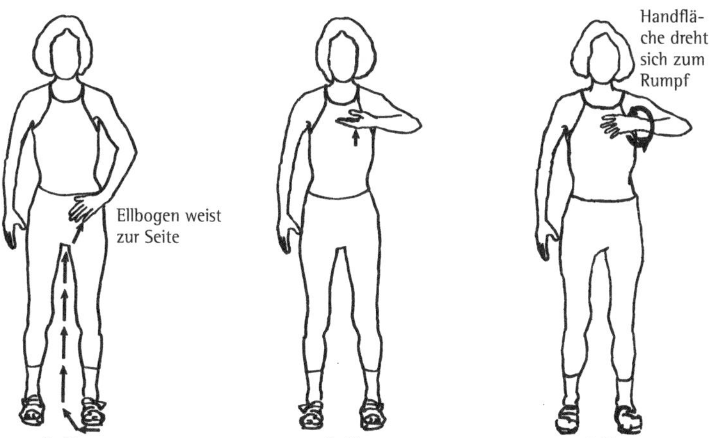

3 C 3 D 3 E

Versuchen Sie, den Ellbogen entspannt zu halten, sodass er sich ein wenig schwer anfühlt, und lassen die Schultern hängen.

Abwärtsbewegung

4. Am oberen Ende der Aufwärtsbewegung wenden Sie Ihre Hand um, sodass die Handfläche nun nach unten zeigt. (Abbildung 3 E)

5. Führen Sie die Hand nun entspannt abwärts bis zur Brustwarze und dann weiter bis zur Vorderseite der Hüfte. (Abbildung 3 F)

6. Führen Sie die Hand nun wieder im Bogen zurück, bis die Handfläche zur Außenseite der Hüfte weist. (Abbildung 3 G)

7. Senken Sie die Hand nun langsam entlang der Außenseite des Oberschenkels, wobei die Fingerspitzen zur Außenseite des Fußes weisen. (Abbildung 3 H) Versuchen Sie, mit der Hand nicht so weit abwärts zu gehen, dass der Ellbogen durchgedrückt ist. Während dieser Bewegung weist Ihre Handfläche zum Oberschenkel. Stellen Sie sich vor, während Sie die Hand senken, dass Sie Energie die Außenseite Ihres Beins entlang zum Fuß treiben.

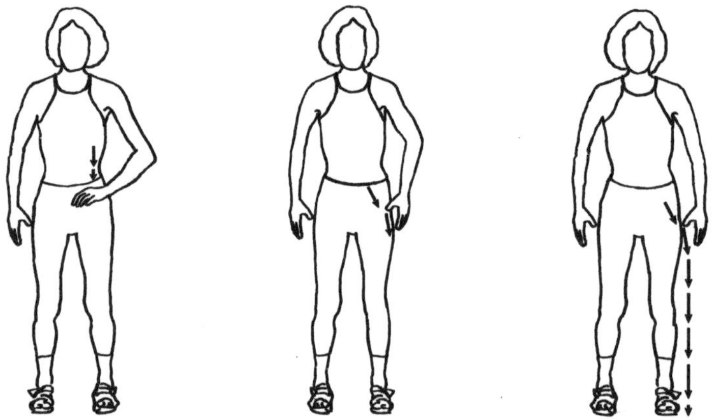

3 F 3 G 3 H

Wiederholung der Auf-und-ab-Bewegung

Wiederholen Sie die Auf-und-ab-Bewegung, bis Sie sie beherrschen, ohne obige Anleitung zur Hilfe zu nehmen. Ihr Ziel ist, so lange zu üben, bis Sie die Energieleitbahnen in einer flüssigen und entspannten Bewegung auf beiden Seiten des Körpers entspannt mit der Hand beschreiben können.

Während Sie den Arm aufwärts und abwärts bewegen, sollte sich das anfühlen, als drückten Sie die Hand sanft durch Wasser. Versuchen Sie dieses Gefühl während der gesamten Bewegung in Ihrer Hand aufrecht zu erhalten. Manchmal werden die Bewegungen von Tai Chi und Chi Gung auch „Trockenschwimmen" genannt, weil der Übende versucht, dieses Gefühl aufrecht zu erhalten.

Wenn Sie das Gefühl haben, die Energiebahnen mit einer Hand in einer ruhigen und entspannten Bewegung beschreiben zu können, beginnen Sie dasselbe mit der anderen Hand zu üben.

Wie hoch soll ich die Handfläche heben?

Idealerweise sollten Sie die Hand bis auf Höhe des Schlüsselbeins heben. Das ist die optimale Höhe für die körperliche Lockerung Ihrer Schulter.

Wenn Sie jedoch gerade erst begonnen haben, diese Übung auszuführen, kann es sich zuerst nur gut anfühlen, wenn Sie die Hand bis zur Unterseite Ihrer Rippen heben. Mit weiterer Übung werden Sie dann allmählich bis auf Höhe der Brustwarze, der Vorderseite der Schulter und dem Schlüsselbein fortschreiten können. Sind Sie steif oder verletzt, heben Sie die Hand anfangs nur so weit, wie das ohne Anspannung und Schmerzen geht. Sie sollten die Hand nicht höher heben als bis zum Schlüsselbein. Auch wenn Sie körperlich vielleicht in der Lage sind, Ihre Hände höher zu heben, würden Sie dadurch keinerlei energetischen Gewinn haben.

Energetisch gesehen ist die ideale Höhe auf der Vorderseite Ihrer Schulter ein wenig tiefer als Schlüsselbeinhöhe. Bis dahin heben Sie die Hand, *nachdem* Sie sich so weit gedehnt haben, dass Sie ohne Schwierigkeiten bis zum Schlüsselbein kommen. Dann werden Sie die stärkste positive Wirkung bei der Stimulierung des Energieflusses in diesem Bereich erzielen.

Wenn Sie beim Ausüben der Bewegungen in dem Bereich bleiben, der für Sie angenehm ist, werden Ihre körperlichen Spannungen allmählich abnehmen und mit der Zeit verschwinden. Es mag einige Wochen oder gar Monate brauchen, bis Sie die Hände ohne Schwierigkeiten bis auf Höhe des Schlüsselbeins anheben können, aber wenn Sie nichts erzwingen, wird Ihre Energie kräftiger fließen.

Dritter Schritt: Koordiniertes Anheben einer Hand und der Ferse

Es ist Ihr Ziel, Ihre Hand und Ihre Ferse auf einer Körperseite koordiniert und gleichzeitig zu heben und zu senken. Idealerweise beginnen Ihre Hand und Ihre Ferse die Auf-und-ab-Bewegung gleichzeitig. Das ist nicht so einfach, denn viele Menschen tendieren dazu, die Ferse schneller zu heben und zu senken als die Hand.

Entscheiden Sie sich, wie bei der vorausgegangenen Übung, für eine Hand, mit der Sie diese Übung zuerst lernen. Erst wenn Sie die Übung dann ohne Schwierigkeiten mit einer Hand ausführen können, versuchen Sie es mit der anderen Hand.

Bleiben Sie mit der Hand immer etwa 15 bis 20 Zentimeter vom Körper entfernt.

Ausgangshaltung: *Füße parallel zueinander flach auf dem Boden, etwa schulterbreit voneinander entfernt. Das Gewicht ist gleichmäßig auf beide Füße verteilt. Lassen Sie die Arme locker neben dem Körper hängen, wobei Sie die Achselhöhlen leicht öffnen und mit den Fingern zur Außenseite Ihrer Füße weisen. (Abbildung 4 A)*

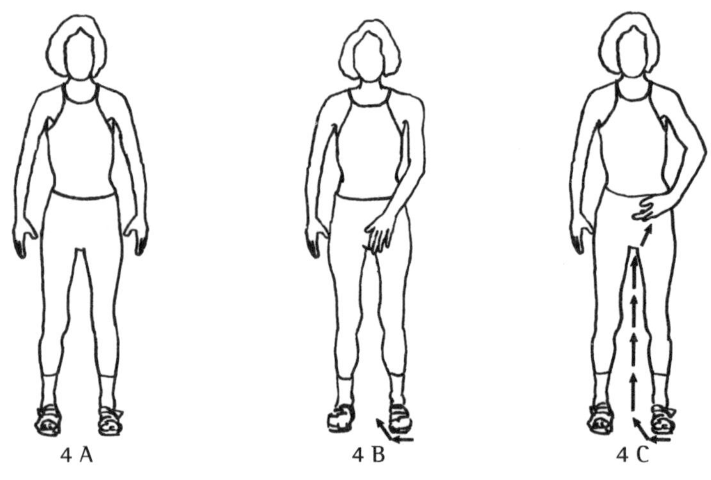

4 A 4 B 4 C

1. Entscheiden Sie sich, mit welcher Hand und welchem Fuß Sie beginnen wollen. Führen Sie den Arm im Bogen nach vorn, sodass Ihre Fingerspitzen zuerst zu den Zehenspitze und dann zur Innenseite Ihres Fußes weisen. (Abbildung 4 B)
2. Beginnen Sie auf der Seite, auf der Sie den Arm bewegen, gleichzeitig das Gewicht zu verlagern und die Ferse zu heben. Beschreiben Sie mit Ihrer Handfläche die Energieleitbahnen an der Innenseite Ihres Beins hinauf bis zur Vorderseite der Hüfte. (Abbildung 4 C) Wenn Sie auf der Vorderseite der Hüfte angekommen sind, sollte die Ferse zur Hälfte angehoben sein.
3. Beenden Sie die Verlagerung des Gewichts und heben Sie Ihre Ferse so weit, wie es Ihnen ohne Schwierigkeiten möglich ist, während Sie die Handfläche nach oben drehen und sie bis zur Vorderseite Ihrer Schulter heben. (Abbildung 4 D)
4. Drehen Sie die Hand um, sodass die Handfläche nach unten weist, beginnen Sie die Ferse abzusenken und bewegen die Hand abwärts bis zur Vorderseite und dann zur Seite der Hüfte. (Abbildungen 4 E–G) An diesem Punkt sollte Ihre Ferse zur Hälfte gesenkt sein.
5. Wenn Ihre Hand die Energieleitbahnen bis zum Fuß hinab ganz beschrieben hat, wird auch Ihre Ferse ganz gesenkt sein. Verlagern Sie das Gewicht, um es gleichmäßig auf beide Füße zu verteilen. (Abbildungen 4 G–H)

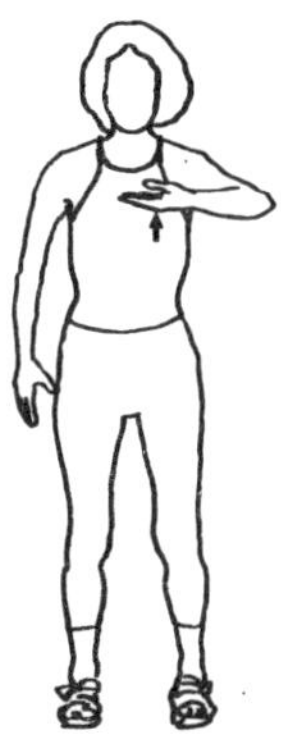
4 D

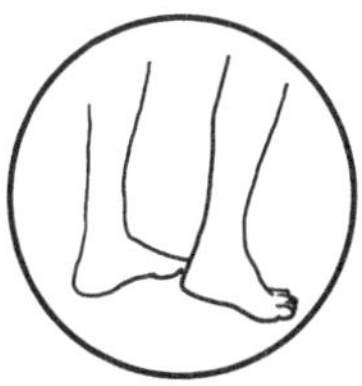
Eine Ferse angehoben, die andere Ferse am Boden

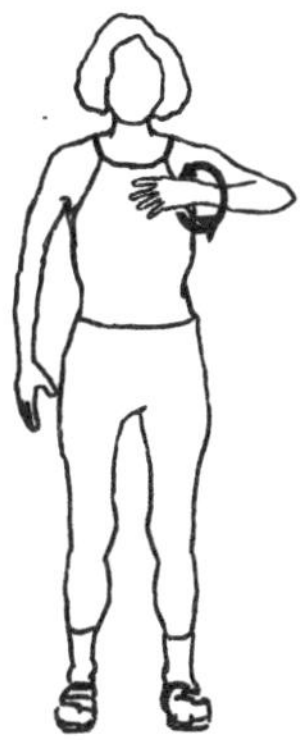
4 E

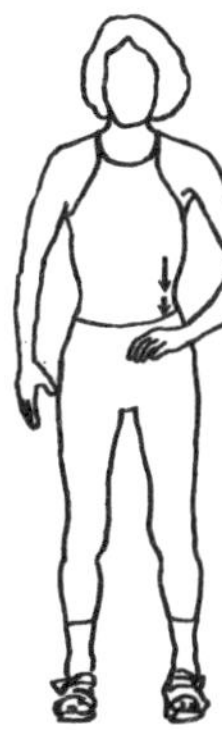
4 F

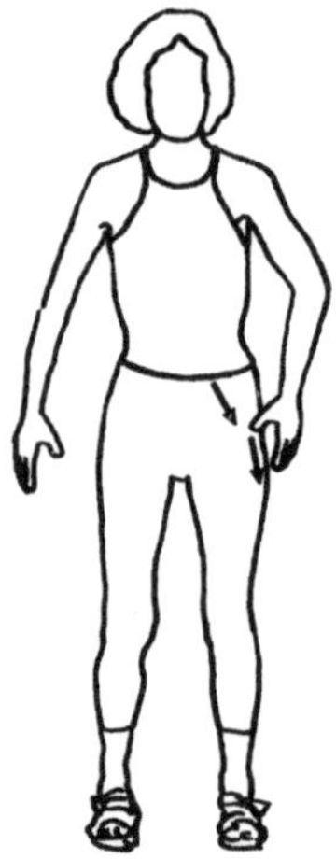

4 G

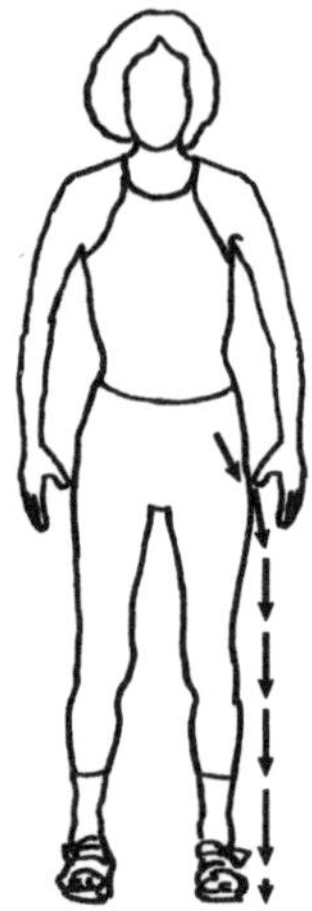

4 H

Üben Sie das die Koordination von Heben und Senken der Hand und der Ferse mindestens zwanzig Mal hintereinander.

Wenn Sie die Bewegungen ohne Schwierigkeiten auf einer Seite ausführen können, dann können Sie beginnen zu lernen, die Hand und die Ferse auf der anderen Seite flüssig zu heben und zu senken.

Vierter Schritt: Die ganze Übung

Nun Sind Sie so weit, dass Sie die ganze Bewegung in einem ausführen können.

Kümmern Sie sich erst einmal nicht darum, die Bewegung perfekt auszuführen. Sie einigermaßen korrekt auszuführen, ist in diesem Stadium durchaus in Ordnung. Seien Sie freundlich zu sich selbst und versuchen Sie nicht, perfekt zu sein.

Ausgangshaltung: *Stehen Sie bequem, die Füße parallel, schulterbreit voneinander entfernt, das Körpergewicht gleichmäßig auf beide Füße verteilt. Die Arme hängen locker neben dem Körper herab, die Handflächen weisen zur Seite der Oberschenkel und die Finger weisen zum*

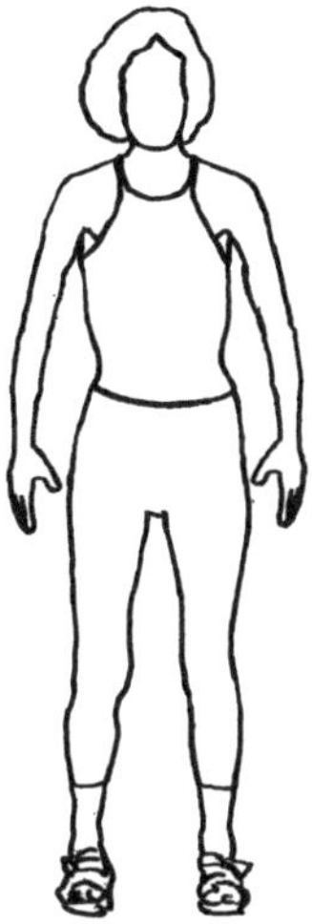

5 A

Boden. Halten Sie die Achselhöhlen leicht offen und die Ellbogen leicht gekrümmt. (Abbildung 5 A)

Atmen Sie locker und benutzen Sie dabei die Technik der Langlebensatmung. Lassen Sie Ihre Atmung sehr gleichmäßig und entspannt werden. Lassen Sie Ihren Geist ruhig werden und spüren Sie, wie der Atem in den Körper einströmt und aus ihm ausströmt. Lassen Sie Ihre Gedanken los und beginnen die Bewegung.

Vorbereitung

Die Übung beginnt mit der Bewegung nur einer Hand und eines Fußes. Sie haben die Bewegungen zuvor bereits gelernt.

1. Entscheiden Sie sich, welche Hand mit welchem Fuß Sie zuerst bewegen wollen. Bewegen Sie den Arm im Bogen nach vorn, sodass Ihre Finger zur Innerseite des Fußes weisen, beginnen Sie, Ihr Gewicht auf den anderen Fuß zu verlagern und heben Sie die Ferse ein wenig an. (Abbildung 5 B)

2. Beschreiben Sie die Energieleitbahnen aufwärts bis zur Vorderseite Ihrer Hüfte. (Abbildung 5 C) Heben Sie die Ferse zur Hälfte.

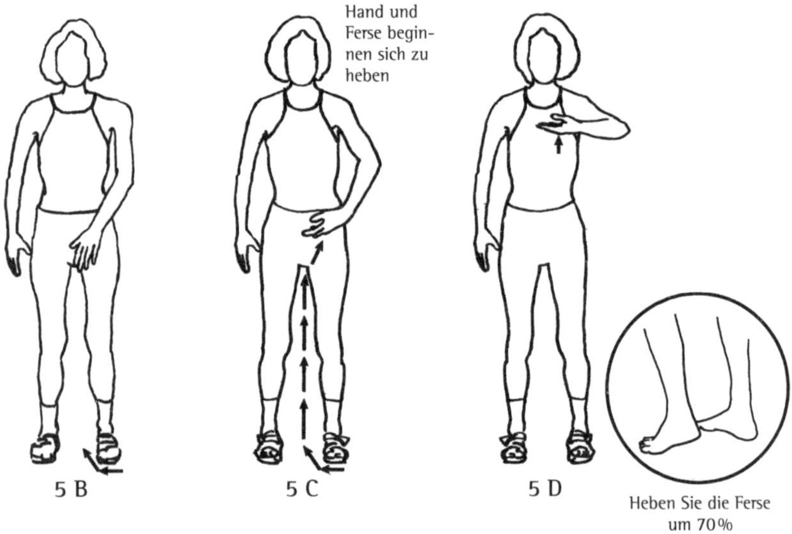

3. Beenden Sie die Verlagerung des Gewichts, heben Sie die Ferse um 70 Prozent der maximal noch angenehmen Höhe, wenden Sie die Handfläche langsam nach oben und heben Sie die Hand bis zur Vorderseite Ihrer Schulter. (Abbildung 5 D)

Sie sind jetzt bereit, die Bewegung der Hände und Füße auf beiden Seiten zu koordinieren.

Alles zusammenfügen

1. Während Sie den gesenkten Arm im Bogen nach vorn und innen führen, drehen Sie die Handfläche der erhobenen Hand nach unten. (Abbildung 5 E)
2. Während die erhobene Hand und Ferse auf derselben Körperseite sich zu senken beginnen, beginnen die gesenkte Hand und Ferse sich zu heben. Die Hände sollten einander auf der Vorderseite der Hüfte passieren. Idealerweise sind beiden Fersen leicht angehoben, während die Hände einander passieren. In diesem Stadium jedoch kann die sinkende Ferse den Boden früher berühren, wenn Sie auf diese Weise leichter die Balance halten können.

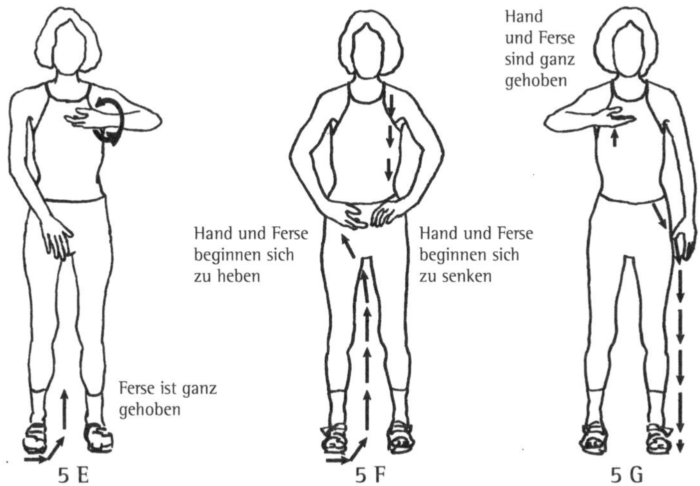

3. Verlagern Sie Ihr Körpergewicht, während Sie die sinkende Hand im Bogen um die Hüfte und dann den Oberschenkel entlang abwärts führen und die aufsteigende Hand zur Schulter und die sich hebende Ferse so hoch heben, wie es angenehm ist. (Abbildung 5 G)

Wiederholen Sie die Punkte 1 bis 3 in einer fortlaufenden Schleife (5 E–G zu 5 H–J), wobei eine Hand und Ferse sich heben, während Hand und Ferse auf der anderen Körperseite sich senken.

Wenn Sie beginnen, diesen vierten Schritt zu üben, halten Sie immer dann, wenn eine Hand ganz gehoben und die andere Hand ganz gesenkt ist, für einen Moment inne. Entspannen Sie sich, atmen Sie einige Male und korrigieren Sie, wenn nötig, Ihre Haltung, sodass Arme, Hände, Beine und Füße in der gewünschten Stellung sind. Versuchen Sie, diese Bewegungen ohne jede Anstrengung, Muskelkraft oder Spannung irgendwo im Körper auszuführen; wenn Sie eine dieser Eigenschaften spüren, versuchen Sie sich zu entspannen und loszulassen. Das Ziel ist, dass alle Teile Ihres Körpers sich bei dieser Übung relativ elastisch, lebendig und völlig entspannt anfühlen.

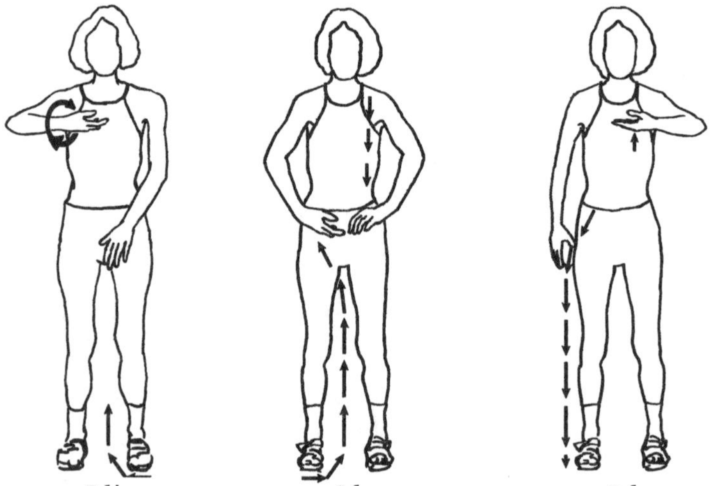

5 H 5 I 5 J

Wenn Sie diesen Schritt einige Zeit lang praktiziert haben und Ihnen alle Haltungen und die Koordination leicht fallen, lassen Sie die Pausen weg und beginnen flüssig von auf zu ab und von links nach rechts und umgekehrt überzugehen. Schließlich sollten Ihre Bewegungen fortlaufend, gleichmäßig und rhythmisch werden.

Praktizieren Sie diesen Schritt, bis Sie die Bewegungen ziemlich gut ausführen können, ohne daran denken zu müssen.

Fünfter Schritt: Die Übung zum Ausgleichen des Chi verwenden

Jetzt können Sie beginnen, die Übung zum Ausgleichen des Chi Ihrer Füße, Beine, Hände, Arme und des Rumpfes zu verwenden.

Beginnen Sie, die Übung langsam, gleichmäßig und fortlaufend auszuführen. Versuchen Sie, Ihre Arme und Hände sowie Ihre Beine und Füße ständig in Bewegung zu halten. Wenn Sie die Bewegung in einem Teil Ihres Körpers für einen Augenblick anhalten, wird sich die Bewegung des Chi in diesem Körperteil verlangsamen oder zum Stillstand kommen. Sie wird dann hinter dem Zirkulieren in anderen Teilen des Körpers hinterherhinken, und ihr Chi-Fluss wird insgesamt weniger ausgeglichen sein. Der erste Schritt zum Ausgleichen Ihres Chi ist also, sich kontinuierlich zu bewegen.

Der nächste Schritt besteht darin, darauf zu achten, welche Teile Ihres Körpers sich lebendiger anfühlen und leichter zu bewegen sind, und welche Teile weniger gut reagieren und sich träger oder gespannter anfühlen. Nehmen Sie zur Kenntnis, was Ihnen auffällt, aber versuchen Sie noch nichts zu unternehmen. Entspannen Sie sich, öffnen Sie Ihren Geist und erlauben Sie sich zu lernen, viele Bereiche Ihres Körpers gleichzeitig zu spüren.

Sobald Sie dies ein wenig beherrschen, beginnen Sie mit Ihrem Körper zu spielen. Richten Sie ein wenig mehr Aufmerksamkeit auf die Bereiche Ihres Körpers, die sich weniger lebendig anfühlen und die weniger gut reagieren. Spielen Sie mit der Art und Weise, auf die Sie die Bewegungen ausführen, indem Sie versuchen, diese Bereiche aufzuwecken. Sie könnten zum Beispiel die Bewegung in diesen Bereichen übertreiben oder könnten die Bewegung der Hände über diese Bereiche übertreiben, um sie lebendiger zu machen.

Mit der Atmung bewegen

Sie können auch den Atem dazu benutzen, sich auf die weniger gut reagierenden Bereiche in Ihrem Körper zu konzentrieren. Um im Einklang mit den Bewegungen zu atmen, wählen Sie eine Hand oder einen Fuß aus, mit der oder dem Sie Ihren Atem koordinieren. Während diese Hand oder dieser Fuß sich aufwärts bewegt, atmen Sie ein; während die Hand oder der Fuß sich abwärts bewegt, atmen Sie aus.

Versuchen Sie, den Atem zu keiner Zeit anzuhalten. Lassen Sie ihn flüssig von der Ein- zur Ausatmung (und umgekehrt) übergehen. So lassen Sie den Atem zum Beispiel dann, wenn Sie die Hand vor Ihrer Schulter umdrehen, flüssig von der Ein- zur Ausatmung übergehen.

Wenn Ihre Hand sich im Bogen von der Außenseite zur Innenseite des Oberschenkels bewegt, lassen Sie den Atem sanft vom Aus- zum Einatmen übergehen.

Entscheiden Sie sich, die Atmung mit dem Bereich Ihres Körpers zu koordinieren, den Sie aufwecken wollen. Wenn zum Beispiel Ihr linker Fuß der am wenigsten reagierende Teil Ihres Körpers zu sein scheint, atmen Sie im Einklang mit den Bewegungen Ihres linken Fußes; reagiert Ihre rechte Schulter am wenigsten, atmen Sie im Einklang mit der Bewegung Ihrer rechten Hand.

Betonung der Abwärtsbewegung

Ein etwas fortgeschrittenerer Aspekt des Chi-Ausgleichens, ist der Versuch, das Auf und Ab des Flusses von Energie zwischen Ihrem Körper und der Erde auszugleichen. Die beste Art, dies zu erreichen, besteht darin, die Abwärtsbewegung Ihrer Hände und Fersen zu betonen. Das Chi in Ihrem Körper funktioniert so, dass es ganz von selbst wieder aufsteigt, wenn Sie die Energie zuvor dazu bringen, durch Ihren Körper in die Erde abzusinken. (Dies funktioniert nicht unbedingt auch in der umgekehrten Richtung; ein Aufwärtsfließen wird nicht automatisch ein Abwärtsfließen hervorrufen.)

Sie sollten bei der Übung des Chi-Ausgleichens also damit spielen, die Energie aus der jeweils sich senkenden Ferse in den Boden sinken zu lassen. Sie können gleichzeitig auch damit spielen, Ihr Chi mit der sinkenden Hand auf der Vorderseite Ihres Oberkörpers und der Außenseite Ihres Beins in die Erde zu senken.

Es ist am besten, wenn Sie erst das Abwärtsfließen beherrschen, bevor Sie anfangen, mit dem Aufwärtsfließen zu arbeiten. Sobald sie die Abwärtsbewegung in Gang gebracht haben, können Sie auch beginnen, mit der Hand und dem Fuß, die sich heben, zu spielen. Versuchen Sie, sich so zu bewegen, dass Sie das Gefühl haben, die Abwärtsbewegung von Hand und Fuß auf der einen Körperseite verursacht die Aufwärtsbewegung von Hand und Fuß auf der anderen Körperseite.

19

Die Öffnung des Herzens

Die Übung zur Öffnung des Herzens führt zu einem Energieaustausch zwischen der linken und der rechten Seite Ihres Oberkörpers. Während dies geschieht, bewegt sich das Chi über Ihr Herz und Ihr Mittleres Dantien oder Chakra, das Zentrum Ihres Bewusstseins. Diese Bewegung hilft, Ihr Herz für Vitalität, Frieden, Mitgefühl und Gleichgewicht zu öffnen.

Überblick

Die fortlaufende Hin-und-Herbewegung der Arme und Schulterblätter zusammen mit dem Drehen des Kopfes energetisiert Ihr Chi auf sanfte Weise. Gleichzeitig löst sie Chi-Blockaden in den wichtigen Akupunkturpunkten und Meridianen, die die Funktion des Herzens kontrollieren. Sie verbessert den Kreislauf und hilft, den Herzmuskel und den Herzbeutel, die fasrige Membrane, die das Herz umgibt, und die Hauptblutgefäße im Umkreis des Herzens zu heilen.

Die Bewegung lockert den gesamten Oberkörper und erhöht die Flexibilität der Schulterblätter. Dadurch wird die Durchblutung in diesem Bereich gefördert, was wiederum dazu beiträgt, Schmerzen im Nacken und in den Schultern zu mildern oder ganz aufzulösen . Ihre Arme und Hände werden dadurch kräftiger und beweglicher. Ihr Kopf lässt sich leichter drehen, was vor allem für ältere Leute wichtig ist, besonders beim Autofahren.

Die Übung wird in drei Schritten gelehrt. Widmen Sie die Zeit, die Sie im Rahmen des Chi Rev Workout für diese Übung haben, zunächst der Übung des ersten Schrittes, bis Sie keine Schwierigkeiten mehr damit haben. Üben Sie dann den zweiten Schritt, bis er sich natürlich und leicht anfühlt. Erst dann üben Sie den dritten Schritt.

Erster Schritt: Fuß-, Bein- und Torsobewegung – das Schwappen

Die Fuß- und Beinbewegungen der Übung zur Herzensöffnung sind im Wesentlichen dieselben wie die Beinbewegungen bei der Übung des Chi-Ausgleichens, mit einer wichtigen Ausnahme.

Bei der Übung des Chi-Ausgleichens verlagern Sie Ihr Gewicht und bewegen die Knie, um Ihre Fersen zu heben und zu senken. Die Betonung liegt dabei auf dem Heben und Senken der Fersen und der Vorwärts- und Rückwärtsbewegung der Knie.

Bei der Übung der Herzöffnung bewegen Sie Ihre Beine und verlagern Ihr Gewicht im selben Bewegungsmuster. Hier liegt die Hauptbetonung jedoch auf der Verlagerung des Gewichts von der einen auf die andere Seite.

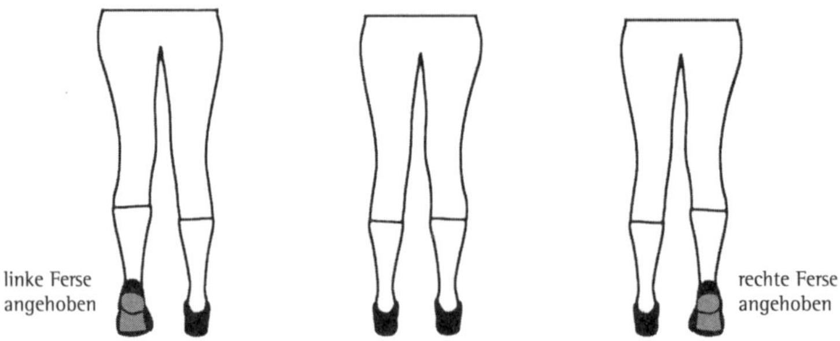

Abbildung 1

1. Beginnen Sie die Bein- und Fußbewegungen auszuführen, die Sie bei der Übung des Chi-Ausgleichens gelernt haben. Finden Sie einen angenehmen, langsamen Rhythmus und üben Sie, bis Ihre Beine warm sind und Ihre Bewegung sich sanft, flüssig und mühelos anzufühlen beginnt.

2. Konzentrieren Sie sich nun auf die Gewichtsverlagerung von einer Seite zur anderen. Versuchen Sie, Ihre Hüften auf derselben Höhe zu halten und fühlen Sie, wie Ihre Hüften – und darüber Ihr Rumpf und Ihre Schultern – sich sehr stabil in beide Richtungen bewegen.

Es ist sehr hilfreich, wenn Sie sich bei dieser Übung vorstellen, dass Ihr Körper vorwiegend aus Wasser besteht. In der Tat macht Wasser etwa 60 Prozent Ihres Körpergewichts aus. In Ihrem Blut, Ihren Zellen, Ihren Gelenken und sogar in Ihren Knochen befindet sich Wasser.

Wenn Sie sich von Seite zu Seite bewegen, versuchen Sie sich so zu fühlen, all schwappe all das Wasser in Ihnen – oder das Blut, wenn Sie das bevorzugen – von einer Seite zur anderen hin und her. Lassen Sie Ihre Beine, Hüften, Ihren Torso, Ihre Schultern und den Kopf bei dieser Bewegung sehr stabil sein, während Sie es dem Wasser in Ihrem Inneren erlauben, hin und her zu schwappen. Das ist etwa so, als hielten Sie ein Glas in der Hand und bewegten es hin und her: Das Glas bewegt sich in einem Stück, während das Wasser in dem Glas hin und her schwappt.

3. Spielen Sie mit dieser Bein- und Hüftbewegung, bis Sie einen sehr angenehmen, langsamen und gleichmäßigen Rhythmus finden. Sie sollten einen sanften und entspannenden Austausch von Blut, anderen Flüssigkeiten und Chi von einer Körperseite zur anderen spüren, der durch Ihre Hüften, Ihren Bauch, Ihr Herz und sogar durch Ihr Gehirn fließt.

Zweiter Schritt: Armbewegungen hinzufügen, um das Herz noch mehr zu wecken und zu öffnen

Die Arm- und Handbewegungen der Übung der Herzöffnung sind relativ einfach.

Wenn Sie Ihre Hände an Ihrem Körper entlang bewegen, versuchen Sie, Ihre Hände und Finger die ganze Zeit etwa 10 bis 15 Zentimeter von der Körperoberfläche entfernt zu halten.

Ausgangsposition: *Nehmen Sie die stehende Haltung ein, die Sie in der Übung des Chi-Scannens gelernt haben – das Gesicht nach vorn, die Füße flach und parallel zueinander auf dem Boden, etwa schulterbreit voneinander entfernt, mit gleichmäßig auf beide Füße verteiltem Körpergewicht.*

1. Heben Sie langsam die Arme, wobei Ihre Hände den Energieleitbahnen folgen, die an der Außenseite Ihrer Beine von den Füßen bis zu den Knien und weiter bis zur Hüfte verlaufen. (Abbildung 2 A) Stellen Sie sich vor, dass Sie Energie entlang der Außenseite Ihrer Beine nach oben ziehen.

2. Heben Sie die Arme weiter und lassen Sie die Hände an den Seiten Ihres Rumpfes bis zu Ihren Achselhöhlen und dann zur Vorderseite Ihrer Schultern empor wandern. (Abbildung 2 B) Die erwünschte Bewegung ist etwa so, als kitzelten Sie sich an den Seiten des Brustkorbs aufwärts.

3. Breiten Sie die Arme zur Seite aus und beschreiben Sie mit den Fingerspitzen eine Bewegung entlang der Innenseite Ihrer Oberarme, Ellbogen, Unterarme und Handgelenke. (Abbildung 2 C) Benutzen Sie beide Hände, um jeweils die Bewegung entlang des zugehörigen Arms zu beschreiben. Während Sie die Arme zur Seite bewegen, beugen Sie Ihr Handgelenk und Ihre Finger immer mehr, sodass die Finger immer zur Innenseite das Arms

weisen. Stellen Sie sich vor, dass Sie Energie die Arme entlang zu Ihren Händen ziehen.

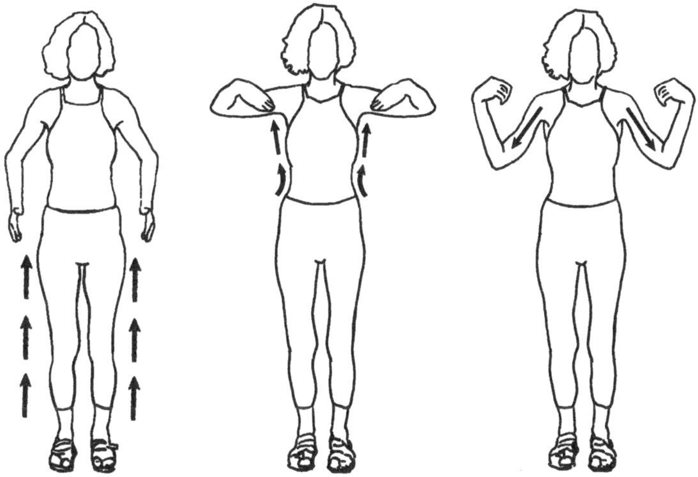

2 A 2 B 2 C

4. Wenn Sie die Arme ausgebreitet und die Finger so weit gekrümmt haben, wie es angenehm für Sie ist, berühren Sie die Daumenspitzen beider Hände mit den Fingerspitzen und drehen Sie die Finger so, dass sie abwärts weisen. (Abbildung 2 D) Ihre Hände bilden jetzt das, was wir die „Schnabelhand" nennen. Dabei berühren alle vier Fingerspitzen leicht die Daumenspitze. Wenn es Ihnen schwerfällt, mit einer oder beiden Händen eine Schnabelhand zu bilden, bringen Sie die Fingerspitzen einfach so nah an die Daumenspitze heran, wie es sich für Sie gut anfühlt.

5. Öffnen Sie die Hände und drücken Sie Ihre Handflächen seitlich vom Körper weg, wobei die Finger nach oben weisen. (Abbildung 2 E) Ihre Arme sind auf der Höhe Ihrer Schultern oder des Herzens und Ihre Ellbogen sind halb gebeugt und weisen nach unten. Ist diese Haltung irgendwie unangenehm für Sie, senken Sie die Arme ein wenig, beugen die Ellbogen etwas mehr und bewegen die Arme nach vorn/unten, bis es sich angenehm anfühlt.

Sie sind nun dazu bereit, mit der Koordination der Hände und Füße auf beiden Körperseiten zu beginnen.

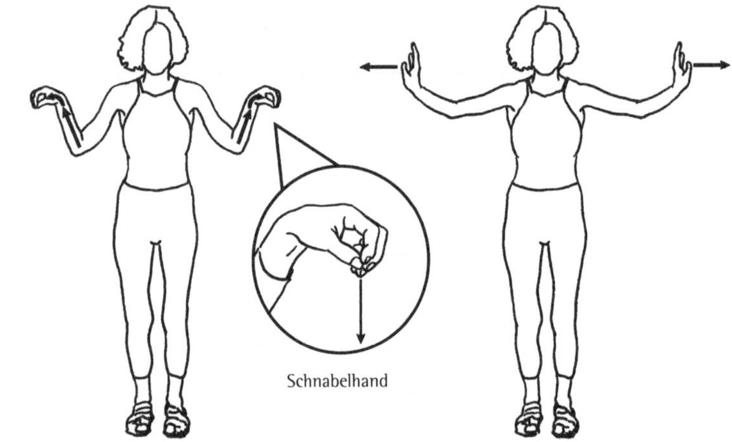

2 D 2 E

6. Bewegen Sie sich zu einer Seite. (Abbildung 3) Verlagern Sie Ihr ganzes Gewicht flüssig auf ein Bein und heben Sie die andere Ferse.

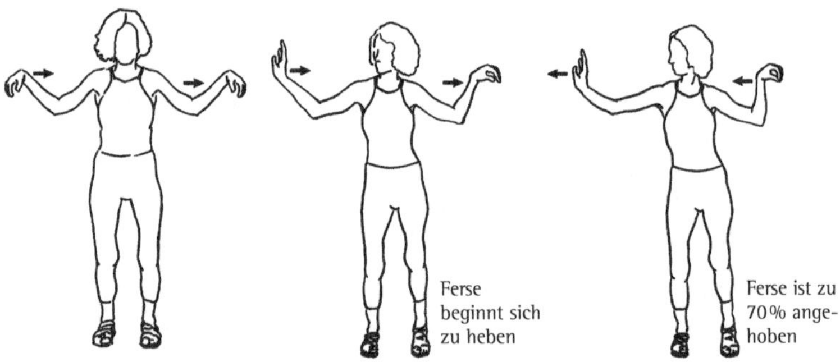

A B C

Abbildung 3

Überblick

Während Sie das Gewicht verlagern, zieht Ihre Schnabelhand Energie herein und die Handfläche drückt sie nach außen. Wenn dies geschieht, wird die Energie als Welle durch Ihr Herz fließen.

Beim Verlagern des Gewichts sollte die nächste Bewegung in einem flüssigen Übergang beginnen.

Bilden Sie die Schnabelhand mit der Hand, die sich auf der Seite des unbelasteten Fußes befindet.

- Beugen Sie dieses Handgelenk so weit, wie es angenehm ist.
- Beugen Sie diesen Ellbogen so weit, wie es angenehm ist.
- Schließen Sie die Achselhöhle ein wenig, und wenn es sich angenehm anfühlt, verschieben Sie das Schulterblatt ein wenig zur Wirbelsäule hin.

Strecken Sie leicht den Arm mit der nach außen weisenden Handfläche.

- Wenden Sie sanft den Kopf und schauen in die Richtung, in die Sie sich bewegen; bleiben Sie im Rahmen von 70 Prozent Ihrer Beweglichkeit.
- Wenn es angenehm für Sie ist, verschieben Sie das Schulterblatt auf der Seite, auf der die Handfläche nach außen geht, ein wenig von der Wirbelsäule weg und öffnen die Achselhöhle ein wenig.
- Strecken Sie den Ellbogen so weit, bis Sie etwa zwei Drittel der Ihnen maximal möglichen Armstreckung erreicht haben.
- Strecken Sie das Handgelenk bis auf zwei Drittel Ihrer maximalen Beweglichkeit.
- Öffnen Sie die Handfläche so weit, wie es angenehm für Sie ist, und lassen die Finger nach oben weisen, ohne sie ganz durchzustrecken.

Stellen Sie sich vor, dass Sie für ein paar Sekunden gleichmäßig Energie aus Ihrer Handfläche zur Seite hinausdrücken.

Idealerweise ist die Gewichtsverlagerung (das Schwappen) zur gleichen Zeit beendet, zu der die Öffnung der Handfläche beendet ist. Der eine Arm ist teilweise gestreckt, der andere ist gebeugt und hat eine Schnabelhand. Ihr Kopf und Ihre Augen schauen zu der Hand hin, deren Handfläche nach außen gerichtet ist.

Zu den Schulterblättern

Idealerweise sollten es schließlich die Schulterblätter sein, die in dieser Übung Ihre Arme bewegen. (Abbildung 4)

Das Schulterblatt auf der Seite des Armes, dessen Handfläche nach außen gedrückt wird, bewegt sich von der Wirbelsäule weg, während das Schulterblatt auf der Seite des Arms mit der Schnabelhand sich zur Wirbelsäule bewegt. Zuerst werden sich die Schulterblätter starr anfühlen, aber sie werden sich allmählich lockern, wenn Sie sehr entspannt üben.

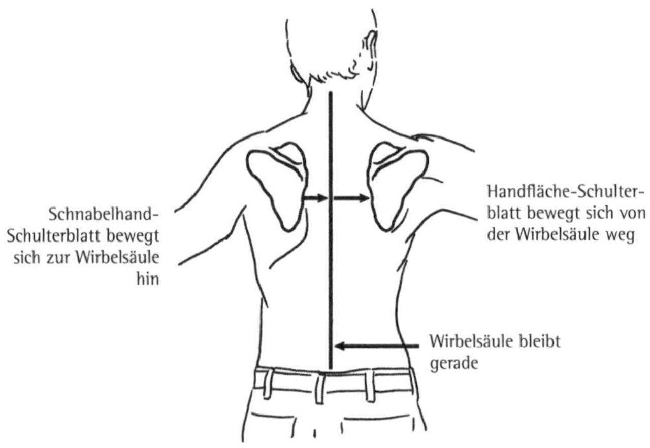

Schulterblätter bei der Bewegung nach rechts

Abbildung 4

7. Bewegen Sie sich zur anderen Seite. Wiederholen Sie den Punkt 6, während Sie das Gewicht verlagern und sich zur anderen Seite hin bewegen. Versuchen Sie dabei die Empfindung zu haben, dass Sie die Bewegung des ganzen Körpers aus dem Bein heraus erzeugen.

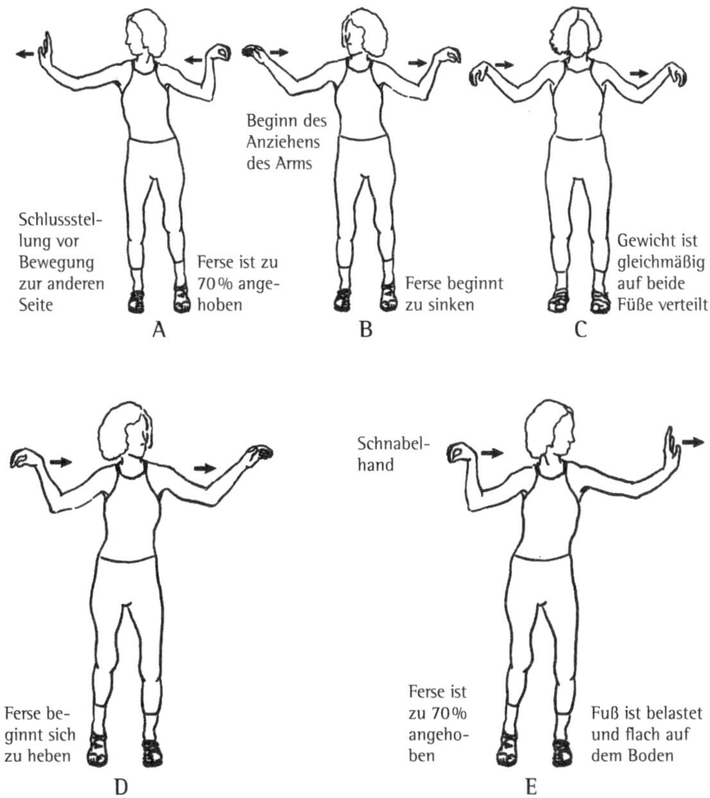

Bewegung zur Gegenseite

Abbildung 5

Versuchen Sie, die Bewegung entspannt zu halten. Heben Sie die Arme nur so hoch, wie es angenehm ist. Ihre Schultern sollten sich nicht heben oder verspannen.

8. Wiederholen Sie die Bewegung von einer Seite zur anderen und lassen Ihren Oberkörper sich entspannen und öffnen. Wenn Sie so von einer Seite zur anderen hin und her gehen, versuchen Sie, die Bewegung des ganzen Körpers, einschließlich Ihrer Arme, aus den Beinen heraus kommen zu lassen. Lassen Sie die Arme sich entspannen und bewegen Sie sich ganz flüssig. Wenn Sie spüren, dass sich irgendwo im Körper Anspannung entwickelt – besonders im Nacken und in den Schultern –, machen Sie etwas langsamer und strecken und beugen die Arme etwas weniger; das sollte helfen, Ihre Anspannung loszulassen.

Das Ziel dieser Übung ist, es Ihrem Oberkörper, vor allem Ihren Schultern und Ihrem Nacken und schließlich auch Ihrem Herzen zu erlauben, sich zu entspannen und zu öffnen. Kümmern Sie sich also nicht darum, wie Sie bei der Übung aussehen und wie weit sie sich strecken oder in den Raum hinausreichen können. Kümmern Sie sich nur darum, wie Sie sich fühlen.

Können Sie eine entspannte, flüssige Qualität der Bewegung finden, in der sich alles, von Ihren Hüften bis zu Ihrem Nacken so anfühlt, als lasse es los und fließe in Wellen von einer Seite zur anderen? Finden Sie eine Art, hin und her zu „schwappen", die dazu führt, dass sich Ihr ganzer Oberkörper lebendiger anfühlt und mit Chi gefüllt ist?

Wenn Sie beginnen, diesen Schritt zu üben, empfiehlt es sich, Ihre Hände, Arme, Schultern und Ihren Nacken in der Reihenfolge zu bewegen, die unter Punkt 6 beschrieben ist. Sobald Sie ein gutes Gefühl dafür gewonnen haben, wie Sie jeden Teil Ihres Oberkörpers in dieser Sequenz bewegen können, wird es Ihr Ziel, all diese Teile gleichzeitig zu bewegen. Können Sie erst einmal auf diese Weise praktizieren, werden Sie das Gefühl haben, dass sich jeder Teil Ihres Körpers flüssig und kontinuierlich bewegt.

Dritter Schritt: Die Atmung mit den Bewegungen koordinieren

Atmen Sie jetzt in Einklang mit den Bewegungen und wenden dabei die Prinzipien an, die Sie im Rahmen der Langlebensatmung gelernt haben. Wenn Sie sich in die eine Richtung bewegen, atmen Sie während 80 Prozent Ihrer Armbewegungen ein. Während der letzten 20 Prozent der Bewegung atmen Sie aus, also im letzten Stadium des Hinausdrückens der Handfläche und des Anziehens der Schnabelhand.

Versuchen Sie die Bewegungen Ihres ganzen Körpers, einschließlich Ihrer Arme und Ihrer Atmung, von dem Hin-und-her-Schwappen Ihrer Beine und Hüften antreiben zu lassen. Spielen Sie mit der Ausführung dieser Übung, mit dem Ziel, Ihrem ganzen Oberkörper zu gestatten, sich zu entspannen und sich für die Hin-und-her-Bewegung des Chi durch Ihren Körper zu öffnen. Mit einiger Übung und mit der Zeit wird sich Ihr Herz allmählich für größere Vitalität öffnen und damit für Frieden, Mitgefühl und Gleichgewicht.

Wie Ihnen diese Übung bei der Arbeit helfen kann

Wenn Sie vor dem Computer sitzen oder an Ihrem Schreibtisch arbeiten, können Sie diese Übung auch auf dem Stuhl sitzend ausführen. Bei der Übung:

- Halten Sie dieselbe Körperausrichtung bei wie bei der Übung des Chi-Scannens (abgesehen davon, dass Ihr Gewicht sich verlagert und Ihr Kopf sich bewegt).
- Lassen Sie die Fersen sich heben und senken, während Sie sich hin und her bewegen.

- Bewegen Sie die Hüften hin und her, sodass Sie das „Schwappen“ bekommen, wie es sich einstellen würde, wenn Sie die Bewegung im Stehen machen.
- Während Sie den Kopf hin und her bewegen, versuchen Sie, in die Ferne zu blicken. Am besten wäre, wenn Sie durch ein Fenster schauen könnten.

Wenn Sie die Herzöffnung jede Stunde oder jede halbe Stunde für etwa eine Minute üben, kann Ihnen das helfen

- zu verhindern, dass sich Stress ansammelt.
- Ihre Konzentration und Produktivität zu verbessern.
- ein Karpaltunnelsyndrom zu lindern und Verletzungen durch wiederholte Belastung zu heilen.
- die Anstrengung Ihrer Augen zu lindern.

Einige dieser positiven Wirkungen können Sie auch erzielen, wenn Sie die Übung des Chi-Ausgleichens im Sitzen ausführen. Bei der Arbeit am Computer neigt man zu flacher Atmung. Die Langlebensatmung und das Chi-Scannen können dem entgegenwirken; außerdem sind sie sehr nützlich zur Stressreduktion.

Wenn Sie gegen Mittag oder am Nachmittag das Gefühl haben, dass sich Stress anzusammeln beginnt, kann es Ihren Arbeitstag sehr viel entspannter und produktiver machen, wenn Sie aufstehen und das gesamten Chi Rev Workout einmal ausführen könnten.

20

Festsitzendes Chi freisetzen

Ein Gewinn, den man aus allen Chi-Praktiken zieht, ist, dass man positive Gewohnheiten entwickelt, die in allen Situationen zu Reflexen werden, auch in Krisensituationen. Die Übung zur Freisetzung von festsitzendem Chi lehrt Sie, das Chi Ihres gesamten Körpers augenblicklich in den Boden freizusetzen. Das bewirkt:

- Stagnierende oder feststeckende, tote Energie in Ihrem Körper wird urplötzlich entladen.
- Ihr gesamter Körper wird augenblicklich völlig entspannt.
- Sie haben das Gefühl, außerordentlich geerdet und stabil zu sein.
- Sie haben das Gefühl, dass Ihr Körper und Ihre Gefühle ausgeglichener sind.

Diese Bewegung ist in vielen normalerweise beunruhigenden Situationen außerordentlich nützlich – etwa in einer traumatischen emotionalen Situation wie bei einem Streit zu Hause oder an der Arbeitsstelle, in einer furchteinflößenden Situation oder bei einem plötzlichen Todesfall in der Familie. Wenn Sie ein emotionales Trauma erfahren, verstärkt sich Ihr innerer Dialog, während das Chi immer mehr in Ihrem Kopf feststeckt. Sie durchleben auch danach wiederholt viele der Erinnerungen, die mit dem Trauma assoziiert sind, erinnern sich an jedes gesprochene Wort und wiederholen innerlich immer wieder in Gedanken, was Sie in dieser Situation hätten sagen sollen oder am liebsten gesagt hätten. Die Lösung liegt darin, das Chi aus Ihrem Kopf wieder in den Körper abzusenken, wohin es gehört. Dies ist eine Spezialität der Übung zur Freisetzung von feststeckendem Chi.

Die Bewegung ist auch dann sehr nützlich, wenn Ihr Körper aufgrund eines Unfalls oder einer Naturkatastrophe, wie einem Erdbeben oder einem Wirbelsturm, in einen Schockzustand verfällt. Während eines Schocks bekommt das Gehirn mehr Energie als es verkraften kann und schaltet deshalb ab, was zu einer Hysterie oder Desorientierung führt. Eine im Westen häufig angewendete Methode, um Menschen aus einem hysterischen Zustand herauszuholen, ist, ihnen einen Schlag ins Gesicht zu versetzen, um sie zur Besinnung zu bringen. Das kann den Zustand jedoch nur noch verschlimmern, weil dadurch nur noch mehr Energie im Kopf feststecken kann. Jemandem eine Ohrfeige zu versetzen, kann sogar noch eine stärkere Lähmung hervorrufen.

In den Chi-Praktiken des Ostens ist die übliche Methode, eine Person aus einer Hysterie herauszuholen, sie hochzuheben und hart wieder auf die Fersen abzusetzen, ihnen auf die Fersen zu schlagen oder sie mit den Füßen aufstampfen zu lassen. Die Chi-Energie fällt dann im Körper plötzlich ab, sodass das Gehirn befreit wird und die Körperfunktionen zum Normalzustand zurückkehren können. Bei der Übung der Freisetzung von feststeckendem Chi machen wir dasselbe.

Überblick

Dies ist eine der grundlegenden Bewegungen des „Loslassens“, etwas, das vielen Menschen in einer von Industrie und Technologie angetriebenen Gesellschaft oft sehr schwer fällt. Das Hauptziel bei dieser Bewegung ist, das Fallenlassen der Fersen und das Abwärtsschnellen (Flippen) Ihrer Finger zu koordinieren, sodass Ihre Energie loslässt und in einer plötzlichen, aber entspannten Weise in den Boden sinkt. Das mag sich zuerst merkwürdig anhören, doch wenn Sie mit zunehmender Übung immer entspannter werden, werden Sie mit dieser Freisetzung immer mehr Kraft, Sprungkraft und Schnelligkeit gewinnen.

Wenn Ihre Energie sich abwärts bewegt, wird stagnierende Energie kraftvoll aus Ihren Nieren freigesetzt, was Ihr Immunsystem stärkt und wiederum dem Chi erlaubt, aus der Erde aufzusteigen und in Ihrem ganzen Körper ausgeglichen zu werden.

Die Übung wird in drei Schritten gelehrt. Widmen Sie die Zeit, die Sie im Chi Rev Workout für diese Übung haben, der Übung des ersten Schritts, bis Sie Sich damit gut fühlen. Dann üben Sie den zweiten Schritt, bis er sich natürlich und leicht anfühlt. Erst dann üben Sie den dritten Schritt.

Erster Schritt: Chi mit dem Füßen und Beinen freisetzen

Ausgangsstellung: *Sie nehmen die stehende Positur ein, die Sie bei der Übung des Chi-Scannens gelernt haben: das Gesicht nach vorn, die Füße in schulterbreitem Abstand und parallel zueinander flach auf dem Boden, das Gewicht gleichmäßig auf beide Füße verteilt.*

1. Wiegen Sie sich sehr langsam vorwärts auf die Fußballen, heben Sie die Fersen vom Boden und pressen die Fußballen kräftig in den Boden. Wenn Sie physischen Druck auf die Fußballen ausüben, führt das dazu, dass die Energie in Ihrem Körper aufsteigt.

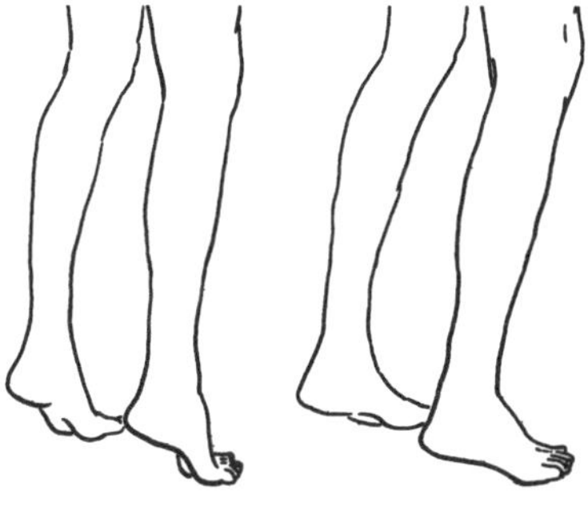

Die Übung zur Freisetzung von festsitzendem Chi: Heben der Fersen

Abbildung 1

Heben Sie die Fersen nicht höher als bis zu 70 Prozent Ihres Bewegungsspielraums. (Abbildung 1) Wenn Sie merken, dass Ihr Fuß zu zittern beginnt oder ihr Fußgelenk sich verspannt, sind Sie zu weit gegangen. Heben Sie die Fersen so entspannt wie möglich.

2. Lassen Sie sich plötzlich auf die Fersen fallen. Der plötzliche Druck, der aufgrund des Fallens durch Ihre Fersen hindurchgeht, wird Energie aus Ihrem ganzen Körper und den Beinen abwärts bewegen und sie durch die Füße austreten lassen. Es sind die Plötzlichkeit und die Geschwindigkeit des Falls, nicht die Heftigkeit des Aufschlags, die zu einer Maximierung des Ausstoßens stagnierender Energie durch Ihre Beine führt.

Wenn Sie sich auf die Fersen fallen lassen, lassen Sie Ihren Körper eine Position finden, die völlig entspannt ist. Spüren Sie, wie alle Ihre Gelenke einen inneren Stoß bekommen. Lassen Sie die Fersen, so gut Sie können, so fallen, dass Sie jede Versteifung, jedes Einrasten oder jedes Gefühl des Steckenbleibens von Energie in einem Ihrer Gelenke vermeiden. Sie sollten spüren, wie die Schockwelle vom plötzlichen Aufsetzen Ihrer Fersen glatt durch Ihren ganzen Körper läuft. Dadurch wird Ihr System sanft erschüttert, sodass stagnierende Energie in Ihrem Bauch, Ihrer Körpermitte und im unteren Rücken, wo die Nieren liegen, losgerüttelt wird und durch Ihre Taille, Beine und Füße in den Boden sinkt.

Idealerweise machen Sie kein Geräusch, wenn Ihre Fersen aufsetzen, so wie eine Katze kein Geräusch macht, wenn sie springt.

3. Diese Übung macht man am besten auf Gras, Erde, einem Teppich- oder Holzfußboden. Beton empfiehlt sich nicht als Unterlage.

4. Ist Ihr Körper geschwächt, sind Sie krank oder haben eine Rücken-, Bein- oder andere Verletzung, vermeiden sie kontraproduktive und unnötige Erschütterungen, die Ihnen schaden könnten, indem Sie die Fersen zunächst nicht mehr als zwei Zentimeter anheben und dann fallen lassen, und üben Sie auf einer möglichst weichen Unterlage.

Wiederholen Sie diese Bewegungen, bis Sie sie mit völlig entspanntem Körper und federnden Beinen ausführen können.

Zweiter Schritt: Chi mit Händen und Armen freisetzen

In dieser Übung beschreiben Ihre Hände den Verlauf des so genannten „Großen Meridians". Er liegt gleich unter der Hautoberfläche, nur einige Zentimeter unter Ihrem Bauchnabel. Dieser Große Meridian wird im Chinesischen *dai mai* genannt; er verläuft um den ganzen Rumpf, von vorn nach hinten. (Abbildung 2)

Tiefer im Innern Ihres Rumpfs liegt, auf gleicher Höhe wie der Große Meridian und direkt mit diesem verbunden, das Untere Dantien, das in Hinsicht auf Ihre körperliche Gesundheit wichtigste Energiezentrum Ihres Körpers. Alle Energiebahnen Ihres Körpers, die für Ihre körperliche Gesundheit und Ihr Wohlbefinden von Bedeutung sind, sind hier miteinander verbunden.

Ebenfalls auf dem großen Meridian liegt auf Ihrer Wirbelsäule unmittelbar hinter dem Unteren Dantien ein anderer wichtiger Energiepunkt, *mingmen,* das „Lebenstor", genannt wird.

Der Mingmen wird Lebenstor genannt, weil er direkt mit den Nieren zusammenhängt, den inneren Organen, die die Quelle des Chi, der Lebensenergie des Körpers sind. Das Untere Dantien und der Mingmen sind durch einen Energiekanal im Inneren des Körpers miteinander verbunden. Stellen Sie sich das Untere Dantien als die Nabe eines horizontal liegenden Rades vor und den Großen Meridian als den Reifen. Der Große Meridian verbindet alle vertikalen Akupunkturleitbahnen im Körper miteinander, durch ihn wird Energie zwischen ihnen übertragen.

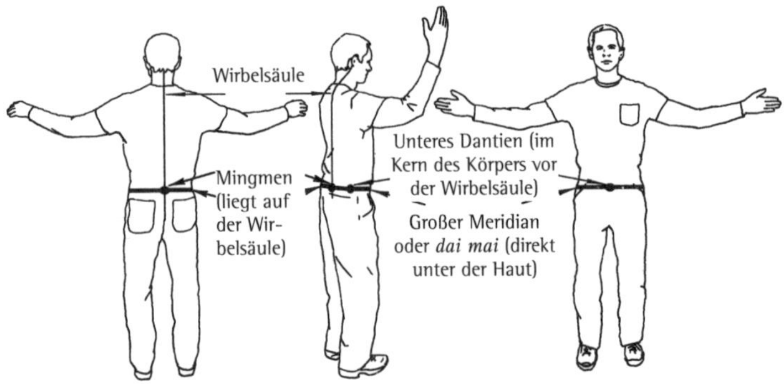
Wirbelsäule
Mingmen (liegt auf der Wirbelsäule)
Unteres Dantien (im Kern des Körpers vor der Wirbelsäule)
Großer Meridian oder *dai mai* (direkt unter der Haut)

Unteres Dantien, Mingmen und Großer Meridian *(dai mai)*

Abbildung 2

Ausgangshaltung: *Stehen Sie mit schulterbreit voneinander entfernten und parallelen Füßen; die Finger weisen zur Innenseite Ihrer Füße. (Abbildung 3 A)*

Während der ganzen Bewegung weisen Ihre Handflächen zu Ihrem Körper hin. Ihr Ziel ist, das plötzliche Fallen Ihrer Fersen mit dem Nach-unten-Flippen Ihrer Hände und Finger zu koordinieren.

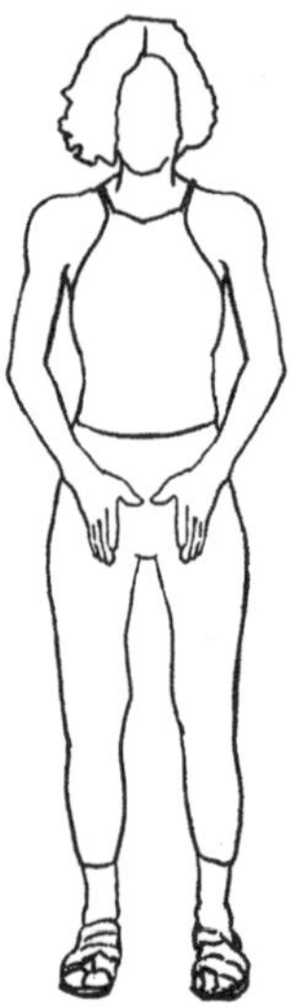

3 A

1. Atmen Sie langsam ein und heben Sie langsam die Fersen, während Ihre Finger gleichzeitig:
   a) den Energieleitbahnen entlang der Innenseite Ihrer Beine aufwärts bis zu den Lenden folgen (Abbildung 3 B) und dann weiter zur Vorderseite Ihrer Hüften und der Stelle vor Ihrem Unteren Dantien. (Abbildung 3 C)
   b) Folgen Sie dem Verlauf des Großen Meridians. Ihre Handflächen gehen im Bogen um Ihre Hüften herum so weit zurück in Richtung auf die Wirbelsäule, wie es angenehm für Sie ist. (Abbildungen 3 D, E und F) Idealerweise weisen die Handflächen schließlich zum Mingmen auf Ihrer Wirbelsäule, ohne dass die Hände sich jedoch berühren.

c) Folgen Sie dem Verlauf des Großen Meridians vom Mingmen bis zu dem Punkt vor dem Unteren Dantien, wobei Sie allmählich eine Schnabelhand bilden, wie Sie es bei der Übung des Herz-Öffnens getan haben. Das Bilden der Schnabelhand sollte genau dann abgeschlossen sein, wenn Sie auf der Vorderseite Ihres Torsos vor dem Unteren Dantien angekommen sind. Die Finger sollten dann zum Unteren Dantien weisen. (Abbildungen 3 G und H) An diesem Punkt sollten Ihre Fersen den höchsten Punkt erreicht haben.

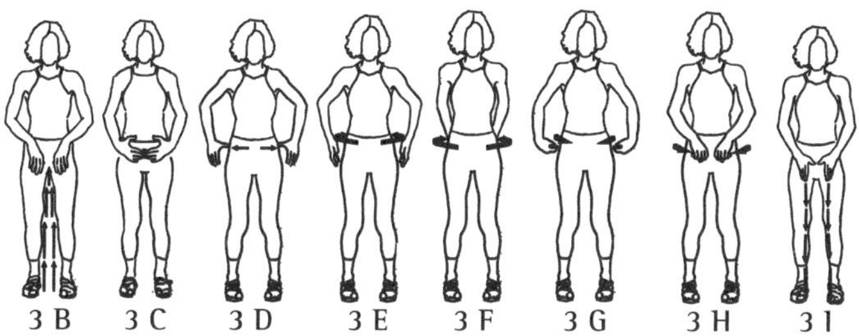

Koordination von Armen und Beinen

2. Flippen Sie Ihre Finger gleichzeitig zum Boden hin, atmen Sie ganz aus und lassen Sie sich plötzlich auf die Fersen fallen. (Abbildung 3 I) Stellen Sie sich dabei vor, dass Sie Energie aus Ihren Handflächen und Fingerspitzen direkt in den Boden freisetzen. Die fallende Bewegung wird die Energie ganz natürlich entlang der Außenseite Ihrer Beine abwärts lenken. (**Redaktion: In der Abbildung 3 I ist es die INNENseite der Beine!**)

Während des Abwärtsflippens sollten Ihre Hände so weich, biegsam und federnd wie möglich sein. Die Freisetzung der stagnierenden Energie geschieht durch die Geschwindigkeit, nicht durch die körperliche Heftigkeit der Bewegung.

- Während des Abwärtsflippens erzeugen Sie das Gefühl, als setzten sie nicht nur aus den Händen, sondern auch aus den Achselhöhlen Energie frei und werfen sie weg. Die Energiebewegung nimmt ihren Ausgang an den Achselhöhlen und führt bis zum Ausschleudern durch die Finger.

- Wenn Sie die Finger anspannen oder offensichtlich körperliche Kraft in das Flippen legen, wird das die Wirkung der Übung verringern. Die Geschwindigkeit ist wichtig, nicht die Kraft.

Lassen Sie Ihre Finger zur Innenseite Ihrer Füße zeigen . Sie sind nun bereit, die Energie wieder aufwärts zu führen. (Abbildung 3 J)

Wiederholen Sie die Punkte 1 und 2 in einer fortlaufenden Schleife.

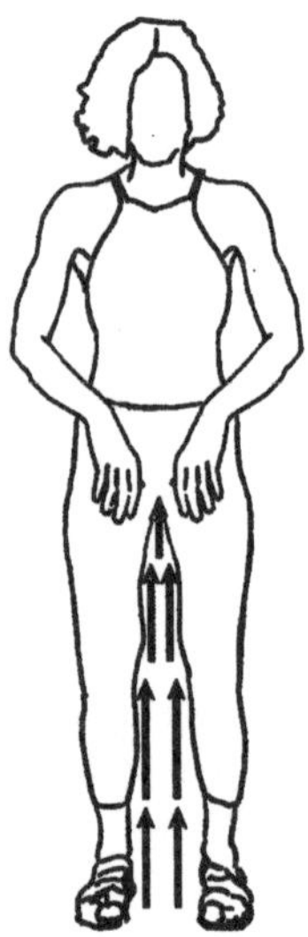

3 J

Dritter Schritt: Chi mit Beinen, Armen und dem Atem freisetzen

1. Atmen Sie langsam und gleichmäßig ein, während Sie die Hände heben und mit den Handflächen den Verlauf der Energiebahnen an der Innenseite der Beine aufwärts zur Vorderseite Ihres Körpers in Höhe des Großen Meridians beschreiben.
2. Atmen Sie aus, während Sie die Hände im Bogen um Ihre Hüften herum zu Ihrem unteren Rücken führen.
3. Atmen Sie ein, während Ihre Hände entlang des Großen Meridians nach vorn bis vor Ihr Unteres Dantien zurückkehren.
4. Atmen Sie schnell aus, während Ihre Hände gleichzeitig nach unten flippen und Sie auf ganz entspannte Weise auf die Fersen fallen. Der Schlüssel zum Erfolg der Übung ist hier nicht die Kraft, sondern es sind Geschwindigkeit und Entspannung.

Wichtige Punkte, an die Sie denken sollten

Bei der Übung des Freisetzens von feststeckendem Chi geht es um das Loslassen. Wenn Sie üben, rufen Sie sich das Bild einer kleinen Katze vor Augen, wie sie springt, ihre Pfoten schüttelt oder atmet. Sie bleibt dabei völlig entspannt und geschmeidig, anscheinend ohne jede Anspannung.

Der Hauptzweck der Übung ist, stagnierende Energie freizusetzen. Da Spannung zum Festsetzen von Energie in Ihrem Organismus führt

- versuchen Sie so auf Ihren Fußballen in die Höhe zu gehen, dass sich Ihre Füße, Hüften, Beine und Fußgelenke nicht verspannen.
- erinnern Sie sich daran, dass ein gleichmäßiger Druck auf Ihre Fußballen dazu führt, dass das Chi in Ihrem Körper steigt, während Druck auf die Fersen ein Sinken des Chi verursacht.

- Wenn Sie nicht im Gleichgewicht bleiben können, verlagern Sie Ihr Gewicht, statt die Fersen allmählich anzuheben, einfach nur langsam von Ihren Fersen auf die Fußballen. Heben Sie die Fersen erst kurz vor dem Abwärtsflippen wirklich vom Boden ab, während Sie die Arme bewegen.
- Versuchen Sie nie, den Atem anzuhalten, auch nicht für eine Mikrosekunde.
- Wenn Sie auf die Fersen fallen, mit den Händen abwärts flippen und plötzlich ausatmen, lassen Sie einfach nur los, forcieren Sie nichts.

Die Übung zum Freisetzen von feststeckendem Chi ist in vieler Hinsicht eine interessante Herausforderung. Anfangs liegt die Schwierigkeit darin, die Bewegung von Armen, Beinen und Atmung zu koordinieren. Später konzentrieren Sie sich darauf, wie gut Sie einfach nur loslassen und die Arme und Hände locker lassen können, wenn Sie flippen und fallen. Dies ist nicht leicht, und die meisten Menschen entwickeln diese Fertigkeit nur ganz allmählich.

Ein Schlüssel zur richtigen Ausführung der Übung ist, dass Sie das Gefühl haben, als würde das ganz langsame und leichte Anheben der Fersen und Hände dadurch angetrieben, dass Ihr Körper sich einfach mit Energie füllt. Vielleicht hilft Ihnen das Bild eines Ballons, der sich mit Helium füllt.

Ein anderer Schlüssel ist, dass Sie dann, wenn Sie auf die Fersen fallen, augenblicklich all Ihre Energie durch die Arme und Beine und mit Ihrem Atem nach außen freisetzen – als wären Sie ein platzender Luftballon.

Erinnern Sie sich daran: Je mehr Sie loslassen, desto mehr werden Sie sich entspannen; und je mehr Sie sich entspannen, desto mehr werden Sie loslassen können.

Zu lernen, das Chi zu fühlen, ist ein allmählicher Prozess

Machen Sie sich keine Gedanken, wenn Sie das Chi anfänglich nicht spüren können. Manche Menschen brauchen Monate oder gar Jahre, um ein starkes Gespür für ihr Chi zu entwickeln. Das Chi Rev Workout wird Ihr Chi in Bewegung bringen, auch wenn Sie es nicht merken. Die Fähigkeit, das Chi zu spüren, mag kommen und gehen, sodass Sie es manchmal spüren und manchmal wieder nicht. Wenn Sie die Übung ausführen, kann es sein, dass Sie beim Ausführen der Bewegungen zuerst ein Gefühl des Drucks in den Händen haben oder ein Sirren oder Prickeln wie von Elektrizität. Wenn Sie weiter üben, wird Ihre Wahrnehmung des Chi mit der Zeit umfassender und präziser.

21

Es bleibt nichts zu tun, außer es zu tun

Ein altes daoistisches Sprichwort besagt: „Der Lehrer führt dich bis ans Tor, durchgehen musst du selber.“ Ob Sie nun einige Elemente des Chi Rev Workout ausprobiert haben oder ob Sie einen Kurs in irgendeiner der Chi-Praktiken nehmen, auf der grundlegendsten Ebene müssen Sie einfach irgendwo anfangen. Dann wird es ein relativ kleiner Aufwand, eine Zeit festzusetzen und einen regelmäßigen Rhythmus in Ihr Leben zu bringen, der das Üben mit einschließt.

Chi-Übungen sind für uns so wichtig und wesentlich wie das Schlafen, Essen und Trinken. Eine der schwierigsten Lektionen, die es im Leben zu lernen gilt, ist, wie man sich selbst Gutes tut. Vielleicht hat Ihnen dieses Buch geholfen, die Bedeutung der Kultivierung des Chi zu begreifen. Während viele von uns sich die Zeit nehmen, sich um andere zu kümmern und für sie zu sorgen, vernachlässigen wir oft unsere eigene Innenwelt. Wir kümmern uns nicht um die Verbindung – mit unserem Inneren und mit unserer Umwelt –, die uns am Leben und im Gleichgewicht erhält. Wir verlieren die Fähigkeit, unser Chi zu spüren. Die Chi-Revolution fordert Sie auf, durch dieses Tor zu gehen.

Nachhaltige Praxis

Wo fangen Sie an? Sie fangen mit dem an, was Sie *jetzt* tun können in eben dieser Minute. Sie werden nur mit dem Erfolg haben, was Ihnen nichts ausmacht zu tun und was Sie lieben lernen – Übungen, die Sie tatsächlich ausführen können, nicht solche, die sie üben *soll-*

ten. Wenn Sie eben jetzt einen kleinen Schritt in Richtung auf sich selbst machen, wird Sie das ermutigen, weitere Schritte zu tun. Es wird Ihnen ein Fundament geben, auf dem Sie aufbauen können. Dann werden Sie es immer leichter finden, von der Grundlage, die Sie jetzt errichten können, zu den fortgeschritteneren Übungen weiterzugehen, die Ihnen zur Verfügung stehen.

Nehmen Sie genau jetzt drei Atemzüge und benutzen Sie sie als einen Maßstab zur Abschätzung, wie es um Ihren Atem steht. Oder nehmen Sie drei Atemzüge und gestatten es dem Atem, Ihnen zu helfen, sich bewusst zu entspannen. Ganz langsam können Sie die Zeit dann bis zu den vier Minuten ausdehnen, die im Rahmen des Chi Rev Workout für das Atmen vorgesehen sind. Vielleicht können Sie die Übung des Chi-Ausgleichens fünfmal oder zehnmal wiederholen. Das braucht weniger als eine Minute und bezieht Ihre Atemübung mit ein. Es gibt nichts Besseres, als zwei Fliegen mit einer Klappe zu schlagen.

Wenn Sie mit einer Minute hier, zwei Minuten da und fünf Minuten dort beginnen, ist die Wirkung auf Ihre Nerven und Ihr Chi kumulativ. Sie müssen nicht gleich zu Anfang alles auf einmal machen, und das ist in der Tat auch gar nicht gut. Sie sollten eine positive Einstellung zur Übung haben, und wenn Sie zu bald versuchen, zu viel zu tun, ist das der sichere Weg zum Misserfolg. Ihre Praxis muss nachhaltig sein. Worum es geht, ist, dass Sie *jetzt* irgendwo anfangen. Wenig ist besser als nichts. Selbst wenn Sie jeden Tag nur ein paar Minuten hier oder da üben, wird Ihnen das helfen, sich dafür zu entscheiden, sich selbst und Ihr Chi zu kultivieren.

Kurse

Es ist am leichtesten, sich an eine Chi-Praxis zu gewöhnen, wenn Sie an einem Kurs mit einem Lehrer teilnehmen, der Ihnen die Bewegungen beibringen kann sowie die Prinzipien, die dahinter stehen. Übungsleiter können Sie auch darauf aufmerksam machen, wie Sie Verletzungen vermeiden können. Und das Wichtigste ist, dass wir in einem Kurs einen Rhythmus von Lernen und Üben finden können. Als wir noch Kinder waren, hatten wir Unterricht in Ballett, Fußball, kreativem Schreiben, Malen, Nähen, Schwimmen, Schach oder Tennis. Der Unterricht fand gewöhnlich an denselben Wochentagen zur selben Zeit statt, und wir wurden darauf konditioniert, zu dieser Zeit zu lernen und zu üben. Wir machten uns keine Gedanken darüber, ob wir uns nun engagieren sollten oder nicht; wir haben uns einfach zur festgelegten Zeit am Ort des Unterrichts eingefunden, ohne groß über solch intellektuellen Unsinn wie ein Wann, Warum und Wie nachzudenken. Dasselbe kann jetzt auch für Sie gelten. Wenn Sie einen Kurs besuchen, geht es nicht nur darum, eine Fertigkeit zu lernen, sondern auch um soziale Beziehungen und das Zusammenkommen mit anderen Menschen, die dieselben Interessen haben wie wir, sodass wir uns gegenseitig unterstützen können. Wenn eine Gruppe von Menschen gemeinsam Chi-Praktiken ausübt, wird die kollektive Energie angehoben, und das wird Sie aufrichten und tragen.

Wenn Sie keine Kurse besuchen können oder mögen, benutzen Sie Übungsanleitungen wie Bücher, DVDs und CDs. Ich habe während der vergangenen Jahre viel Zeit darauf verwendet, Material zu produzieren, das Ihnen im bequemen Umfeld Ihres eigenen Wohnzimmers helfen kann, Chi-Praktiken zu lernen, weil mich die Erfahrung gelehrt hat, dass es ungemein wichtig ist, einen Übungsrhythmus zu etablieren. Wenn Sie sich dafür entscheiden, allein für sich zu lernen, reservieren Sie auf jeden Fall einen Ort und einen Zeitpunkt dafür, wie es bei einem Kurs der Fall wäre.

Sichern Sie den Erfolg, indem Sie das Üben nicht dem Zufall überlassen

Wenn Sie meinen, es sei gut, eine Fertigkeit zu besitzen, seien Sie sich der Tatsache bewusst, dass Sie durch Übung nur besser werden können. Auch wenn Sie vielleicht in der Lage sind, die grundlegenden Bewegungen bei einer Klausur, einem Wochenendkurs oder mit einem Video zu lernen, braucht es doch Zeit, bis die Bewegungen tief in Ihrem Körper, Ihren Gefühle und Ihrem Geist arbeiten. Wenn Sie üben, werden Sie spüren, wie die Übungen beginnen, Sie auf der groben wie auf der subtilen Ebene zu verändern.

Wie bei jeder Fertigkeit, die Sie entwickeln, müssen Sie zuerst willens sein, den Anfängergeist anzuwenden –wiederholen, auf die Rückmeldungen von anderen, die diese Fertigkeit bereits besitzen, hören, auf leichten Erfolg aufbauen, und nur dann vorangehen, wenn Sie die Grundlagen beherrschen. Niemand beginnt als ein Könner oder erlangt an einem Tag Kompetenz. Als John Lennon begann, Songs zu schreiben, wusste er, dass er Leidenschaft und ein gewisses Talent besaß. Er investierte Zeit und Übung, um sein Talent zu entwickeln, sodass er zu dem großen Liedermacher wurde, der er war. Dasselbe gilt für die inneren Chi-Übungen. Niemand kann sie anfangs perfekt ausführen. Und die Experten werden Ihnen bestätigen, dass Vollkommenheit unerreichbar ist; sie ist den Göttern vorbehalten.

Ich habe Liu Hung Chieh, der mein größer Lehrer war, einmal gefragt: „Hast du Tai Chi jemals perfekt ausgeführt?“ Er sagte, er habe es eines Tages, nachdem er jahrzehntelang praktiziert hatte, geglaubt. Doch dann habe er einige Wochen später plötzlich bemerkt, dass er es jetzt noch besser konnte als zuvor. Wer weiß, wie oft ihm das passiert ist.

Nur ein Narr sagt: „Nun, ich muss drei gesunde Mahlzeiten am Tag essen, und wenn ich die nicht bekomme, werde ich gar nicht essen.“ Wollten Sie diese Haltung im wahren Leben einnehmen, machen Sie sich darauf gefasst, dass Sie verhungern können. Die Einstellung des Perfektionisten ist für die meisten Menschen eine Strategie, die zum Misserfolg führt. Wenn Sie sehr reich sind, können Sie sich vielleicht drei Stunden am Tag dafür nehmen, ganz besonders gesund zu essen. Die meisten von uns müssen jedoch von Zeit zu Zeit Kompromisse eingehen, weil es nun einmal nicht besser geht. Genug ist genug. Dasselbe Prinzip gilt auch für das Festlegen einer Zeit zum Üben. Für viele von uns wird es keine perfekte Situation und keine perfekte Zeit zum Anfangen sowie keinen perfekten Ort und keine perfekten Umstände zum Üben geben.

Die gute Nachricht ist, dass sich die Chi-Übungen praktisch jederzeit und überall ausführen lassen – im Stehen, Sitzen und Liegen. Indem Sie lernen, die Kraft des Chi zu nutzen, übernehmen Sie selber wieder die Kontrolle über Ihre Gesundheit und beherrschen Ihren Stress, sodass Sie für Ihr Leben energetisiert und vital sind. Einen regelmäßigen Übungsrhythmus zu etablieren, ist bereits ein großer Schritt. Es wird die Sache wert sein, wenn Sie eines Tages zurückschauen und sehen, wie weit sie gekommen sind. Ohne Ihre Gesundheit können Sie sich nicht an den Dingen des Lebens freuen.

Sich Zeit zum Üben nehmen

Ob Sie nun an einem Kurs teilnehmen oder die Chi-Praktiken mit einer DVD oder einem Buch lernen, Sie müssen sich in Ihrem täglichen Stundenplan dort, wo es geht, etwas Zeit dafür nehmen. Wenn Sie ein disziplinierter Mensch sind, wird Ihnen das nicht schwer fallen, vorausgesetzt natürlich, die Sache ist Ihnen etwas wert. Sind Sie nicht so diszipliniert, setzen Sie mehrmals am Tag eine Zeit zum Üben fest, und seien es auch nur drei bis fünf Minuten; das wird für Ihren langfristigen Fortschritt sehr viel ausmachen. Vielleicht nehmen Sie beispielsweise einige tiefe Atemzüge, wenn Sie merken, dass Sie negative Gedanken haben. In nur wenigen Minuten werden Sie es ihrem Nervensystem ermöglichen, langsamer zu werden und sich zu entspannen, sodass Ihr Chi unbehindert fließen kann. Wenn Sie auf diese Weise regelmäßig üben, wird Ihnen das mehr nützen, als wenn Sie die ganze Woche lang keine Chi-Praktik üben und dann am Wochenende versuchen, das wieder wett zu machen. Ein wenig regelmäßige Übung bringt mehr, als wenn sie ab und zu zuviel machen. Halten Sie die Siebzig-Prozent-Regel ein. Wenn Sie es beim Üben nicht übertreiben, wird es Ihnen leichter fallen dabeizubleiben, ohne dass Sie Entschuldigungen dafür finden, warum Sie nicht üben können.

Die beste Zeit zum Üben ist irgendwann; das ist besser als nie. Vielleicht finden Sie es am leichtesten, nach dem Aufstehen am Morgen als erstes zu üben; vielleicht ist es besser für Sie, zu praktizieren, wenn die Kinder abends im Bett sind. Wenn Sie in einem regelmäßigen Rhythmus mit wenig Übungszeit – vielleicht nur ein paar Minuten – beginnen, ist es am wahrscheinlichsten und leichtesten, Ihre Praxis hier und da langsam auszuweiten. Wenn Sie solch einen positiven Rhythmus verstärken, wird er sich physisch im Gehirn festsetzen; er wird den Körper neu konditionieren und Ihr Chi machtvoll stärken und kultivieren.

Fünfzehn Minuten bis zur Freiheit

Sobald Sie einmal einen regelmäßigen Übungsrhythmus haben, werden Sie das Bedürfnis haben, die Übung langsam und gleichmäßig auf fünfzehn bis zwanzig Minuten durchgehender Übung auszudehnen, um eine stabile Gesundheit zu erreichen und von der Entspannung zu profitieren. Von einem rein körperlichen Standpunkt gesehen, braucht der Körper etwa so lange, damit das Chi richtig in Schwung kommt und das Blut die Gefäße genügend durchströmt, um eine deutliche Wirkung zu zeigen. Für kardiovaskulare Übungen gilt übrigens das Gleiche.

Üben Sie bis zu zwei Stunden vor dem Schlafengehen nicht für längere Zeit. Chi-Übungen können sie wacher machen als Koffein. Ausnahmen sind der DAO-Yoga oder das Chi-Scannen, die Ihnen helfen, sich zu beruhigen und in die Stille einzutreten.

Positive innere Rhythmen etablieren

Bevor sich irgendeine Praxis in Ihnen verankern kann, muss ein Rhythmus in Ihrem Körper und in Ihrem zentralen Nervensystem etabliert werden. Den meisten Menschen sind bestimmte Rhythmen in Fleisch und Blut übergegangen: wann sie aufstehen, wann sie zur Arbeit gehen, wann sie trainieren. Neue Aspekte in Ihren alltäglichen Lebensrhythmus zu integrieren, ist oft schwierig, weil die neuronalen

Bahnen und die entsprechenden über lange Zeit verstärkten konditionierten Reflexe im Körper umprogrammiert werden müssen. Ihr Gehirn und Ihr Körper werden Zeit brauchen, um die neuen körperlichen Verbindungen herzustellen. Jedes Mal, wen Sie praktizieren, verstärken Sie diese Pfade jedoch, sodass Sie nicht länger daran denken müssen, was Sie tun sollen – Sie tun es einfach.

Rhythmen werden dadurch etabliert, dass man wiederholt neuronale Pfade im Gehirn aktiviert, seien es positive oder negative Rhythmen. Chemische Reaktionen im Gehirn – die Aktivität von Neurotransmittern – verstärken positive oder negative Rhythmen. Bei vielen Menschen haben sich über lange Zeit Gewohnheiten der Selbstvernachlässigung und negative Verhaltensmuster angesammelt. Eines dieser Muster ist ein tiefsitzender Widerstand gegen Veränderungen. Vielen Menschen fällt es schwer, gesündere Verhaltensweisen zu etablieren, besonders was die Ernährung und die körperliche Bewegung angeht. Eine übliche Entschuldigung ist: „Ich habe keine Zeit." Doch das ist gewöhnlich nur ein Ausdruck davon, dass die alte Konditionierung des Gehirns die Oberhand gewinnt und das Bedürfnis nach Entwicklung und Veränderung unterdrückt.

Ob Sie nun in einem Kursus lernen oder zuhause, es braucht etwa drei Wochen bis zu einem Monat, um den Körper an neue Praktiken zu gewöhnen und diese auf der zellulären Ebene zu etablieren. Dann jedoch werden die Chi-Übungen so natürlich und wichtig wie das Essen oder Zähneputzen. Es entsteht, mit anderen Worten, eine positive Rückkoppelungsschleife, die dann ins Spiel kommt und Ihnen hilft, wenn Sie auf inneren oder äußeren Widerstand stoßen.

Die beste Chi-Praxis

Viele meiner Schüler fragen mich: „Gibt es eine beste Chi-Praxis?" Bis zu einem gewissen Maße hängt die Antwort von Ihren eigenen Vorlieben ab. Wenn es jedoch nur eine einzige Sache gäbe, mit der ich Ihnen helfen könnte, würde ich Sie lehren, richtig zu atmen.

Ganz gleich, was Sie tun – dauernd und flüssig zu atmen, ist von entscheidender Bedeutung.

Einer der großen Vorteile der Chi-Praktiken ist, dass es so viele verschiedene davon gibt, dass Sie bestimmt eine finden können, die Ihnen liegt. Es gibt Hunderte von Chi-Gung-Bewegungen, fünf Hauptstile des Tai Chi, drei innere Kampfkünste, den DAO-Yoga, Partnerübungen, Übungen im Sitzen und im Stehen. Was auch immer Ihre Vorlieben sind, Sie können eine Methode finden, die für Sie geeignet ist. Alle diese Methoden verbessern die Gesundheit systematisch und effektiv; sie entspannen den Körper, lindern Stress und stärken Ihr Chi.

Chi-Praktiken sind Werkzeuge für das Leben

Das Chi kann exponentiell in Ihnen wachsen und stärker werden. Nach einer gewissen Menge an Übung – die Zeit ist von Mensch zu Mensch unterschiedlich – beginnt sich die Wirkung zu zeigen und immer schneller in Ihnen zuzunehmen. Ein kleiner Schneeball wird immer größer, wenn er einen Berghang hinabrollt; er bekommt immer mehr Schwung und wächst schnell. So bringen auch 1.000 Euro anfangs nur wenig Zinsen, aber nach einigen Jahren haben sich Zinsen und Zinseszinsen so angesammelt, dass schließlich 10.000 Euro erreicht werden.

Die Chi-Übungen können nicht nur dazu benutzt werden, Ihre Gesundheit und Ihr Wohlbefinden zu kultivieren; sie sind auch nützlich, wenn Sie es mit schwierigen Situationen zu tun bekommen. Vielleicht wissen Sie, dass Ihnen eine schwierige Situation an Ihrem Arbeitsplatz oder in Ihrer Familie bevorsteht. Vielleicht ist der Verkehr Tag für Tag ein Alptraum. Vielleicht sitzen Sie an Ihrem Computer und spüren, wie die Spannung in Ihren Händen und Armen zunehmen. Wenn das innere Geplapper beginnt, sich im Kreise zu drehen, folgen bald Aufruhr im Kopf, im Magen und in den Schultermuskeln. Dann ist der Moment gekommen, da Sie beginnen sollten, bewusst zu atmen und sich auf Entspannung und Loslassen zu sammeln. Lösen Sie alle Blockaden auf, bevor sie sich in Ihnen festsetzen und noch mehr Probleme hervorrufen können. Stehen Sie also auf und machen Sie irgendeine Bewegungsübung, mit der Sie das Chi wieder in Fluss bringen können.

Die Magie des Chi

Das Chi hat eine zutiefst transformierende Kraft. Wenn Sie Ihr Chi nähren, wird Sie das für den Rest Ihres Lebens gesünder und entspannter machen – bis ins hohe Alter. Chi-Arbeit beseitigt die körperlichen Blockaden und die negativen Gefühle und Gedanken; sie bringt Ihnen die Freude und Spontaneität zurück, die Sie als Kind erlebt haben. Weiter fortgeschrittene Chi-Praktiken werden Ihnen helfen, sich wieder mit sich selbst zu verbinden, und sie werden es ermöglichen, dass Liebe und Mitgefühl mit Ihnen selbst und anderen ganz natürlich fließen können. Wenn Sie sich für Ihr eigenes menschliches Potenzial öffnen, werden die tiefen positiven Rhythmen des Universums Ihnen zur Hilfe kommen.

Chi-Praktiken können Sie für den Rest Ihres Lebens inspirieren. Ich persönlich interessiere und engagiere mich auch nach vierzig Jahren täglicher Praxis immer noch für sie, und sie lehren mich jeden Tag etwas Neues. Und für Sie können sie dasselbe leisten. Wenn Sie die Wahl zwischen mehr innerem oder mehr äußerem Reichtum haben, ziehen Sie in Betracht, dass eine innere Erkundung der Methoden, den Fluss des Chi in Ihrem Inneren zu lenken, ein wahrer Pfad zu innerem Frieden und Glück ist. Dies ist etwas, das kein äußeres Ding Ihnen für mehr als für flüchtige Momente zu schenken vermag.

Bei der Chi-Revolution geht es um ein Erwachen aus dem tiefsten Inneren, das bei Ihnen beginnt. Werden *Sie* durch das Tor gehen?

ANHANG

Daoismus, eine lebendige Tradition

Viele Überlieferungen, die auf alten Philosophien und Religionen basieren, sind bis in die Gegenwart sehr vital geblieben. Da sie sich in unserem heutigen Leben manifestieren, werden sie gewöhnlich als „lebendige Traditionen“ bezeichnet. Dazu gehören Christentum, Islam, Judentum, Buddhismus, Vedânta und Daoismus. In den drei letzteren werden körperliche und energetische Übungen praktiziert.

Der Daoismus ist die am wenigsten bekannte der lebendigen Traditionen. Auch wenn seine wichtigsten literarischen Zeugnisse – das *I Ching,* die Schriften von Chuang Tse (Zhuangzi) und das *Tao Te Ching* des Lao Tse – auch im Westen bekannt sind und in vielen Übersetzungen vorliegen, sind die praktischen Methoden und Techniken, mit denen man die daoistische Philosophie im alltäglichen Leben umzusetzen vermag, im Westen kaum dokumentiert.

In einer der Linien der lebenden daoistischen Philosophie geht es darum, das eigene Chi oder die Lebensenergie zu entwickeln und dazu zu nutzen, sich selbst und andere zu stärken, heilen und aus ihr Nutzen zu ziehen. Diese Linie umfasst zwei breitere Traditionen: Wasser und Feuer. Die Wasser-Methode, die vor über 2.500 Jahren von Lao Tse überliefert wurde, betont mühelose Bemühung, Entspannung und Loslassen – was dem Wasser verglichen wird, das allmählich selbst Felsen aushöhlt. Die Feuer-Methode wurde 1.500 Jahre später entwickelt, und sie betont Kraft, Vorwärtsdrängen und das Durchbrechen von Barrieren.

Die daoistischen Übertragungslinien, in denen Bruce Frantzis bestätigt wurde, gehören zur Wasser-Tradition, die im Westen bisher wenig bekannt ist. Ein Teil dieser Übertragungslinie ermächtigt ihn und leitet ihn dazu an, Praktiken, die auf dieser Tradition basieren, an

Menschen im Westen weiterzugeben. Er hat die chinesische Sprache gelernt und sich während mehr als einem Jahrzehnt der Schulung in China in die Überlieferungen Chinas vertieft.

Was über das *Tao Te Ching*, das *I Ching* und andere daoistische Texte bekannt ist, ist fast ausschließlich literarischer Natur. Während Frantzis bei seinem Hauptlehrer, dem Großmeister Liu Hung Chieh, lernte, wurden ihm die Texte folgendermaßen präsentiert: „Dies ist, was da steht; dies ist, was es bedeutet; und dies ist, wie du es praktizierst." Frantzis bietet eine noch nie dagewesene Brücke zu diesem pragmatischen Ansatz der Spiritualität an; uns ist keine andere Quelle in englischer oder irgendeiner anderen europäischen Sprache bekannt, für die dieser Stil der Unterweisung existiert. Das bedeutet, dass Spiritualität nicht nur ein Streben ist, um das die Menschen sich im Dunkeln bemühen müssen, „in einem dunklen Spiegel", wie der heilige Paulus sagt; sie wird vielmehr zu einer echten, verwirklichbaren Realität.

Das Bruce Frantzis Energy Arts® System

Drachen- und Tiger-Chi-Gung: Diese 1500 Jahre alte traditionelle Chi-Gung-Praxis ist eine aus sieben Bewegungen bestehende Übung, die für jede Alters- oder Leistungsstufe geeignet ist. Sie ist leicht zu erlernen und ermöglicht es rasch, das Chi im Körper zu erkennen und Energie von den Händen auszusenden/aufzunehmen. Diese Techniken sind seit alter Zeit durch die Klärung von Energieblockaden in der energetischen Aura des Menschen zur Heilung genutzt worden.

Die Energietore des Körpers öffnen: Lernen Sie, Ihr Bewusstsein zu konzentrieren, um den Chi-Fluss im Körper bewusst zu koordinieren und zu lenken. Der Kurs *Energietore* lehrt grundlegende taoistische Atmung, wie man Chi Gung im Stehen ausführt, wie man Energieblockaden auflöst und wie man die Energietore und ihre Funktionen spürt. Sie lernen, die inneren Organe mit Energie aufzuladen und innere biomechanische Ausrichtungen vorzunehmen, um die Heilung zu fördern und die Bewegungen von einzelnen Rückenwirbeln zu beherrschen.

Die Vermählung von Himmel und Erde: Diese einfache, nur aus einer Bewegung bestehende Übung wird in China allgemein dafür genutzt, um Rücken-, Nacken- und Gelenkbeschwerden sowie neuromuskuläre Probleme zu lindern. Sie ist sehr wirksam, um die Elastizität der Gelenke, die allgemeine Stärke und die Beweglichkeit des Oberkörpers zu steigern. Die hier gelehrten Übungen für das Öffnen und Schließen der Muskeln (um den Energiefluss durch die Akupunkturmeridiane herbeizuführen) und der Gelenke sind wichtige innere Techniken der taoistischen Kampfkünste zur Beherrschung des Chi.

Wirbelsäulen-Chi-Gung – Spann den Bogen und schieß den Pfeil: Lernen Sie die tiefste Stufe der taoistischen Atmung, wobei sich Rückenwirbel, Gelenke, Körperhöhlen, Drüsen und Muskeln durch die Ausdehnung oder Kontraktion bei jedem Atemzug physisch und energetisch miteinander verbinden. Lernen Sie die unterschiedlichen Bewegungsrichtungen aller Rückenwirbel vollständig zu beherrschen, Rückenprobleme zu korrigieren und Ihre Kraft zu vergrößern.

Der Spiral-Energiekörper: Hier lernen Sie, den aufwärtsgerichteten Energiefluss im Körper zu lenken, sein Chi entlang spiralförmig gewundener Bahnen zu senden, den rechten, den linken und den zentralen Energiekanal zu öffnen, negative Energie zu neutralisieren und umzuwandeln und Energie willentlich zu jeder beliebigen Körperstelle zu lenken.

Die Götter spielen in den Wolken: Die sechs Bewegungen der *Götter* schließen alle inneren Techniken des Chi Gung ein. Diese kraftvolle taoistische Verjüngungsmethode vertieft das Material aus allen früheren Chi-Gung-Kursen. Sie lernen auch, Ihre Knochen härter zu machen, den Emotionalkörper von negativer Energie zu reinigen sowie das Herzzentrum und den zentralen Energiekanal zu öffnen und zu stabilisieren.

Langlebensatmung: Bruce Frantzis entwickelte diese Methode, um das taoistische Atmen in sechs systematischen Stufen zu lehren. Die Atmung mit dem ganzen Körper dient seit mehreren Tausend Jahren zum Auflösen und Freiwerden von Energieblockaden im Geist-Körper-Gefüge, fördert das Wohlgefühl und die spirituelle Bewusstheit. Wenn diese Atemtechniken in andere taoistische Techniken mit einfließen, gelangen diese zu ihrem vollen Potential.

Tao Yoga: Die sehr alte chinesische Technik des sanften Tao Yoga ist eine kraftvolle Alternative zu den heute als Hatha-Yoga bekannten Techniken. Die besondere Gewichtung dieser Methode, wie sie von Frantzis gelehrt wird, liegt in der Stimulierung des Chi-Flusses sowie der Befreiung jeglicher blockierter Energie. In der Verbindung von sanften Körperhaltungen mit dem Langlebensatmen öffnen sich die Energiekanäle des Körpers, während der Chi-Fluss aktiviert und stimuliert wird. Die Körperstellungen werden zwischen zwei und fünf Minuten gehalten und benötigen so gut wie keine Muskelkraft und ermöglichen es so, sich ganz nach innen zu konzentrieren, auf blockiertes Chi, und dieses auf sanfte Weise freizusetzen.

Tao-Meditation: Bruce Frantzis ist der Linienhalter der sanften Wasser-Methode der taoistischen Meditation, die in ungebrochener Übertragung auf die Lehren von Lao Tse zurückgeht. Die taoistische Meditation wird im Westen gerade erst entdeckt und so kommt es vor, dass sie bisweilen mit buddhistischer Meditation verwechselt wird. Frantzis nennt die von ihm entwickelte Meditation die TAO-Meditation. In der taoistischen Tradition umfasst der Weg der Spiritualität mehr als die Erhaltung von Gesundheit, Gelassenheit und einen ruhigen und klaren Geist. Sie umfasst ebenso den Gebrauch des Chi, um sich von Ängsten, Erwartungen, geistigem Grübeln, bestimmten Stimmungslagen und unangenehmen Gefühlen – die alle als Blockaden empfunden werden – zu befreien, weil diese es sonst unmöglich machen, sich wirklich lebendig und glücklich zu fühlen. Das vorrangige Ziel liegt darin, dass Sie sich für Ihren eigenen geistigen Zustand verantwortlich fühlen, wodurch Sie sich zu einer entspannten, spontan agierenden, in sich ruhenden und zugleich offenen Persönlichkeit entwickeln. Das zweite Ziel liegt darin, das Ihnen innewohnende große menschliche Potential sowie Mitgefühl und Gelassenheit zu entwickeln. Das dritte Ziel liegt im Erreichen innerer Stille – einen Bereich tief in Ihrem Inneren – vollkommen beständig und stabil.

Tai Chi und Ba Gua als Heilkunst: Werden Tai Chi und Ba Gua als Heilkunst ausgeübt, verstärken sich dadurch die Vorzüge der Inneren Chi-Gung-Techniken.

Innere Kampfkünste: Anders als Muskelkraft oder Zorn, sind es bei den inneren Kampfkünsten Entspannung, Chi und die Ruhe des Geistes, die dazu dienen, das pragmatische Ziel zu erreichen, aus einer gewaltvollen Konfrontation als Sieger hervorzugehen.

Tai Chi Chuan: Tai Chi ist eine wirksame Kampfkunst. Frantzis wurde extensiv in den traditionellen Stilen Wu, Yang und den Chen-Stiles des Tai Chi Chuan ausgebildet, einschließlich der kurzen und langen Formen, im *Push Hands,* in Selbstverteidigungstechniken und in den Waffentechniken wie jenen mit Stock und Schwert.

Ba Gua Chang: Ba Gua wurde entwickelt, um mit acht Gegnern gleichzeitig zu kämpfen. So gut wie keine andere Kampfkunsttechnik bzw. kein anderer Stil, weder ein innerer oder äußerer, verfügt über eine Kombination und eine nahtlose Integration des gesamten Pantheon von Kampfkünsten und Kampftechniken in so effektiver Weise wie das Ba Gua. Vor allem ist Ba Gua die Kunstfertigkeit von Energiebewegungen, da sie die acht grundlegenden Energien der acht Trigramme des I Ging umfasst. Das grundlegende innere Krafttraining basiert auf dem Erlernen der Acht Handbewegungen und kombiniert diese mit Gehen, schnellem Wechsel *(Spiraling),* Armdrehungen und fortwährendem Richtungswechsel.

Hsing-I Chuan: Hsing-I betont alle Aspekte des Geistes, um seine Form und seine Kampftechniken zu kreieren. Es ist zugleich eine ebenso wirkungsvolle Heiltechnik, da es die Menschen gesund und dann sehr stark macht. Die fünf grundlegenden Bewegungen stehen in Bezug zu den fünf Elementen oder Energiephasen: Metall, Wasser, Holz, Feuer und Erde – Grundlage der Chinesischen Medizin und Ursprung aller phänomenalen Erscheinungen. Hsing-I-Training basiert auf einem linearen militaristischen Ansatz: in gerader Linie marschieren; jede Technik betont letztendlich den mentalen oder körperlichen Sieg über einen Feind.

Seminarangebote

Bruce Frantzis und/oder die von ihm geschulten Ausbilder unterrichten verschiedene Aspekte der taoistischen Energiekünste in Seminaren, Retreats und laufenden Kursen an mehreren Orten in Nordamerika und Europa. Er hat weit über 15.000 Menschen im Westen unterrichtet und über 300 Ausbilder mittels eines umfassenden und anspruchsvollen Lehrsystems ausgebildet, das sicherstellt, dass die künftigen Ausbilder in der Lage sein werden, die diesen Künsten innewohnenden authentischen Traditionen weiterzugeben. Für weitere Informationen zu zertifizierten Ausbildern, Ausbildungsterminen, Bücher, Videos und Hörkassetten, Newsletter etc. wenden Sie sich bitte an:

Webseite: www.energyarts.com

Seminar- und Ausbildungsangebote

In den USA:
Energy Arts, Inc.®
P. O. Box 99
Fairfax, CA 94978-0099, USA
Tel. (001) 415-4545243
Fax (001) 415-4540907
Webseite: www.energyarts.com

In England:
Brian Cooper
Brighton School of Tai Chi Chuan
P. O. Box 915
GB-Brighton, E-Sussex BN 1 7 AU
Tel. 0044/273/506833
Fax 0044/273/675164
E-Mail: admin@energyarts.co.uk

In Deutschland:
Tai Chi Schule Neu-Ulm
Marlene-Dietrich-Str. 1
D-89231 Neu-Ulm
Tel. 0731-601343
oder 0731-1769774
Fax 0731-601368
E-Mail: mail@taichi.de
Webseite: www.taichi.de

Zur Beachtung: Bruce Frantzis übernimmt im Allgemeinen keine Einzeltherapien für spezifische Probleme. Er widmet seine Zeit im Augenblick der Unterweisung von Gruppen, der Lehrerausbildung, dem Schreiben und der öffentlichen Gesundheitsaufklärung.

Weitere Bücher von Bruce Frantzis in deutscher Sprache

Die Energietore des Körpers öffnen. Chi Gung für lebenslange Gesundheit. Windpferd 2006.

Tao-Meditation. Vollkommen im Sein entspannen. Die Wasser-Methode der taoistischen Meditation, Buch 1. Windpferd 2008.

Die große Stille. Die Wasser-Methode der taoistischen Meditation, Buch 2. Windpferd 2007.

Die Kraft der inneren Kampfkünste und des Chi. Kampf- und Energietechniken im Ba Gua, Tai Chi und Hsing-I. Windpferd 2008.

Weitere Projekte sind in Vorbereitung. Wir informieren Sie gerne über unseren Newsletter: www.windpferd.de

Bücher von Bruce Frantzis by Windpferd

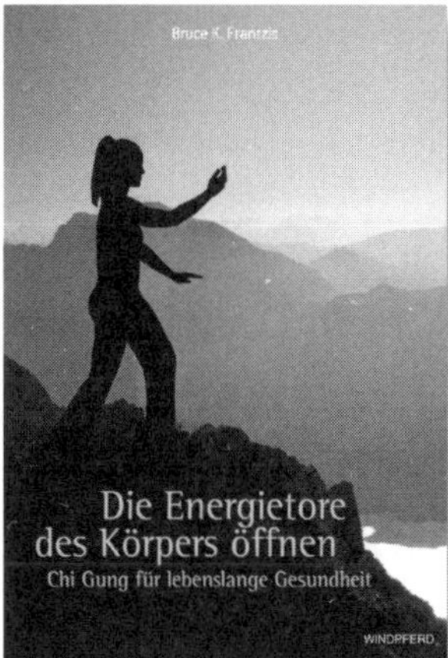

Die Energietore des Körpers öffnen –
Chi Gong für lebenslange Gesundheit
ISBN 978-3-89385-516-2

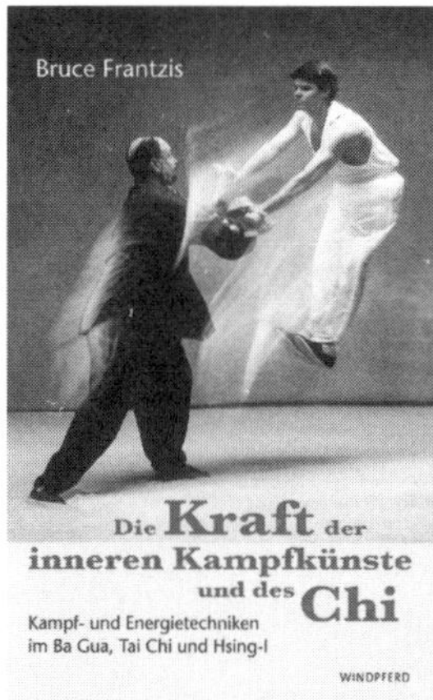

Die Kraft der inneren Kampfkünste
und des Chi – Kampf- und Energie-
techniken im Ba Gua, Tai Chi und
Hsing-I
ISBN 978-3-89385-554-4

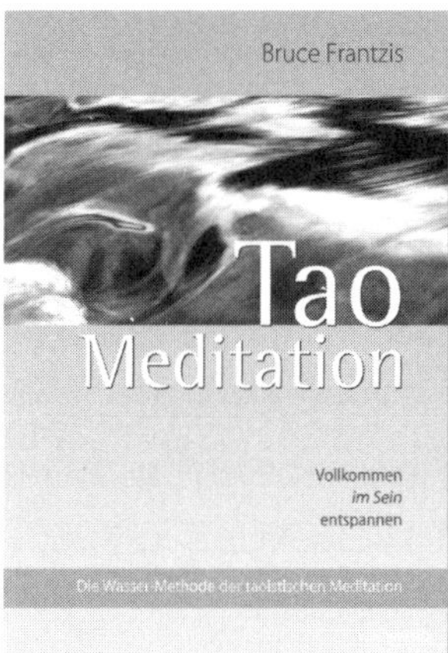

Tao-Meditation – Vollkommen im Sein
entspannen – Die Wasser-Methode der
taoistischen Meditation
ISBN 978-3-89385-572-8

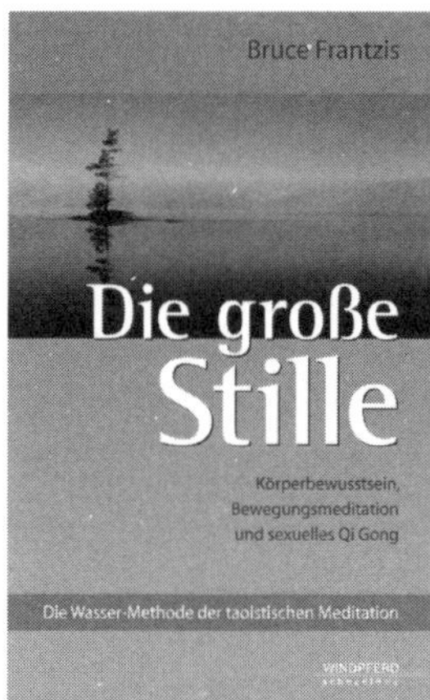

Die große Stille – Körperbewusst-
sein, Bewegungsmeditation und
sexuelles Qi Gong – Die Wasser-
Methode der taoistischen Meditation
ISBN 978-3-89385-546-9

www.windpferd.de